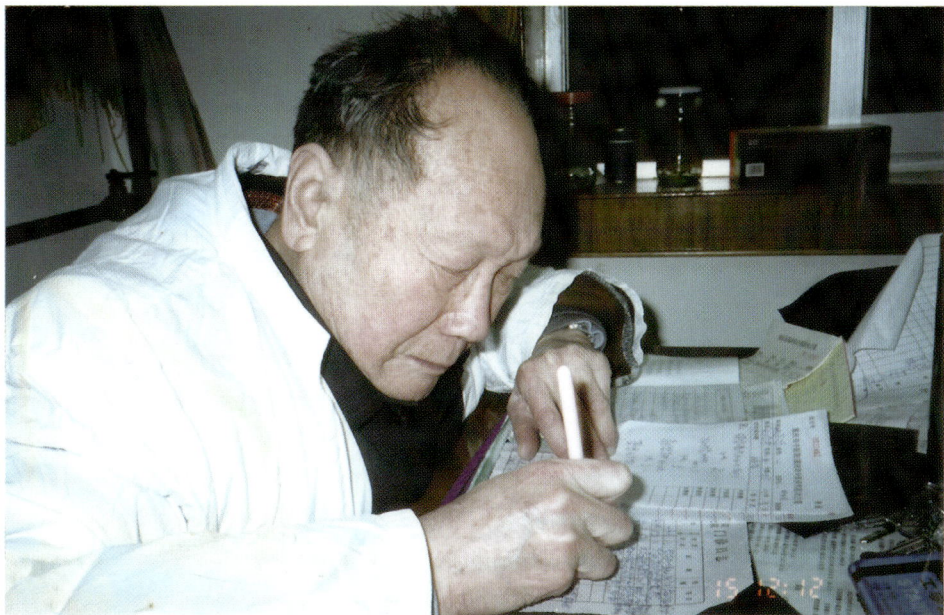

▲ 郑新教授 80 余高龄时仍坚持整理门诊患者资料

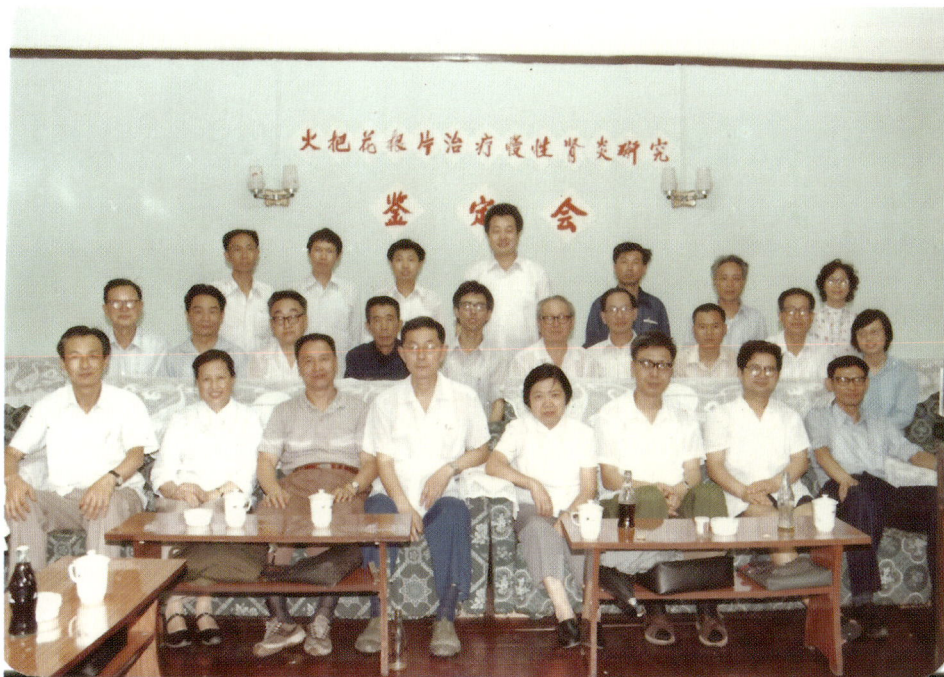

▲ 由郑新教授（第二排左起第六位）牵头组织的火把花根片治疗慢性肾炎研究鉴定会

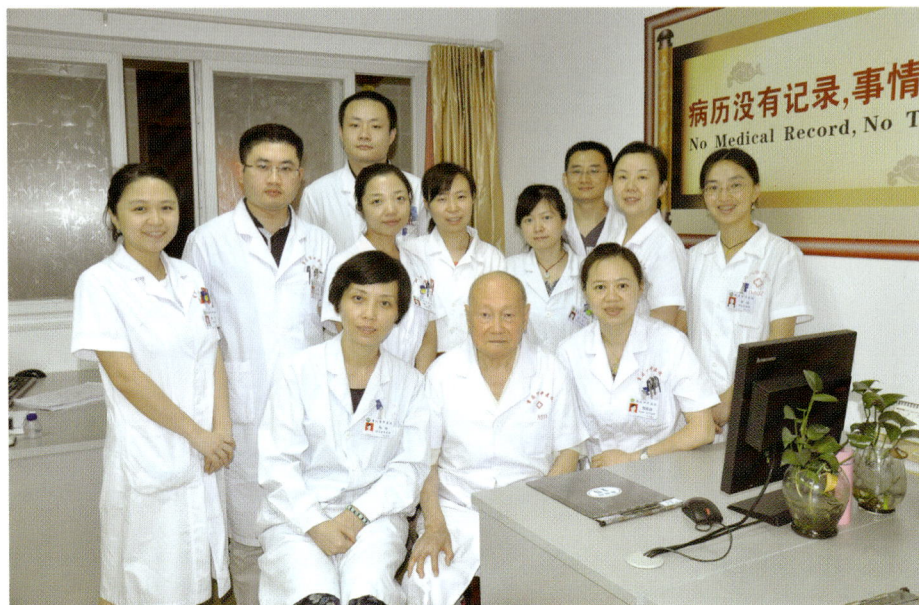

▲ 郑新教授（前排中间）获"国医大师"称号后与重庆市中医院肾病科团队合影

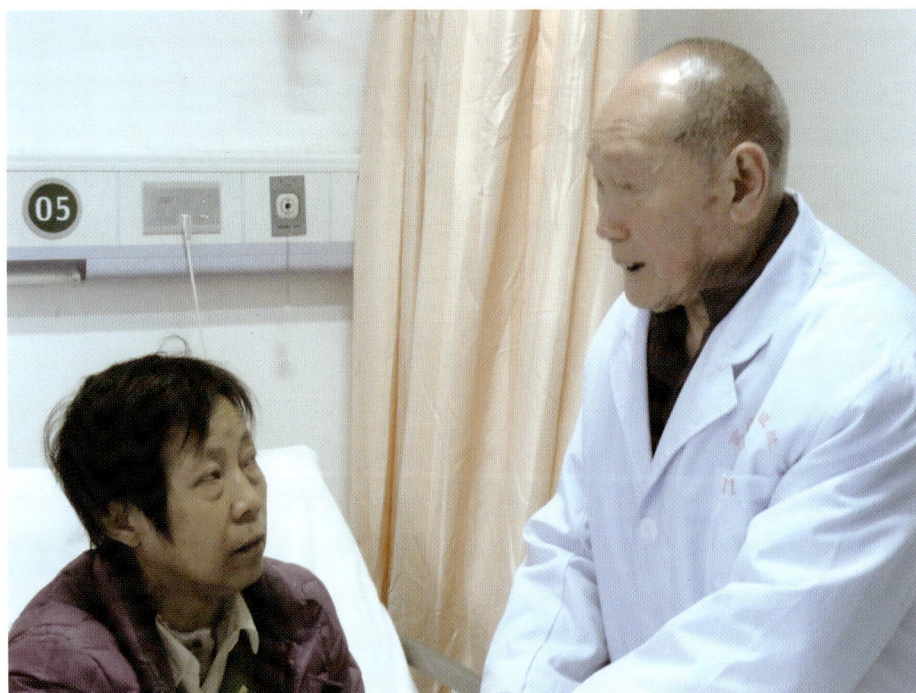

▲ 郑新教授查房

国医大师临床经验实录丛书（第二辑）

国医大师
郑新

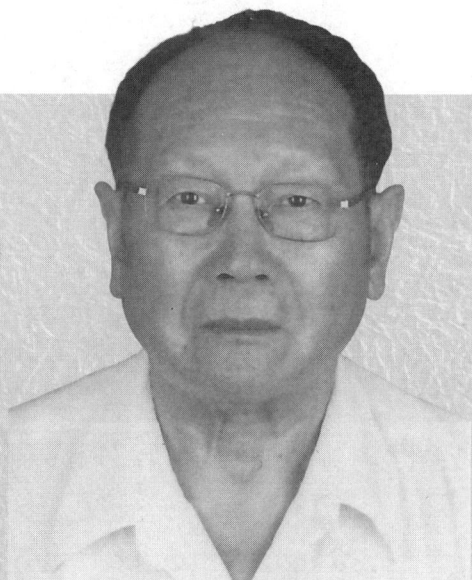

主编　杨　敬
主审　郑　新

中国医药科技出版社

内 容 提 要

　　本书是对国医大师郑新临床经验的整理总结，全书从学术思想、临证思辨特点、方药心得、临证经验和薪火传承等多方面阐述郑新教授的用药特色和学术思想。本书对广大中医临床工作者提高中医急症和中医治疗肾脏病水平有重要的借鉴作用，对中医肾脏病科研、教学也有重要的参考价值。

图书在版编目（CIP）数据

　　国医大师郑新 / 杨敬主编 . — 北京：中国医药科技出版社，2018.3
　（国医大师临床经验实录丛书·第二辑）
　　ISBN 978-7-5067-9918-8

　　Ⅰ . ①国… 　Ⅱ . ①杨… 　Ⅲ . ①肾病（中医）—中医临床—经验—中国—现代
Ⅳ . ① R256.5

　　中国版本图书馆 CIP 数据核字（2018）第 013197 号

美术编辑　　陈君杞

出版　　中国医药科技出版社
地址　　北京市海淀区文慧园北路甲 22 号
邮编　　100082
电话　　发行：010—62227427　　邮购：010—62236938
网址　　www.cmstp.com
规格　　710×1000mm $\frac{1}{16}$
印张　　14
字数　　205 千字
版次　　2018 年 3 月第 1 版
印次　　2018 年 3 月第 1 次印刷
印刷　　三河市万龙印装有限公司
经销　　全国各地新华书店
书号　　ISBN 978-7-5067-9918-8
定价　　**42.00 元**

《国医大师临床经验实录丛书》
（第二辑）
编委会

出版者的话

2009 年 4 月由人力资源和社会保障部、卫生部以及国家中医药管理局联合评选产生了我国首届 30 位"国医大师"。这是中医界的盛事。作为专业出版社，将这些大师的临床经验和成果进行总结出版，是一件非常有意义的事情，也是我们义不容辞的责任和义务。相信对推动中医药事业的继承和发展、弘扬民族医药学和文化，将起到非常积极的作用。

中国医药科技出版社于 2010 年隆重推出一套《国医大师临床经验实录》丛书，收录了 30 位国医大师中的 18 位，全面总结了各位大师的临床经验和学术成果。该丛书一经出版，就得到了读者的高度认可和喜爱。本套丛书共18 册，包括：

《国医大师张镜人》　　《国医大师任继学》　　《国医大师邓铁涛》

《国医大师陆广莘》　　《国医大师朱良春》　　《国医大师颜德馨》

《国医大师贺普仁》　　《国医大师李振华》　　《国医大师郭子光》

《国医大师班秀文》　　《国医大师周仲瑛》　　《国医大师颜正华》

《国医大师唐由之》　　《国医大师张灿玾》　　《国医大师李济仁》

《国医大师程莘农》　　《国医大师张琪》　　　《国医大师张学文》

2014 年 6 月，第二届 30 位"国医大师"名单公示，此次是我国第二次在全国范围内评选国家级中医大师，较之首届"国医大师"评选，此次评选更加注重面向基层和临床一线，并适当放宽了从业年限。入选的大师平均年龄 81 岁，年纪最小的 68 岁，最大的 102 岁，涉及专业更加广泛。

本着传承中医药优秀传统文化和临床经验的一贯理念，我们在第一时间就展开了丛书第二辑的组稿工作。在此过程中，得到了各位大师及其弟子、学术继承人的一致认可和支持。回想我们的组稿历程，内心充满了对各位大师的敬佩之情。目前，第二辑已出版的有：

《国医大师石仰山》　　《国医大师刘柏龄》　　《国医大师徐经世》

《国医大师禤国维》　　《国医大师尚德俊》　　《国医大师石学敏》

本丛书的编写秉承第一辑的理念：每位国医大师的经验单独成册，突出临床指导性、借鉴性和实用性，力争使阅读者能够学有所获、学有所宗、用能效验。每个分册正文主要包括 7 大部分：学术思想、方药心得、验案撷英、薪火相传、医话随谈、成才之路和年谱。

学术思想部分主要包括大师学术思想的理论渊源、个人临证的特殊认识和总结、擅长病种的医理阐释和治学理念等。

方药心得部分主要包括用药心法、成方心悟、经方传真、自拟方等。集中反映大师的临床用药经验和心得体会。"医生不精于药，难以成良医"，希望读者通过本部分内容学习到大师的临床用药处方思路，触类旁通，举一反三。

验案撷英部分主要收录各位大师擅长的病种案例，每一案例下设验案和按语两部分，围绕案例集中阐述该类病证的证治特点、大师自己的辨证心法和要点、医理阐释和独特认识。内容不求面面俱到，只求突出大师个人特点，简洁精炼，重点突出。

薪火相传部分主要收录大师给学生讲课、各种中医交流会、研修班的讲稿。对讲稿的要求：内容精彩实用，对临床具有指导意义，确切反映其学术思想。

医话随谈部分是不拘体裁的医学随笔，主要探讨中医药学术问题，涉及范围很广，重在抒发己见。

成才之路部分主要包括大师学习中医、应用中医的全部历程，重点突出大师学习中医的方法和体会，旨在使后学沿着前辈走过的路，直步中医的最高殿堂。

年谱则按照时间顺序，记录大师所经历的重大事件。

因各位大师擅长的领域不同，研究的方向各异，各分册的结构会略有不同。

国医大师经验的整理和出版，已成为我社一项重要的出版使命，我们会与时俱进，紧密配合国家发展中医药的方针和政策，尽我们最大的努力做好该丛书的出版工作，为中医药事业的传承和发展出份力，尽份心。相信这套丛书的陆续出版，一定会成为当代中医药学术整理和出版史上的一件盛事。让各位大师的经验心得能够广播于世，使后学者们能够充分学习汲取各位大师的经验精华，把中医药发扬光大，惠及人民，流芳百世，是我们的最大心愿。

中国医药科技出版社
2018 年 1 月

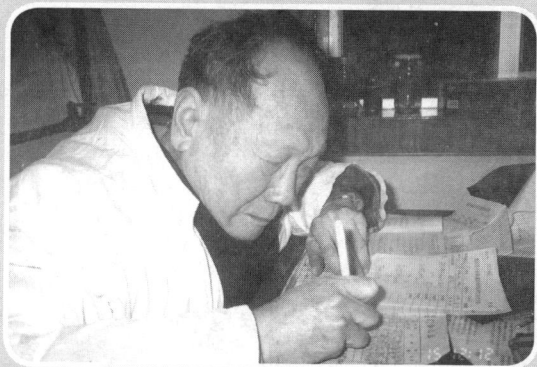

前言

郑新教授为重庆著名的中医学家，2014年被评选为第二届国医大师。

郑新教授从事中医临床医疗工作60多年，衷中参西，融汇古今，临床经验丰富，并在中医药的现代应用中屡有创新，如今已90余高龄，仍不忘指点后学，广为患者、学生爱戴。

为了更好地传承郑新教授的学术思想和临证经验，现收集和整理了郑新教授历年的有关著作、论文、医案编撰成了本书，力求将郑新教授原汁原味的学术思想阐释清楚，为后学者进一步研究和发扬郑新教授的学术思想提供依据和参考。

非常感谢院领导和科教处等相关部门的大力支持，同时也要感谢科室各位同仁的辛勤付出。

由于时间紧张，编者水平有限，书中难免存在疏漏、不足与错误之处，敬请广大读者指正，以便日后修改、完善。

编　者

2017年3月

目录

专病经验 / 27

薪火相传 / 153

年谱 / 211

学术思想

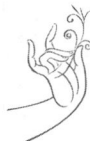

郑新教授从事中医临床60余年，早期主要从事中医急症的研究，到晚年则专于肾脏病的中医治疗。总结其经验分为以下两个方面。

一、发展温病学说，创建新的理论体系

1. 提出新的温病病因理论，创新了高热的"热毒学说"

1973年因重庆市第一中医院在中医药科研方面的突出成绩，原四川省革委会批准同意重庆市第一中医院挂牌重庆市中医研究所。此举推动了中医内科急症和中药剂型的改革等中医药临床研究工作。此时，中医研究所内名医云集，其中有中医骨科专家张乐天，中医内科、妇科领域的泰斗唐阳春，以及医学著作颇丰的熊寥笙等。这些名家开展研究，在各自的领域都有了极为丰硕的成果。郑新跟随唐阳春老中医，熟读《黄帝内经》《伤寒论》《金匮要略》《温病条辨》等传统中医典籍，整理唐老的随诊医案，学习唐老的经验，同时还收集整理古人的经验，提出了很多相关的理论。当时曾经爆发流行性脑炎，西医束手无策，疾病很快蔓延开，后来经过老中医们的反复研究，用总结出来的方子进行治疗并推广，很快就把流行性脑炎控制住。郑新和黄星垣受到老一辈专家的启发，在运用古代典籍的同时，不断推陈出新，经过多年的发掘和创新，他们一起提出了高热的"热毒学说"。他们认为"毒寓于邪，毒随邪来，热由毒生，毒不除则热不去，变必生危。"感染性高热为外感六淫化火成毒侵入机体，正不胜邪，蓄而蕴结所发，故选用虎杖、肿节风、败酱草、鱼腥草等药物制成中药针剂，对温病卫气同病、热入营分等证型所致高热均

有显著疗效。开展了"温热病"防传杜变的临床及机制研究。

2. 创立新的温病病机演变理论，提出"三关"（高热、伤阴、厥脱）学说

郑新认为中医急诊中，高热、伤阴、厥脱此三者之间关系密切，是温病传变发展中的关键节点，提出"三关"（高热、伤阴、厥脱）学说，和黄星垣一起发展了"益气养心"疗法，临床用于治疗休克、冠状动脉粥样硬化性心脏病、心律不齐等，这些成果在临床中都取得了良好的疗效，并得到了广泛的应用。有关成果曾多次获得四川省和重庆市政府科技、卫生部门的嘉奖。以郑新和黄星垣等一批专家学者创立的《中医急诊通讯》更是成为全国中医急诊领域的核心学术刊物。

20世纪80年代，郑新和黄星垣等人的团队决定主办中医急诊学习班。1982年来自全国各地的40多名学员，参加了卫生部委托重庆市中医研究所举办的第一期全国中医内科急症学习班，开启了中医急症培训的高潮。郑新所在的团队先后举办了中医急诊培训40余期，还受邀到上海、河南、陕西、河北、湖北、辽宁等省讲学，学员遍布大江南北。此时的中医研究所在当时已经成为中医急症领域的至高点。在当时，郑新他们还研发了一套系统的中医配方制剂："清热解毒针""参麦针注射液""增液养阴注射液""火把花根片"等，对于外感高热、感染性休克、低血压、心绞痛、心律失常等急症都有着显著的疗效。特别是"参麦针"功效不容置疑。"火把花根片"治疗肾脏病也有着公认的好疗效，现代有研究发现，在治疗风湿性疾病和血液系统疾病也有一定的疗效，其功效还在进一步发掘中。中医可以治疗急症，在后来2003年SARS来袭中也得到了验证。中医治疗急症，也为越来越多的人所接受。郑新曾言："西医是科学，中医同样是科学，只要能治疗疾病，把病人治好，就是真科学，不是伪科学。"

3. 改良中药剂型，发挥中医药优势治疗急症

郑新教授治疗急症的时候，苦于中药汤剂口服吸收较慢，且患者病重时还有可能不能进食，故研制中药剂型的现代化，改为静脉滴入治疗，急症时将口服中药改为中药静脉制剂，克服胃肠道吸收药物起效慢，加快药物起效时间，真正起到急症急治的效果。参与研制了"参麦注射液""清气解毒针""增液养阴注射液"三种中药针剂。这三种针药在当时被中医界称为"新三宝"，应用于厥脱（休克）、高热（感染）、伤阴（感染性疾病）的治疗。其中参麦针已经成为国家中医药管理局推广的中医院必备急诊药物，已广泛应用于临床，到现在已经是中成药制剂中的领军品种，在临床工作中广泛应用。这促进了中医治疗现代化，丰富了中医治疗手段。

二、提出"肾病三因论""肾病多瘀论"

1. 肾病三因论

"肾病三因论"是郑新教授继承古代中医理论，并经过40余年肾脏病临床研究总结而成。

"肾病三因论"是以肾脏病为纲，中医脏腑经典理论为基础，涵盖了与肾脏病密切相关脏器肺、脾、肾之生理、病理的相互关系，辨证施治以及理、法、方、药等在内的一整套理论体系。他不但传承了中医学的传统理论，同时在肾脏病的临床研究与治疗中赋予了新的时代色彩。多年来，在指导急、慢性肾小球肾炎，肾病综合征，慢性肾功能衰竭等肾脏疾病的辨证施治中起到了良好的作用。

郑新教授在长期的临床工作中发现，诸多肾脏疾病的发生与发展大多与肺、脾、肾三脏相关。它们或相互影响，或互为因果，或由此及彼，在疾病的发展进程中起着至关重要的作用。张景岳所说："凡水肿等证，乃肺脾肾三脏相干之病。盖水为至阴，故其本在肾；水化于气，故其标在肺；水唯畏土，故其治在脾。今肺虚则气不化精而化水；脾虚则土不治水而反克；肾虚则水无所主而妄行。"所道出的就是这个道理。

（1）因肺：肺为华盖，主一身之气，外合皮毛，为水之上源。肺又为娇脏，易受六淫邪气侵袭。风为六淫邪气之首，多夹寒、湿、热、毒合而为患。表气虚则卫外不固，腠理疏松，风等邪气每易乘虚而袭。风寒外束，风热上受，均可导致肺气闭塞，气失宣畅，通调失司，水液不能输布及下注于肾，水湿、湿浊更甚，水液运行逆乱，泛于肌肤乃成肤肿。故《素问·水热穴论》说："勇而劳甚，则肾汗出，逢于风，内不得入于脏腑，外不得越于肌肤，客于六腑，行于皮里，传为胕肿，本之于肾名曰风水。"风邪犯肺，肺气闭郁，治节失司，气机升降失调，水道通调不利，水精不能输布，则精微与浊物下流膀胱发生蛋白尿；风热毒邪壅肺，入肾伤络，血不循常道故尿血。反之，慢性肾脏病患者由于长期大量的精微物质泄于体外，肾虚脾弱，精血耗伤、卫气不固，抗体免疫功能下降，又可招致风寒湿热外邪的侵袭。因此须审证求因，分清标本、虚实，择其法而治之。郑新教授常采用益肺、宣肺、清肺、润肺四法治疗因肺所致的肾脏疾病。

（2）因脾：中医学认为脾为后天之本，气血生化之源，主运化。一是将五谷之精微输布全身，以营养五脏六腑、四肢百骸。二是传输水湿，将来之上源之水下输膀胱。脾为中土，喜燥而恶湿。脾虚，则水湿不化，运化失职沦为水肿；脾气亏虚，生化无源，中气下陷，致蛋白等精微物质下泄；脾虚，水湿不运，水湿、尿素氮、肌酐等浊毒内蕴，故有"诸湿肿满皆生于脾"之说；另风邪夹湿最易困遏脾阳，导致脾失健运，不能升清降浊，以致水液泛滥，湿瘀交阻。郑新教授认为脾为治水之脏，脾虚土不治水而反克。难治性肾病病程长，病根沉痼，病情反复发作，加之长期大量使用激素和细胞毒性药物，中药雷公藤、清热解毒药物都可影响脾胃功能。引起胃肠功能失调、胃炎、胃及十二指肠溃疡。脾失健运则水液泛滥而加重水肿。清气不升，精微下泄，加重蛋白尿。

（3）因肾：肾主水，司开阖、二便，主藏精。肾精充则肾气足，气化得当，开阖有度，人体水液平衡得以维持。今肾虚，肾不藏精则蛋白、精液等精微物质外泄；气滞寒凝、虚火扰肾都可以导致血不循经，产生尿血；肾阳亏虚，阳不化气，开阖失灵则水湿浊毒内停。造成水肿症状及尿素氮、肌酐、尿酸等代谢产物增高。

慢性肾脏病患者由于长期大量的精微物质泄于体外，肾虚脾弱，精血耗伤、卫气不固，机体免疫功能下降，更易导致风寒湿热外邪的侵袭；肺失通调，脾失转输，终至肾失开阖，三焦气化不利，水液、湿浊内蕴；或热毒壅盛，下传于肾，灼伤肾络导致血不行常道或气机壅塞、清浊不分等，更进一步加重肾脏疾病。因此，郑新教授认为肺、脾、肾三脏与肾脏疾病的关系极为密切。肺失通调，脾失转输，肾失开阖是导致水肿的直接原因；肺热壅盛下传于肾，灼伤肾络；脾虚，脾不统血；肾虚火炽盛，逼血妄行；阳不化气、寒凝气滞，血不循经是产生血尿的原因；脾虚不固，精微下陷，肾不摄精，精液下泄，是产生蛋白尿的原因。肺、脾、肾三脏功能失调，三焦气化不利，水液、湿浊内蕴使尿素氮、肌酐、尿酸等代谢产物不能排出体外，导致肾功能不全乃至肾功能衰竭的重要病理基础。

临床中常见的肾脏疾病如慢性肾小球肾炎、肾病综合征、糖尿病肾病、狼疮性肾炎等。如未治或治疗不当最终将发展为慢性肾功能衰竭直至终末期肾病。此时临床表现更错综复杂，或肺肾两虚，或脾肾两虚，或肺脾肾俱虚，且虚中又常常夹实，使整个病变过程中出现本虚标实之表现。

2. 肾病多瘀论

急、慢性肾脏病以蛋白尿、血尿、高血压、水肿以及肾功能损害为其主要临床表现特征。

从中医病因、病机分析，大多属于本虚标实证。本虚乃肺、脾、肾虚，标实则主要表现为外邪、湿浊、瘀滞等。郑新教授认为，在肾脏病的发生、发展演变过程中皆可致瘀。一般来说，因虚致瘀常常是血瘀形成的始因，实邪则是加重血瘀的继发因素。然而，不论是诱发或是继发，一旦导致血瘀形成，常常是虚实相兼，相互致瘀。另一方面，血瘀之变反过来既影响气血阴阳等正气的化生，又使水湿、湿热、湿浊之邪愈加猖狂肆虐。外邪、湿热、瘀血、脾肾双亏、气阴两虚直接影响血液的正常运行或加重血瘀。

（1）因虚致瘀：本虚主要责之于肺、脾、肾脏的功能虚损。肾虚则元气亏虚，无力推动血液，所谓"元气既虚，必不能达于血管，血管无气必停留而为瘀"，肾气亏虚，而气为血帅，气行则血行，气虚则血滞。肾病脾肾阳虚者，可因寒从内生，寒凝经脉则涩滞不畅而成血瘀。若肾病患者阴亏水乏，相火偏亢，煎熬阴液，则血液浓聚，阻而成瘀。

（2）因实致瘀：实邪致瘀大多与湿密切相关。水湿为肾病的常见致病因素，由于湿性黏滞、重着，最易阻遏气机，妨碍血行，而成血瘀。

因此，郑新教授的"肾病多瘀论"是中医"久病及肾""久病多瘀"论在肾脏病领域中的发展，是对产生血瘀的最好诠释。

在临证中也可看到慢性肾脏病血瘀与水肿、蛋白尿、血尿及尿素氮、肌酐之关系。水肿与瘀血有互为因果关系，水肿日久，肾阳衰微阳气虚损，鼓动无力，血行受阻，血为之瘀结；反之，瘀阻血脉"血不利则为水"加重水肿病情；慢性肾脏病之蛋白尿终守健脾补肾固摄之法往往难以消除，因血瘀肾络，精气不能流通，精微下注可形成蛋白尿。这种顽固性蛋白尿宜从瘀论治；慢性肾脏病之血尿，多为阴虚火旺迫血妄行、气虚不摄、血不归经所致，但也有血阻肾络，血不循经所致。这种顽固性血尿可从瘀而治；慢性肾脏病后期，部分患者肾功差，表现为尿素氮、肌酐增高，所致之因多为湿热郁阻、瘀血阻络。用补益脾肾之法改善肾功能反助湿生热、闭门留寇，致尿素氮、肌酐难以降低。而清热利湿与活血化瘀并用，使邪去有路，肾功能可得到改善。

　　在临床研究中发现活血化瘀药物可改善病人血液高凝状态，改善肾脏微循环。增加肾脏入球动脉和出球动脉的血液供应，对减少尿蛋白，改善肾功能有很好的疗效。西医学病理检查发现慢性肾小球肾炎的肾小球病理损害多为增生型、硬化型病损，肾小球有微血栓形成，微循环有明显瘀血。也证明了血瘀存在的客观性。因此郑新教授认为血瘀不仅仅是肾脏疾病的基本病因病机之一，而且是肾脏疾病持续发展、肾功能进行性减退的重要环节之一，而活血化瘀则是治疗肾脏疾病的重要方法之一。故郑新教授在肾脏疾病的诊治过程中辨证不忘血瘀，治疗不忘化瘀。在辨证的基础上，常加用活血利水的益母草，养血行瘀之丹参、当归；温经活血之川芎、红花；破血通瘀之桃仁、姜黄、莪术、水蛭，清热活血之大黄，通络活血之全虫、地龙等。中成药制剂则常用阿魏酸钠、丹参滴丸、红花注射液等。郑新教授还自拟"肾心康胶囊"，贯彻活血通络化瘀之法则，主选水蛭、川芎，临床用以治疗慢性肾功能衰竭，其结果是法彰效显。

临证思辨特点

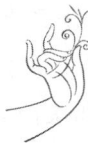

一、祛邪扶正并重

郑新教授在急、慢性肾小球肾炎，肾病综合征等疾病诊治过程中，常发现患者伴有咽喉肿痛或咳嗽等症状，且不少病例就因咽喉肿痛、咳嗽使病情加重。深究其源，咽喉肿痛为外感邪毒经口鼻而入，结于咽喉；痰热咳嗽则为风热邪毒犯肺，热邪壅结所致。

郑新教授认为，慢性肾脏病患者由于长期大量的精微物质泄于体外，肾虚脾弱，精血耗伤、卫气不固，抗体免疫功能下降，容易招致风寒湿热外邪的侵袭，此为外邪伤肾。其多见于急性肾小球肾炎和慢性肾小球肾炎，肾病综合征、肾功能衰竭合并感染等情况。

外邪伤肾，终至肺脾肾三脏受损，水液代谢失调。而肺脾肾俱虚，卫外失固，更易复感风邪，而致病情反复，迁延难愈。《灵枢·五癃津液别》说："邪气内逆则气为之闭塞而不行，不行则为水肿。"肺为华盖，主一身之气，外合皮毛，为水之上源。表气虚则卫外不固，腠理疏松，风邪每易乘虚而袭。风寒外束，风热上受，均可导致肺气闭塞，气机失宣，水道不通、通调失司，水液不能输布及下注于肾，导致水湿、湿浊更甚，水液运行逆乱，外溢于肌肤，乃发水肿；脾为中土，主水谷和水液之运化，喜燥恶湿，风邪夹湿最易困遏脾阳，导致脾失健运，不能升清降浊，以致水液泛滥，湿瘀交阻；肺失通调，脾失转输，终至肾失开阖，三焦气化不利。水液、湿浊内蕴，或热毒壅盛，下传于肾，灼伤肾络导致血不循经或气机壅塞、清浊不分等都会诱发或加重肾脏疾病。《内经》中对水肿的产生早有记载，认为与风、湿等外邪乘虚侵袭有关。《素问·水热穴论》说："勇而劳甚，则肾汗出，逢于风，内不得入于脏腑，外不得越于肌肤，客于六腑，行于皮里，传为胕肿，本之于肾名曰风水。"因此，祛除外邪又是防止水肿反复发作的前提。

因此，郑新教授在肾脏病诊治过程中十分注重标本虚实。在临证中郑新教授每诊必看咽喉，必问有无咽喉不适或咳嗽，必听肺部有无病变。在辨证施治中又注重祛邪扶正并重。疏风清热解毒常选利咽汤、桑杏汤，常用的药物为玄参、蝉蜕、鱼腥草、板蓝根、蒲公英、黄芩、黄柏、射干、马勃等以增强疏风、清热解毒之功效。扶正固本则常用二至丸、归芪地黄汤或参芪地黄汤等临证化裁。郑新教授在思辨过程中，又常根据患者标本虚实的不同灵活变通，取得极好治疗效果。

二、扶正重在脾肾

郑新教授推崇"肾为先天之本，脾为后天之源"之说。脾气散精、肾藏精；脾主运化，肾主水司开阖。脾为后天之本，气血生化之源，脾气亏虚，生化无源，中气下陷，致精微物质下泄；脾虚，水湿不运，水湿、浊毒内蕴。肾虚不藏精则精液外泄、开阖失灵则水湿浊毒内停。故《诸病源候论·水通身肿候》曰："水病者，由脾肾俱虚故也。"在肾脏病中，神疲乏力、食欲不振、大便稀溏、大便干结、口淡不渴、口干喜饮、腰膝酸痛、腹胀尿少、恶心呕吐、颜面下肢浮肿，皆为脾肾本质虚弱所致。故郑新教授认为肾病之病位在肾，涉及肺、脾、肝三脏，属本虚标实证，本虚则以脾肾双亏、气阴两虚多见。

在临床诊治中，郑新教授也发现慢性肾病患者大量长期使用激素和细胞毒性药物、中药清热解毒药物都可影响脾胃功能。引起胃肠功能失调、胃炎、胃及十二指肠溃疡。导致脾失健运使水液泛滥而加重水肿。清气不升，精微下泄，耗伤阴精、损害脾肾之气。因此，肾脏病扶正之重点也在脾肾。正如《素问·阴阳应象大论》所说："形不足者，温之以气，精不足者，补之以味。"益气养阴的主要途径是补脾气、益肾阴。补脾气可以化生精血，温煦阳气；益肾阴可使肾精充盈而能生气。精盈气旺而能泄浊，帮助恢复衰弱的气化功能。

郑新教授常用补益脾肾之代表方为参芪地黄汤、知柏地黄汤及二至丸，分用或合用，临证进行化裁。其中人参（或太子参、党参）温补脾阳，地黄、山萸肉、山药补肝肾，益脾阴，又以泽泻、茯苓、丹皮利肾水、渗脾湿、泻肝火。三阴并补，以肾为主，补中寓泻，补而不滞。二圣丸中女贞子、旱莲草既补肝肾之阴，又有凉血止血之效。由于慢性肾脏病患者往往以阴阳两虚或气阴不足为多见，故在用药上补脾常选党参、黄芪、黄精、怀山、白术、茯苓；补血多用当归、熟地、白芍、川芎、阿胶；滋阴常用女贞子、旱莲草、生地、枸杞、知母。温阳也不可过于温燥，少用红参、桂附。而代之以山茱萸、淫羊藿、仙茅、巴戟、益智仁、台乌等温润之品。起到"阳中求阴"之效，其中山萸肉最为常用。郑新教授常在滋阴壮水药中，加入少量温肾之品，如淫羊藿之类。寓"引火归源"之意，引无根之火降而归肾。通过补益脾肾，脾实健运，肾开阖有章，清浊得分，浊毒得排，水湿得泄。皮之不存，毛将焉附？

三、肾病也应"治未病"

郑新教授在临证中发现，在急、慢性肾脏病的病程中，早期治疗的患者效果较好；坚持治疗的效果较好；不出现反复或者较少反复的患者效果较好。故郑新教授认为，肾病也应治未病。

"不治已病治未病"是早在《黄帝内经》中就提出来的防病养生谋略，是至今为止我国卫生界所遵守的"预防为主"战略的最早思想，治未病包含三种意义：一是防病于未然，强调摄生，预防疾病的发生；二是既病之后防其传变，强调早期诊断和早期治疗，及时控制疾病的发展演变；三是预后防止疾病的复发及治愈后遗症。

肾脏病的治疗过程中的治未病表现为：①预防风寒暑湿燥火等外邪侵袭患者，导致患者病情反复或者加重；②疾病早期诊断、早期治疗；③治疗要有预见性，控制疾病的发展演变。

故郑新教授在治疗肾病的病程中尤其注意预防易导致疾病复发、加重的外邪侵袭；依据肾病发生、发展的规律，对影响肾脏功能、导致肾功能下降的肾纤维化尽早干预。

四、活血化瘀贯穿肾病治疗始终

急、慢性肾脏病以蛋白尿、血尿、高血压、水肿以及肾功能损害为其主要临床表现特征。郑新教授在临证中时发现患者在病变过程中时有血瘀发生。而血瘀又直接影响着肾脏病的发展变化。

郑新教授认为慢性肾脏病其病机多为本虚标实，究其血瘀的原因非虚即实。

1.因虚

主要责之于肺、脾、肾脏的功能虚损。肾虚则元气亏虚，无力推动血液，所谓"元气既虚，必不能达于血管，血管无气必停留而为瘀"，肾气亏虚，而气为血帅，气行则血行，气虚则血滞。中医"久病及肾""久病多瘀"是对于这种病理状态的最好概括。肾病脾肾阳虚者，可因寒从内生，寒凝经脉则涩滞不畅而成血瘀；若肾病患者阴亏水乏，相火偏亢，煎熬阴液，则血液浓聚，阻而成瘀。

2.因实致瘀

大多与湿密切相关。水湿为肾病的常见致病因素，由于湿性黏滞、重着，最易阻遏气机，妨碍血行，而成血瘀。在临证中也可看到慢性肾脏病血瘀与水肿、蛋白尿、血尿及尿素氮、肌酐之关系。

（1）水肿与血瘀的关系：水肿与瘀血有互为因果关系，水肿日久，肾阳衰微阳气虚损，鼓动无力，血行受阻，血为之瘀结；反之，瘀阻血脉，"血不利则为水"，加重水肿病情。

（2）蛋白尿与血瘀的关系：慢性肾脏病之蛋白尿遵守健脾补肾固摄之法往往难以消除，原因即在于血瘀肾络，精气不能流通，精微下注而形成蛋白尿。这种顽固性蛋白尿宜从瘀论治。

（3）血尿与血瘀的关系：慢性肾脏病之血尿，多为阴虚火旺迫血妄行、气虚不摄、血不归经所致，但也有血阻肾络，血不循经所致，尤其是在病程较长的血尿患者中常见。这种顽固性血尿可从瘀而治。

（4）肾功能衰竭与血瘀的关系：慢性肾脏病后期，部分患者肾功能差，表现为尿素氮、肌酐增高，所致之因多为湿热郁阻、瘀血阻络。用补益脾肾之法改善肾功能反助湿生热、闭门留寇，致尿素氮、肌酐难以降低。而清热利湿与活血化瘀并用，使邪去有路，肾功能可得到改善。在临床研究中发现活血化瘀药物可改善病人血液高凝状态，改善肾脏微循环。增加肾脏入球动脉和出球动脉的血液供应，对减少尿蛋白，改善肾功能有很好的疗效。西医学病理检查发现慢性肾小球肾炎的肾小球病理损害多为增生型、硬化型病损，肾小球有微血栓形成，微循环有明显瘀血。也证明了血瘀存在的客观性。

综上，郑新教授在辨证的基础上，常加用活血利水的益母草，养血行瘀之丹参、当归；温经活血之川芎、红花；破血通瘀之桃仁、姜黄、莪术、水蛭，清热活血之大黄，通络活血之全虫、地龙等。中成药制剂则用保肾康、丹参滴丸、川芎注射液等，其结果是法彰效显。

五、衷中参西为我用

中医学博大精深、源远流长。但它也和其他自然科学一样，只有发展才能生存；只有发展才能进步。特别是现今，对于一个疾病的认识已经远远不只是停留在望、闻、问、切四诊所获得的信息上。怎样将通过现有的一切科学手段所获得的信息与中医的基础理论有机地结合起来，对疾病作更深层次的认识，更好地突出中医辨证施治优势，更好地为广大患者服务，以减轻他们的疾苦是当代中医、中西医结合工作者的艰巨任务。

郑新教授认为，临床治疗过程辨证与辨病要有机的结合。所谓辨证，就是运用四诊（望、闻、问、切）所得到的资料，全面了解病人所出现的证候，然后对证候进行分析，明确疾病发生的原因、部位、性质，探索其邪正的对比，从而掌握疾病发展过程中某一阶段的实质。中医对疾病的认识主要在辨证，有时不免笼统，如不进一步诊察，就会出现误诊。而西医学对疾病的认识则着重于诊病。其诊病的主要内容，就是运用西医学的各种诊察手段获得临床资料，判断病情，明确具体致病原因及病理变化，从而对疾病整个过程的本质作出正确的诊断。对西医已经明确诊断的疾病，同样需要认真辨证，如果只辨病不辨证，就会走上"对号入座"的狭路，把活泼的辨证变成僵死的教条。

郑新教授认为，中医理论的特点是整体观念强，概括性较高，能够从运动的观点出发认识机体和疾病的关系，既注意疾病的特殊性，又注意疾病的普遍性。鉴于既往诊断水平的限制，对疾病的认识多停留在表面上，"见外知内"。而西医学的诊察手段，为中医的辨证提供了更多的微观症状。实验室检查、病理改变，或是病人的临床症状，认识和辨识它们，为中医的辨证拓宽了思路。将西医学和中医学有机地结合起来，在诊治疾病中，会更加完善，更加准确。

郑新教授认为，西医学的发展，使我们能直观地了解肾脏的病理变化，中医的理论对此应重新认识，让肾脏病理改变对中医辨证和治疗起到一定指导作用，这也是中医现代化的一种途径。从中医理论看来，肾脏的病理改变也属于临床症状，应该属于中医的微观辨证范畴。如慢性肾小球肾炎里肾小球的系膜增生、硬化等，与中医瘀血的病理因素关系较为密切，治疗时应该加重活血化瘀，可提高临床疗效。

郑新教授吸取西医学科学知识为其所用，为肾脏病的临床研究、治疗所用方面做了大量探索和许多有益的工作。如脾虚不能散精所造成的精微下泄在尿蛋白阳性中得到验证，而补益脾肾佐以活血化瘀可使尿蛋白明显降低或消失；部分表现为湿浊瘀滞、瘀血阻络的慢性肾小球肾炎晚期病人，其尿素氮、肌酐多会增高而与湿浊瘀滞相应，通过清利湿浊、活血化瘀，湿浊减轻尿素氮、肌酐也随之降低。

而从西医学看来，慢性肾小球肾炎的肾脏以增生与变性为主，肾小球毛细血管内皮细胞增生，肾小球细胞亦增生，继而变性，转为纤维组织，与此同时，肾小管亦显著变性，肾小动脉出现闭塞性末梢动脉炎，动脉壁肌层增厚，小动脉硬化等。郑新教授认为这些变化都是围绕中医血液瘀滞所发生的病理改变。使用活血化瘀的药物减轻了肾脏反应性炎症，降低了肾小球毛细血管通透性，增强了肾小球排泄功能，改善了肾脏血液流动，对肾脏病变起到良好的恢复作用。

在中西成药的运用上郑新教授也能及时把握药理研究及临床应用新动向，根据病情为其所用。如对慢性肾小球肾炎、糖尿病肾病伴高血压患者使用ACEI、ARB；对IgA肾病、肾病综合征病人使用激素、免疫抑制剂；对肾性贫血患者使用促红细胞生成素；对尿毒症晚期病人使用中药全结肠灌洗、血液透析等。这些药物和治疗方法及时合理的应用对肾脏病患者病情的缓解和恢复起到了积极作用。

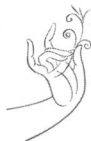

方药心得

一、用药特色

郑新教授认为，肾病的发病，是内因和外因两方面的因素决定的。内因主要是指人体的肾气是否充足，久病或人体禀赋不足，导致肾气不足，正不敌邪，外邪乘虚而入，是导致肾病发生的根本原因。反之，肾气充足的人，纵遇六淫或疮毒之类侵袭，也不致受其所害而发肾病。

导致肾脏疾病的外因多种多样，如六淫、七情、饮食、劳逸、房劳、药毒、意外伤害等均可致病。并且，在疾病的发生、演变过程中，病因和其病理产物常互相作用，互为因果。如某一阶段的病理产物也可成为另一阶段的致病因素，从而导致疾病的发展。如各种致病因素导致脏腑功能失调而产生的内生五气，如内风、内寒、内湿、内燥、内火，以及瘀血阻滞，常常成为肾脏疾病加重及发展的致病因素。

郑新教授认为，由于肾病的发病有内因和外因两个方面，治疗时，应根据病情变化情况，按照"急者治其标，缓者治其本"和"间者并行"的原则进行治疗。

在肾脏疾病的稳定期、缓解期、恢复期，多以肾虚为主，故益肾之法为治疗的根本之法，并根据阴阳虚衰的侧重而选择补肾气、温肾阳、滋肾阴、填肾精等法。此外，因心、肝、肺、脾也为肾脏疾病经常累及的脏腑，故在益肾的同时应根据合病的脏腑共同调理。

而对于在肾脏疾病初起，患者外感六淫邪气，以标实为主，正气亏虚尚不明显者，治疗应先祛邪治标。此外，在疾病发展过程中，由于正虚而导致多种病理因素如湿热、湿浊、水湿、瘀血等邪实内盛，邪不去则正不安，邪实蕴结更易伤及正气，在短期内可以祛邪为主，而邪去则正安，有利于固本。祛邪须中病即止，不可久用。

在肾脏疾病治疗的大多数时候，标实与本虚是并见的，治疗当标本兼治，两者兼顾，扶正不留邪，祛邪不伤正。在具体应用时，还须分清正虚邪实的主次缓急，正虚明显，应扶正为主，兼顾祛邪；邪实较重，则以祛邪为主，兼顾扶正。

1. 重视治风

《素问·风论》说："风为百病之长。"风有外风和内风的区别。肾病可因外来风邪而致肺失宣肃，脾失健运，肾失开阖而发病或病情加重，也可因病情发展出现肝阳化风，肝风内动的内风之证。西医学也认为外感是急慢性肾小球肾炎发病的重要原因，也是肾病病情加重的诱发因素。对外感的治疗有助于对肾病病情进展的控制。而肾病过程中出现的眩晕、头痛、血压升高，甚至肾功能衰竭过程中伴发的神经精神症状如抽搐、惊厥等均与肝风内动有关，属内风的范畴。

（1）外风伤肾：六淫之邪以风为首，易兼夹寒、湿、热、毒合而为患，而成风寒、风湿、风热、风毒之证。因肺为华盖，主一身之气，外合皮毛，为水之上源。表气虚则卫外不固，腠理疏松，风邪每易乘虚而袭，有风寒、风热之分。风寒外束，风热上受，均可导致肺气闭塞，气失宣畅，通调失司，水液不能敷布及下注于肾，水湿、湿浊更甚，导致病情发生及发展。脾为中土，主水谷和水液之运化，喜燥恶湿，风邪夹湿最易困遏脾阳，导致脾失健运，不能升清降浊，以致水液泛滥，湿瘀交阻。肺失通调，脾失转输，终至肾失开阖，三焦气化不利，水液、湿浊内蕴，加重病情。

外风伤肾多见于急性肾小球肾炎、慢性肾小球肾炎、肾功能衰竭合并感染等情况。外风伤肾，终至肺脾肾三脏受损，水液代谢失调。而肺脾肾俱虚，卫外失固，更易复感风邪，而致病情反复，迁延难愈。外感风邪以邪实表现为主，治宜祛风。

（2）内风扰肾：内风多因肝、脾、肾三脏功能失调引起，尤以肝风内动为常见。临床见眩晕头痛、血压升高，甚至抽搐惊厥。治疗宜平肝息风。

2. 常用清利

郑新教授认为，在肾病的某一阶段或整个过程中，以湿热为主要表现的情况经常存在。首先，风邪致病，常见风寒、风热入侵，肺气失宣，水道失于通调水液泛滥；或风邪夹湿，困遏脾阳，导致脾失健运，不能升清降浊，以致水液泛滥，而成水肿等症。再有因为湿热毒邪直接侵犯人体，三焦气机阻滞，影响津液的正常运行输布，日久致血行不畅，气滞血瘀。另外还可因为用药的因素，如长期大量应用激素，激素类似于中药的纯阳之品，久服耗津损液，出现湿热证。还有就是肾病患者多气阴亏虚，阴虚阳亢，水湿多从热化。水湿是湿热产生的基础，水湿日久，也可化热而成湿热。

因湿热内蕴是其基本病机，所以治疗上，多用清利之法。

3. 遣方用药主张功全力宏

郑新教授认为，治病谨守病机当然是正确的。但临床所见肾脏病人，多病程长，病情错综复杂，正虚邪实，瘀血水湿等常常同时出现。治疗当根据病情，力争抓住主要病机，兼顾整个病情，而且主张用药力宏，方能解决问题。故郑新教授治病，方中可见祛邪、扶正、活血、通络等多种治法共同使用，且药物用量偏大，多15~30g，黄芪最大可用到150g。

二、常用单味药

1. 黄芪

黄芪，性甘，微温。归肺、脾、肝、肾经，具有益气固表、敛汗固脱、托疮生肌、利水消肿之功效。《本草新编》云："黄芪，味甘，气微温，气薄而味浓，可升可降，阳中之阳也，无毒。专补气。入手太阴、足太阴、手少阴之经。其功用甚多，而其独效者，尤在补气补血。"

清代王清任堪称古代用黄芪之第一人。名方补阳还五汤，方中重用生黄芪四两，此人所共知。其实，王清任说过，在需要时补阳还五汤可日服两剂，也就是用黄芪八两。这是王清任用黄芪的最大剂量。四两、八两这样的超大剂量，在《医林改错》不止一处，譬如遇到"斗殴破伤，流血过多，气散血亡，渐至抽风，古人立名曰破伤风，用散风药治死受伤者，凶手拟抵，治一个，即是死两个。若明白气散血亡之义，即用黄芪半斤，党参四两，大补其气，救一人岂不是救两人"。又如治产后抽风，两目天吊，口角流涎，项背反张，昏沉不省人事。王清任擅用黄芪、重用黄芪，因为他认为"治病之要诀在明白气血"，非常重视气虚病机。这些宝贵经验均值得我们继承发扬。

现代研究表明，黄芪含皂苷、多糖及多种微量元素，有增强肌体免疫功能、抗应激、保肝、利尿等功能，能消除实验性肾炎蛋白尿，增强心肌收缩力等。

郑新教授认为，诸多肾脏疾病的发生与发展大多与肺、脾、肾三脏功能亏虚有关，尤其与肾脏密不可分。肾为先天之本，主藏精，主水，主纳气，肾主蛰，封藏之本，精之处也。肾主封藏之功能，使得精微物质不易外泄。肾所藏精气是脏腑功能活动之本。一旦肾气亏虚，封藏失职，则精微物质从小便外泄，形成蛋白尿、血尿，而长期蛋白尿、血尿等精微物质损失，造成机体虚损，使得肾气愈加亏虚。郑新教授认为，黄芪大补元气、健脾补肾、利水消肿。元气乃机体的原动力，以肾中所藏精气为主，依赖于肾中精气化生。黄芪大补元气，则必大补肾中精气，肾气壮则封藏之力加强，减少精微物质外泄，即可减少蛋白尿、血尿。元代王好古云："黄芪，治气虚盗汗并自汗，即皮表之药，又治肤痛，则表药可知。又治咯血，柔脾胃，是为中州之药也。又治伤寒尺脉不至，又补肾脏元气，为里药。是上中下内外三焦之药。"可见黄芪不仅补肾气，还可补三焦之气，即可补益肺、脾、肾三脏之气，对于因主要由此三脏虚衰导致的肾脏疾病有较好的治疗效果。郑新教授在临床多重用黄芪，剂量从 30g 逐渐倍增，最大可到 150g。

2.熟大黄

大黄来源于蓼科植物掌叶大黄、唐古特大黄和药用大黄的干燥根及根茎。其味苦，性寒，归胃、大肠、肝、脾经，具有攻积导滞、清利湿热、泻火凉血、祛瘀解毒之效。

《神农本草经》谓："下瘀血，血闭，寒热，破癥瘕积聚，留饮宿食，荡涤肠胃，推陈致新，通利水谷，调中化食，安和五脏。"《轩岐救正论》曰："大黄性苦寒无毒，一名将军，一名火参，东垣曰推陈致新，如戡定祸乱，以致太平，故有将军之号。主平胃下气、逐瘀血、破瘕积聚留饮、去痰实、泻诸实热不通、除三焦湿热、心下痞满、下痢赤白、里急腹痛、小便淋沥、谵语、黄疸、火疮诸症。此药乃足太阴、手足阳明、手足厥阴五经血分之药，若在气分者用之，是谓诛伐无过矣。"大黄生用泻下作用较强，熟用则泻下作用较缓而长于泻火解毒、清利湿热。古人认为用酒炮制大黄，可以"引苦性上行至颠，祛热而下"，"酒浸蒸熟晒干，如此九次，能上达颠顶治头风目疾及久疾痼病"。金·刘元素对大黄的炮制和应用曾评价说："大黄味苦气寒，气味俱厚，沉而降，阴也。用之须酒浸煨熟者，寒因热用。酒浸入太阳经，酒洗入阳明经，余经不用酒。"金代李东垣亦云："大黄苦峻下走，用之于下必生用。若邪气在上，非酒不至，必用酒浸引上至高之分，祛热而下。凡物在高颠，必射以取之也。若用生者，则遗至高之邪热，是以愈后或目赤，或喉痹，或头肿，或膈上热疾生也。"

现代研究表明，大黄通腑泄浊作用加强了肠道排泄毒性物质的能力，但可影响氮质代谢。大黄除对全身氮质代谢的影响外，还选择性地抑制了肾脏，特别是肾小管细胞的高代谢状态，还可以抑制肾小球系膜细胞增殖，从而缓解了慢性肾功能衰竭的进展。大黄除上述作用外，在抗凝血、血液流变学、消炎、免疫调节等方面有一定的作用，也可能对慢性肾功能衰竭的进展有影响。

郑新教授在治疗慢性肾功能衰竭的病人时候喜用熟大黄，剂量在3~10g，让病人的大便保持在一天两次左右。但是对脾胃虚寒，大便稀溏的患者则不宜使用。个别患者便秘严重者，宜将熟大黄换为生大黄。

3.三七

三七为五加科植物三七的干燥根和根茎。其性甘、微苦，温，归肝、胃经。功能主治：散瘀止血、消肿定痛。用于咯血，吐血，衄血，便血，崩漏，外伤出血，胸腹刺痛，跌仆肿痛。

《本草纲目》认为三七："止血散血定痛，金刃箭伤、跌仆杖疮、血出不止者，嚼烂涂，或为末掺之，其血即止。亦主吐血衄血，下血血痢，崩中经水不止，产后恶血不下，血晕血痛，赤目痈肿，虎咬蛇伤诸病。"《本草求真》："专入肝胃，兼入心、大肠。又名山漆。时珍曰，或云能合金疮。如漆黏物也。"《本草从新》："散血定痛。治吐血衄血，血痢血崩，目赤痈肿。"《医学衷中参西录》介绍："三七诸家言性温，然单服其药数钱，未有觉温者。善化瘀血、又善止血妄行，为吐阻要药，三七能代腐生新，是以治之，为其善化瘀血，化瘀血而不伤新血，允为理血之妙品。"《临证指南》对三七亦有经典性总结之言："血病五脏、六腑皆有，三七治一切血证。"

现代研究表明：三七主要含皂苷、黄酮苷、氨基酸等。止血活性成分为三七氨酸。其药理作用体现在多个方面。①血液系统：止血作用，活血作用，补血作用；②保护心肌和脑组织的作用；③抗炎作用；④滋补、强壮、免疫调节作用。

郑新教授认为，肾病血尿病机不外热伤血络、迫血妄行；气虚不能摄血、血溢脉外；瘀血阻络、血不循经而外溢三类。三七可止血、可化瘀，还有补益的功效，在治疗血尿的时候可不拘病程限制，均可使用。郑新教授常用三七粉冲服，常用剂量在5~12g。

4. 川芎

川芎为伞形科多年生草本植物川芎的根茎。其性辛、温，归肝、胆、心包经。主治月经不调，痛经，经闭，难产，胞衣不下，产后恶露腹痛，肿块，心胸胁疼痛，跌打损伤肿痛，头痛眩晕目暗，风寒湿痹，肢体麻木，痈疽疮疡。《神农本草经》曰："（川芎）主中风入脑头痛，寒痹，筋挛缓急，金创，妇人血闭无子。"《名医别录》谓："除脑中冷动，面上游风去来，目泪出，多涕唾，忽忽如醉，诸寒冷气，心腹坚痛，中恶，卒急肿痛，胁风痛，温中内寒。"《药性论》："治腰脚软弱，半身不遂，主胞衣不出，治腹内冷痛。"《日华子本草》："治一切风，一切气，一切劳损，一切血，补五劳，壮筋骨，调众脉，破癥结宿血，养新血，长肉，鼻洪，吐血及溺血，痔瘘，脑痈发背，瘰疬瘿赘，疮疥，及排脓消瘀血。"《医学启源》："补血，治血虚头痛。"《本草纲目》中称其为"血中气药"。

现代药理学研究证实，川芎含有川芎嗪、阿魏酸钠、川芎内酯、挥发油、挥发性油状生物碱等成分。具有拮抗内皮素、抗氧化和清除自由基、抗血小板活性等作用；抗组织纤维化作用机制涉及抗炎症反应，改善组织血供，抑制成纤维细胞核分裂和增殖；能扩展微血管、增加局部血流量，改善微循环的瘀血、渗出和出血，改善血流变异常，并能抑制血小板聚集，降低血小板活性，具有良好的抗栓作用。

郑新教授认为在肾脏病的整个病程中，瘀血的因素贯穿始终，活血化瘀也就成为治疗中必须的一环。活血药中，川芎性辛，为血中气药，可助血液在脉中运行，增强活血化瘀力量，可长期使用。郑新教授使用川芎的剂量一般为 12~15g。

5. 水蛭

水蛭，俗名蚂蟥，在《神农本草经》中记载："水蛭味咸平。主逐恶血瘀血、破血瘕积聚……生池泽。"水蛭味咸、苦，性平，无毒。入肝经、膀胱经。气腥善行，入血破散。具有破血逐瘀、通经消癥瘕的功效。该品苦降开泄，味咸入血，破血力大，善破血分瘀滞而消肿，为作用强烈的破血逐瘀药，主治血瘀重症，适用于瘀血停滞引起的经闭、肿瘤包块以及跌打肿痛等病证。

郑新教授治疗慢性肾脏病，尤其对病程长，或者病情重，肾功能差的患者经常选用水蛭。郑新教授认为，肾脏病日久，或者肾功能差患者的肾小球、肾小管、间质会出现明显的纤维化，在中医即认为是局部的痰浊瘀滞，且这类瘀滞不易祛除，这时候应选择强效的祛瘀通络药物。叶天士曾说"久则正邪混处其间，草木不能见效。当以虫蚁疏通逐邪"。《本草经百种录》："凡人身瘀血方阻，尚有生气者易治，阻之久，则无生气而难治。盖血既离经，与正气全不相属，投之轻药，则拒而不纳，药过峻，又反能伤未败之血，故治之极难。水蛭最喜食人之血，而性又迟缓善入，迟缓则生血不伤，善入则坚积易破，借其力以攻积久之滞，自有利而无害也。"故郑新教授选用水蛭作为改善肾脏纤维化的一味主药，每次剂量在 3~6g，配川芎同时使用，行气活血攻积，使疗效倍增。因水蛭味腥臭，故多打粉装胶囊使用。

6. 白茅根

白茅根为禾本科植物白茅的根茎。性甘、寒，归肺、胃、肝、肾、大肠、膀胱经。有凉血、止血、清热、利尿的功效。治热病烦渴，吐血，衄血，肺热喘急，胃热哕逆，淋病，小便不利，水肿，黄疸。《神农本草经》："主劳伤虚羸，补中益气，除瘀血、血闭寒热，利小便。"《名医别录》："下五淋，除客热在肠胃，止渴，坚筋，妇人崩中。"《日华子本草》："主妇人月经不匀，通血脉淋漓。"《滇南本草》："止吐血，衄血，治血淋，利小便，止妇人崩漏下血。"《本草纲目》："止吐衄诸血，伤寒哕逆，肺热喘急，水肿，黄疸，解酒毒。"《本经逢原》："治胃反上气，五淋疼热及痘疮干紫不起。"

现代研究表明，白茅根含多量蔗糖、葡萄糖，少量果糖、木糖及柠檬酸、草酸、苹果酸等，又含21%的淀粉。其药理作用有：①利尿作用：其利尿作用可能与白茅根中所含丰富钾盐有关。②抗菌作用：曾有人用煎剂在试管内对福氏、宋内痢疾杆菌有明显的抑菌作用，但对志贺痢疾杆菌则无作用。③止血作用：有研究表明白茅根可加速凝血过程的第二阶段，即促进凝血酶原的形成，因而有止血作用。有人认为白茅根的止血作用在于能缩短出血及凝血时间。④其他作用：白茅根水浸液有降低血管通透性的作用。

郑新教授对于有蛋白尿和血尿的患者喜用白茅根，一般剂量为30g，对于儿童患者也不减量，郑新教授认为白茅根味甘，除了治疗作用，还可以调节汤剂口味，有利于患儿坚持服药。

三、常用药对

1. 太子参、黄芪

太子参味甘、微苦而性平，偏微寒，既能益气，又可养阴生津，且药力平和，为一味清补之品，适用于脾肺亏虚、气阴不足、气津不足诸症。《本草再新》："味甘，性温，无毒。"《饮片新参》："甘润，微苦平。"《中药志》云："甘苦，微寒。入肺、脾经。"《本草再新》："入心、脾、肺三经。"

黄芪，性甘，微温。归肺、脾、肝、肾经，具有益气固表、敛汗固脱、托疮生肌、利水消肿之功效。《本草新编》云："黄芪，味甘，气微温，气薄而味浓，可升可降，阳中之阳也，无毒。专补气。入手太阴、足太阴、手少阴之经。其功用甚多，而其独效者，尤在补气补血。"

黄芪甘温，益气固表、利水消肿；太子参甘平，补气而养阴，两者配伍，阴阳双补，相须而用，使补气力量愈洪而无化火之虑，尤其适合重庆这种大部分时间气温较高，暑热较重的地域。郑新教授认为，肺脾肾三脏气虚是导致水肿、蛋白尿的根本病机，故治疗首先需补三脏之气，使肺气得固，脾能生清，肾气充沛而精微不得外泄。

郑新教授使用此药对主要应用于慢性肾脏病水肿、蛋白尿以气虚为主者，以达益气固肾滋阴，预防外感、消除水肿和蛋白尿的效果。

太子参用量在 15~30g，黄芪用量在 30~150g。

2. 蝉蜕、大力子

蝉蜕，又名蝉衣，其味甘、咸，性凉，入肝肺两经。功能疏风散热、透疹止痒、利咽开音、退翳明目、解痉消肿。《药性论》载："治小儿浑身壮热惊痫。"《本草衍义》云："治目昏翳，又水煎壳汁，治小儿疮疹出不快。"《本草纲目》："治头风眩运，皮肤风热，痘疹作痒，破伤风及疔肿毒疮，大人失音，小儿噤风天吊，惊哭夜啼，阴肿。"

大力子即牛蒡子，其味辛、苦，性寒。归肺、胃经。功能疏散风热、宣肺透疹、解毒利咽。用于风热感冒，咳嗽痰多，麻疹，风疹，咽喉肿痛，痄腮，丹毒，痈肿疮毒。《药性论》："除诸风，利腰脚，又散诸结节筋骨烦热毒。"《本草拾遗》："主风毒肿，诸瘘。"金代李东垣说其能"治风湿瘾疹，咽喉风热，散诸肿疮疡之毒，利凝滞腰膝之气"。金代李东垣《药品化义》："牛蒡子能升能降，力解热毒。味苦能清火，味辛能疏风，主治上部风痰，面目浮肿，咽喉不利，诸毒热壅，马刀瘰疬，颈项痰核，血热痘，时行疹子，皮肤瘾疹，凡肺经郁火，肺经风热，悉宜用此。"

蝉蜕质轻升散，能凉散风热、利咽透疹，主祛表邪；大力子除疏散风热外，还有较强的解毒力。两者合用，能加强疏风散热、解毒利咽。郑新教授应用此二药组合治疗慢性肾脏病伴有外感风热咽喉不利，或者有慢性咽炎的患者。

蝉蜕用量 10~15g，大力子用量 10~15g。

3. 白茅根、石韦

白茅根味甘，性寒，归肺、胃、膀胱经。功能凉血止血、清热利尿。用于血热吐血，衄血，尿血，热病烦渴，肺热咳嗽，胃热呕吐，湿热黄疸，水肿尿少，热淋涩痛。《神农本草经》云："劳伤虚羸，补中益气，除瘀血、血闭寒热，利小便。"《名医别录》："下五淋，除客热在肠胃，止渴坚筋，妇人崩中。久服利人。"《本草纲目》："止吐衄诸血，伤寒哕逆，肺热喘急，水肿黄疸，解酒毒。"

石韦味苦甘，性凉，入肺、膀胱经，有利水通淋、清肺泄热之功效。主治淋痛，尿血，尿路结石，肾炎，崩漏，痢疾，肺热咳嗽，慢性气管炎，金疮，痈疽等。《神农本草经》："主劳热邪气，五癃闭不通，利小便水道。"《日华子本草》："治淋沥遗溺。"

白茅根与石韦都有利水通淋、止血、消蛋白尿的作用，几无毒性，适合肾脏疾病患者长期服用。

白茅根用量15~30g，石韦用量10~15g。

4. 女贞子、旱莲草

女贞子味甘、苦，性凉，归肝、肾经。功能补益肝肾、明目、清虚热。主治头晕目眩，须发早白，视物昏花，阴虚发热。《本草经疏》载："女贞子，气味俱阴，正入肾除热补精之要品，肾得补，则五脏自安，精神自足，百病去而身肥健矣。"《本经逢原》载："女真，性禀纯阴，味偏寒滑，脾胃虚人服之，往往减食作泻。"

旱莲草味甘酸，性凉，入肝、肾二经，无毒。功能滋补肝肾、凉血止血。主治各种吐血，鼻出血，咳血，肠出血，尿血，痔疮出血，血崩等症。捣汁涂眉发，能促进毛发生长，内服有乌发、黑发功效。《唐本草》言墨旱莲"主血痢，针灸疮发，洪血不可止者敷之"。《日华子本草》中也说墨旱莲可以"排脓，止血，通小肠，敷一切疮并蚕瘑"。《滇南本草》载墨旱莲"固齿，乌发，洗九种痔疮"。《本草纲目》指出墨旱莲"乌须发，益肾阴"。《本草述》认为墨旱莲"疗溺血及肾虚变为劳淋"。

女贞子、旱莲草是经典搭配，二味药的组合名为"二至丸"，出自《证治准绳》，用于肝肾阴虚，眩晕耳鸣，咽干鼻燥，腰膝酸痛，月经量多。郑新教授经验，二药参合，治疗肾气阴两虚之血尿之证，其效颇著。

女贞子用量15~30g，旱莲草用量15~20g。

5. 当归、川芎

当归味甘、辛，性温，归肝、心、脾经。功能补血、活血、调经止痛、润燥滑肠。主血虚诸证，月经不调，经闭，痛经，癥瘕结聚，崩漏，虚寒腹痛，痿痹，肌肤麻木，肠燥便难，赤痢后重，痈疽疮疡，跌仆损伤。《神农本草经》："主咳逆上气，温疟寒热洗洗在皮肤中，妇人漏下，绝子，诸恶疮疡金疮，煮饮之。"《药性论》："止呕逆、虚劳寒热，破宿血，主女子崩中，下肠胃冷，补诸不足，止痢腹痛。单煮饮汁，治温疟，主女人沥血腰痛，疗齿疼痛不可忍。患人虚冷加而用之。"《日华子本草》："治一切风，一切血，补一切劳，破恶血，养新血及主癥癖。"《珍珠囊》："头破血，身行血，尾止血。"（《汤液本草》引作"头止血，身和血，梢破血"）《本草纲目》："治头痛，心腹诸痛，润肠胃筋骨皮肤。治痈疽，排脓止痛，和血补血。"

川芎性辛、温，归肝、胆、心包经。功能行气开郁、祛风燥湿、活血止痛。主治月经不调，痛经，经闭，难产，胞衣不下，产后恶露腹痛，肿块，心胸胁疼痛，跌打损伤肿痛，头痛眩晕目暗，风寒湿痹，肢体麻木，痈疽疮疡。《神农本草经》曰："（川芎）主中风入脑头痛，寒痹，筋挛缓急，金创，妇人血闭无子。"《名医别录》谓："除脑中冷动，面上游风去来，目泪出，多涕唾，忽忽如醉，诸寒冷气，心腹坚痛，中恶，卒急肿痛，胁风痛，温中内寒。"《药性论》："治腰脚软弱，半身不遂，主胞衣不出，治腹内冷痛。"《日华子本草》："治一切风，一切气，一切劳损，一切血，补五劳，壮筋骨，调众脉，破癥结宿血，养新血，长肉，鼻洪，吐血及溺血，痔瘘，脑痈发背，瘰疬瘿赘，疮疥及排脓消瘀血。"《医学启源》："补血，治血虚头痛。"《本草纲目》中称其为"血中气药"。

当归、川芎伍用，名曰"芎归散"，出自《普济本事方》，治疗妊娠伤胎、难产、胞衣不下等症。郑新教授采用此二药，取当归性柔而润，活血祛瘀止痛；川芎性温香窜，行气活血。当归以养血为主，川芎以行气为要，二者互制其短而展其长，气血兼顾，使养血活血、行气散瘀之力增强。此药对郑新教授多使用于慢性肾小球肾炎有血瘀证的患者。

当归用量 10~15g，川芎用量 10~15g。

6. 杜仲、续断

杜仲味甘，性温，入肝、肾经，功能补肝肾、强筋骨、益精气、强肾志。《本草纲目》："杜仲，古方只知滋肾，惟王好古言是肝经气分药，润肝燥，补肝虚，发昔人所未发也。盖肝主筋，肾主骨，肾充则骨强，肝充则筋健，屈伸利用，皆属于筋。杜仲色紫而润，味甘微辛，其气温平，甘温能补，微辛能润，故能入肝而补肾，子能令母实也。"《本草经疏》："益肾补肝，则精血自足，其主补中者，肝肾在下，脏中之阴也，阴足则中亦补矣。"现代药理研究杜仲还有降压、利尿、降尿蛋白的作用，其机制可能与杜仲能促进肾上腺皮质功能，提高体内激素水平，改善肾小球血流等有关。它对肾性高血压也有协助降低的作用。

续断味苦，性温，入肝、肾经。功效为补肝肾、续筋骨、调血脉。《本草正义》："续断，通行百脉，能续绝伤而调气血。"《滇南本草》："补肝，强筋骨，走经络，止经中（筋骨）酸痛，破瘀血。辛温破散之性，善能活血祛瘀；甘温补益之功，又能壮骨强筋。"乃疏通气血筋骨之要药也。

两药合用，对于慢性肾功能衰竭久病所致的肾虚腰痛、腰膝酸软、肢软乏力，效果显著；对于以肾阳虚为主要表现的水肿患者，还有较好的利尿效果。

杜仲用量15~30g，续断用量15~30g。

7. 大黄、土鳖虫

大黄又名川军，味苦，性寒，入脾、大肠、肝、心包经。功能荡涤胃肠湿热、清热解毒、凉血止血、利胆退黄、活血化瘀。《本草新编》："大黄性甚速，走而不守，善荡涤积滞，调中化食，通利水谷，推陈致新，导瘀血，滚痰涎，破癥结，散坚聚，止疼痛，败痈疽热毒，消肿胀，俱各如神。"

土鳖虫即是䗪虫，味咸，性寒，入肝经。功能破瘀血、消肿块、通经闭、逐瘀止痛、接骨续筋。

慢性肾功能衰竭患者，多为气虚血瘀，浊毒内盛，郑新教授喜用大黄，尤其是生大黄，取其"迅速善走，直达下焦，深入血分，无坚不破，荡涤积垢，有犁庭扫穴之功。生用者其力全，迅如走丸，一过不留，除邪而不伤正气"，再配用土鳖虫，咸寒能入血软坚，走血分而化瘀血，大黄入血分而逐瘀血，二药伍用，相互促进，破血逐瘀之力倍增。如患者久病脾胃虚弱，郑新教授认为不能一味攻伐，则将生大黄换为制大黄，制过者其力已缓，虽不能速效，但顾护了胃气，可从长计议。

大黄用量3~15g，土鳖虫用量10~15g。

8. 白术、苍术

白术味甘、苦，微辛，性温，入脾、胃经，本品甘温补中，苦温燥湿，能健脾益气、燥湿利水、止汗、安胎。

苍术味辛、苦，性温，入脾、胃、肝经，功效为燥湿健脾、祛风散寒、明目。

慢性肾功能衰竭患者，往往脾虚伴有湿浊证，症见颜面及双下肢水肿，纳食少，脘腹胀满等症，郑新教授常用健脾除湿法，在方中加用白术、苍术，二术皆为脾胃经要药。白术补脾燥湿、益气生血，苍术健脾平胃、祛风除湿；白术甘温性缓，补脾力强，补多于散，苍术气味雄厚，苦温辛烈，燥湿力胜，散多于补。白术以补脾为主，苍术以醒脾为要，二药伍用，一补一散，一脾一胃，则中焦得健，脾胃运化如常，水湿得化，不能聚而为患。在临证中，郑新教授习惯于用炒品，一则可去其燥，二则健脾除湿之力更强。

现代药理学研究表明，白术具有明显而持久的利尿作用，促进细胞免疫功能，且 IgG 明显增高。说明白术有健脾胃、强壮身体和提高抗病能力的作用。在临床上我们也观察到，运用二术后，患者的水肿得到很好的缓解。

白术用量 15~30g，苍术用量 15~20g。

四、自拟方

1. 肾病 I 号方

组成：党参、白术、黄芪、当归、鹿胶、淫羊藿等。

功能：益气健脾、补肾温阳。

主治：急、慢性肾小球肾炎，肾病综合征及慢性肾功能衰竭的肾阳不足证，临床见面色无华或者㿠白，畏寒肢冷、夜尿清长，颜面或四肢水肿，大便稀溏，易外感等。

服法：每次 3~5 粒，每日 3 次。在医生指导下服用。

注意事项：外感及有热证时不宜服用。

2. 肾病 II 号方

组成：黄芪、知母、紫河车、女贞子、旱莲草等。

功能：滋阴养血、益气补肾。

主治：急、慢性肾小球肾炎，肾病综合征及慢性肾功能衰竭的肾阴不足证，临床见面色或口唇潮红，五心潮热，夜间发热或盗汗等。

服法：每次 3~5 粒，每日 3 次。在医生指导下服用。

注意事项：外感及有寒证时不宜服用。

3. 蛭芎通络胶囊

组成：水蛭粉、川芎。

功能：活血化瘀、疏通脉络。

主治：急、慢性肾小球肾炎、高血压性心脏病、冠状动脉粥样硬化性心脏病、肾病综合征及慢性肾功能衰竭的高凝血症，临床可见面色晦暗，腰痛身痛，肌肤干涩，舌质暗，舌底静脉迂曲等。

服法：每次 3~5 粒，每日 3 次。在医生指导下服用。

注意事项：有活动性出血患者不宜服用。定期复查血常规及凝血象。

4. 补肾胶囊

组成：红参、大黄、黄芪、淫羊藿、川芎。

功能：益气补肾、祛邪排毒。

主治：急、慢性肾功能衰竭，临床见血肌酐升高的患者。

服法：每次 2~3 粒，每日 3 次。在医生指导下服用。

注意事项：脾虚便溏者不宜服用。如服药后出现大便稀溏，剂量可酌减或停药。

5. 肾功能衰竭宁灌肠液

组成：党参、黄芪、当归、丹参、红花、川芎、生大黄等。

功能：益气活血、泄浊排毒。

主治：慢性肾功能衰竭。

用法：每次 200ml，保留灌肠或结肠灌洗。

注意事项：大便次数过多时停用。每用 5 天需休息 2 天。

6. 利咽胶囊

组成：板蓝根、玄参、蝉蜕、牛蒡子、鱼腥草。

功能：清热解表利咽。

主治：急、慢性咽喉炎，临床见咽部不适，发痒咳嗽，局部充血等症。

服法：每次 2~5 粒，每日 3 次。在医生指导下服用。

注意事项：无咽部充血时不用。

专病经验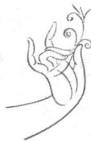

一、呃逆

（一）概念

呃逆又名打嗝，是指胃气上逆，出于喉间，呃声连作，声短而不能自制为主的病证。常突然起病，或间歇为患，亦可持续不已，甚者并发虚脱之危候。呃逆见于重病及临危之疾，常表示病情危殆，预后不良。其发病之因，多由寒、热、痰、瘀、饮食不节、情志不舒、重症沉疴等，引起胃气上逆，胃失和降所致。病在膈、胃，与肺、肝、肾有关。临证需辨虚实，虚证有胃阴不足、脾肾阳虚、气阳欲脱、气阴两伤等；实证则分胃中寒冷、胃热上冲、食滞脾胃、气逆痰阻、瘀阻脾胃等。治则应先急救其变证之虚脱，温中益气、补阴益气以固其脱。脱证缓解，则针对其致病之因而治之，可单独用药物治疗，亦可针灸与药物并施。

根据呃逆的主要症状，与西医学的胃肠神经官能症、胃炎、胃扩张、胃溃疡、肝硬化晚期、脑血管疾病、尿毒症、严重感染等所诱发的呃逆症状类同，故其辨证施治均可参考本篇进行。

（二）病因病机

（1）外邪致呃：外受风邪，邪传半表半里，里不受邪，抑遏少阳上升之气，则上冲作呃；若热邪结里，失于清理，则热气上冲，胃气上逆，亦能致呃。

（2）饮食不节：过食生冷和寒凉之药，寒气蕴聚中焦，损伤脾胃，寒气上逆；或过食辛辣炙煿之品，燥热内结，气不顺行，腑热之气上冲，牵动膈部，致令呃逆。故《景岳全书·杂证谟·呃逆》云："胃中有火，所以上冲为呃。"

（3）情志失舒：恼怒伤肝，肝失调达，横逆犯胃，肝胃失和，胃气上逆，或气郁化火，灼津成痰，气与痰结，阻塞肺胃，升降失常，亦能令人呃逆。

（4）瘀血致呃：若因术伤胃络、血脉瘀滞，或久病气血不和，瘀阻脾胃，也可使胃气上逆而令呃逆发作。

（5）正气亏虚：素体不足，或年高体弱，或重病、久病之后，或汗、吐、下太过，耗伤中气，损及胃阴，均能使胃失和降，或脾胃阳弱，胃气衰败，清浊不分，升降失常，气逆动膈均可发生呃逆。

（三）临床特点及类型

（1）临床特点：常是突然发作，呃逆连声，呃声可洪可沉，可频可缓，或呃声低微，气不接续，难于自制。发作时间长短不定，轻则数分钟，重则数小时，甚或数日不休，常伴胃脘不舒，或则虚痞，或则胀满不定。

（2）临床类型：根据其致病之因，受累脏腑之异，脉症的不同表现，总分虚、实两大类型。实证分寒冷滞胃、胃热上冲、痰郁肺胃、食滞中焦、瘀阻脾胃等，虚证多见胃阴不足、中气虚弱、脾肾阳虚等。

（四）辨证要点

（1）辨清虚实：呃声微弱，长而断续，气短神疲，面色萎黄，或见苍白，手足不温，食少便溏，舌质淡，苔白，脉细无力，或细数等，多属虚证；感寒或饮冷易发，呃声洪亮有力，呼吸不利，喉中痰响，或见胸脘胀满，心胸刺痛、固定不移，舌有瘀点，脉见涩、结等多属实证。

（2）分清寒热：寒证多见呃声低沉，得热病减，遇寒病剧，口淡，苔白腻，舌质淡，脉迟缓；热证则见发热，口渴心烦，呃声洪亮有力，口臭，便结，溺赤，苔黄燥，舌质红，脉弦滑而数。

（3）明察兼证：呃逆有因寒，因热，因食滞，因瘀血，因中虚，因气阴竭而逆之分，故应明察兼证，方能主兼并治，或治主顾兼。

（五）鉴别诊断

与本病病机类同的有嗳气、干呕、咳逆等，故应与这些病区别。

（1）与嗳气的鉴别：嗳气古名"噫"，又称噫气，是气自胃而发，其声沉长，多由寒气客胃，或汗、吐、下后胃气不利，或胃虚气逆所致。症见心下痞硬，胀满不适，嗳腐吞酸等。

（2）与干呕的鉴别：干呕，《内经》名"哕"。干呕而无所出，或反有涎沫而无食物吐出，因胃寒、胃热、胃虚气逆所致。

（3）与咳逆的鉴别：指咳嗽气逆而言，乃咳嗽之甚也，肺失肃降而致，与呃逆迥异。

（六）急救处理

1. 原则

（1）去除病因以平呃，呃逆之发，因火热、寒邪、食滞、瘀血、虚邪所致，故针对病因以清热泻火、温中散寒、消食去滞、活血祛瘀、补虚固本等法以治之，以免变证的发生。

（2）积极治疗原发痼疾以除呃，呃逆常见于疾病的发展过程中，或出现于患者垂危之时，因此，原发病之未能控制，与呃逆的发作密切相关。此症的出现又表示病情的加剧，应积极治疗原发病，是防呃逆发作的重要环节。

（3）救治变证为先，呃逆频作，顽固不愈、摄纳减少，可致脏腑功能失调，气血阴阳耗损，而并发虚脱危证，一旦发生，应先治虚脱，后治呃逆或原发病。

2. 方法

（1）急救治疗：急救治疗是针对呃逆之频发的救治而言，此时应以解除病因为重点，以较快的时间平息呃逆，免致变证的发生，选用疗效可靠的方药和针灸治疗。

泻热平呃：选泻心汤加味。黄连 6g，黄芩、生大黄、法夏、竹茹各 12g，陈皮 9g，代赭石、白花蛇舌草、鸭跖草各 30g。

温中平呃：选丁香柿蒂汤加味。丁香 6g，柿蒂、党参、法夏、厚朴、茯苓各 12g，生姜 6g，代赭石 30g。

消滞平呃：选保和丸加减。山楂、神曲、茯苓各 15g，法夏、陈皮各

12g，黄连 6g，莱菔子 30g，生二芽各 10g。

化痰降逆平呃：选旋覆花代赭石汤加减。旋覆花 12g，代赭石 30g，生姜 6g，半夏、茯苓各 10g，陈皮 9g，甘草 6g。

祛瘀平呃：选血府逐瘀汤加减。当归、赤芍、红花各 10g，川芎、桃仁、柴胡、青皮、陈皮、降香、桔梗各 6g，怀牛膝 12g，黄连、吴萸各 3g，甘草 3g。

补虚平呃：益胃汤加减：沙参、麦冬各 15g，法夏 9g，玉竹、怀山药各 12g，扁豆、苏梗各 10g，甘草 6g。附子理中汤加味：制附片（先煎 2 小时）、党参各 15g，干姜 9g，白术 12g，炙甘草 6g，法夏 12g。

针刺平呃：针刺内关、膈俞、足三里、中脘、太冲等穴，强刺激以平呃。

（2）救治变证：

温阳益气救呃：①参附针 20~40ml 加入 10% 葡萄糖液 500ml 中静脉滴注，每日 1~2 次。②附子理中汤加味煎药口服，药同前。

益气养阴救呃：①生脉针 20~30ml 加入 50% 葡萄糖水 20ml 中静脉注射、每日 2~3 次，以后以较大剂量静脉滴注。②炙甘草汤加减：红参、附子、麦冬各 15g，炙甘草、桂心、阿胶、肉苁蓉、麻仁、苏子各 10g，生地 12g，旋覆花 12g 煎服。

清心开窍救呃：①安宫牛黄丸 1 粒，竹沥两支化服，每日 2~3 次。②清营汤加减：生地、鸭跖草、枇杷叶各 30g，丹皮、赤芍、银花、连翘、旋覆花、生大黄各 12g，黄连、黄芩、知母、升麻、半夏各 6g。

针刺平顽固性呃逆：①听宫穴：双手拇指尖对准双耳屏前、颞颌关节后凹陷处，用较重指力向内下方徐徐压入，可使呃逆速止，如效不显著，加重指力，并适当延长指压时间，至呃逆停止半分钟即止，如有复发，重复上法仍然有效。②翳风穴：宜较重指力按压。③攒眉、音亮穴：攒眉穴位于眉毛之内侧端，眶上切迹处为穴位之内起点，音亮穴位于任脉廉泉与天突两穴之中点，甲状软骨下缘与环状软骨弓上缘之间的微凹处（仰卧昂首取穴）。用 28~30 号 1.5 毫针从攒竹穴进针，针尖达眉中眶上裂，左手拇指压针尖，使针身紧贴眼眶，右手持针捻转 36 次，为一度手法。再从阳白进一针，使针尖向下刺到眉中眶上裂与第一针尖相遇，左手拇指按压针尖，使针尖紧贴眶上裂，右手持针捻转 36 次，留针 10 分钟，如呃逆不止，两针再各行一度手法，即出针。用相同针号从音亮穴垂直进针，快速透皮，进针后针尖略向上，缓缓进针，当针进 1~1.2 寸左右，则会引起反射性咳嗽，稍加捻转，快速出针，此穴宜在患者血压病情稳定后使用。如患者昏迷，输氧、插有鼻导管均不宜使用。

（3）辨证施治：

寒滞胃中

主症：呃逆连声，缓而有力，遇冷则发，得热则减，膈间及胃脘不舒，喜热饮，厌冷食，纳食减少，口中和，舌苔白润、质淡，脉沉迟或弦紧。

治法：温中散寒、降逆平呃。

方药：丁香散加减：丁香、良姜、生姜、厚朴、枳实、麦芽各 9g，柿蒂、半夏各 12g，陈皮 10g，炙甘草 3g。

胃热上冲

主症：呃声洪亮、口臭烦渴、喜冷恶热、溺赤便秘，舌苔黄燥，舌质红，脉滑数。

治法：清胃泄热、通腑降逆。

方药：竹叶石膏汤加减：竹叶、麦冬、清半夏、生大黄各 9g，丁香 6g，柿蒂 10g，枇杷叶 12g，代赭石、太子参各 15g，生石膏 30g。

气滞痰阻

主症：呃逆连声，呼吸不利，胸胁胀满，或时有恶心，饮食不下，头目昏眩，舌苔白腻，舌质红，脉弦而滑。

治法：和胃止呃、降气化痰。

方药：旋覆代赭石汤加减：旋覆花 9g，代赭石 20g，生姜 6g，半夏 12g，党参 10g，炙甘草 3g，大枣 3 枚，肝郁加郁金、川楝，痰湿合二陈汤，痰湿化热加黄芩、竹茹。

食滞脾胃

主症：呃声有力，口中酸臭，脘腹胀满，嗳腐吞酸、呕哕宿食，泻利不爽，舌苔厚腻，舌质红、脉象滑数。

治法：理气消食、和中降逆。

方药：保和丸加减：焦三仙 30g，莱菔子 12g，鸡内金 9g，半夏 12g，厚朴 10g，陈皮、连翘、焦槟榔各 9g。

瘀阻胸胃

主症：呃声低沉有力、胸闷刺痛，或胃脘刺痛，痛有定处，拒按，食后较甚，恶心欲吐，大便干黑，苔少质暗有瘀点，脉沉涩。

治法：疏肝、活血化瘀。

方药：血府逐瘀汤化裁：当归、生地、桃仁、红花各9g，赤芍、川芎、枳壳各6g，牛膝9g，青陈皮各6g，黄连、吴萸各3g，甘草3g，桔梗6g。

胃阴不足

主症：呃声低弱，断续而作，舌口干燥，烦渴不安，纳食不佳，大便干结，苔少而干，舌质红、脉细数。

治法：滋养胃阴、降逆平呃。

方药：益胃汤加减：沙参30g，麦冬、玉竹、生地、石斛、花粉各12g，柿蒂9g，枇杷叶9g，生麦芽、生谷芽各12g，怀山药12g。

脾肾阳虚

主症：呃声低沉无力，气不接续，面色苍白，手足不温，食少困倦，腰酸便溏，舌淡苔白，脉沉细无力。

治法：温肾健脾、降逆平呃。

方药：附子理中汤合丁香柿蒂汤加减：附子15g（先前2小时），干姜10g，白术12g，茯苓、半夏各12g，丁香、柿蒂各6g，甘草3g，党参15g。

（4）单方验方：

苏叶6g、黄连3g泡水口服。

生姜3g、半夏12g煎服。

柿蒂9g水煎服。

桂圆干7个，将桂圆干连核放火炉中，锻炭成性，研细末，分4次服，每日2次，用煅赭石15g煎汤送下。

枇杷叶30~40g，浓煎成膏口服，

荔枝7个，连壳烧灰为末，开水调服。

鲜生姜30g取汁去渣，与蜂蜜30g调匀，顿服。

姜半夏9g、荔枝核24g、荷叶蒂24g，煎水分3次服。

刀豆子3枚、枇杷叶6g煎服。

荜澄茄、高良姜等分煎服。

南瓜蒂 4 只煎服。

苏子 10g, 柿蒂 3 个, 煎水吞服白矾 1.5g。

白芍 15g, 炙甘草、威灵仙、厚朴各 12g, 丁香 9g, 煎服。

取自身指甲一小片, 嵌入香烟远端内, 点燃吸之。

冰糖少许放纸烟上, 明火点着、深吸闭气。

针灸治疗: 主穴: 内关、膈俞。配穴: 足三里、中脘、太冲。手法: 先针主穴, 用中强刺激手法。心下痞闷加足三里、中脘; 肝气郁逆加太冲; 体虚呃逆不止灸膈俞、足三里。

推拿治疗: 嘱患者端坐, 术者左手扶持其肩部, 右手拇指指端着于同侧天宗穴上, 作有节律交替施行推、揉两法。若酸、胀、麻、重的感觉愈强烈, 效果愈好。重者需推两侧穴位。

3. 护理

（1）明病因以施护: 呃逆之证由多种原因所致, 护理人员须明察病因, 注意寒暖, 勿使外邪入侵; 饮食有节、勿令太过损伤脾胃。

（2）观病情轻重以施护: 呃逆之轻者, 一般不治亦可自愈。重者多属顽固性呃逆, 痛苦万状, 甚至大汗淋漓, 以致虚脱, 若在病程中, 出现呃逆, 多属病情加剧。重病而现呃逆, 常表示为疾病的终末期, 临近死亡。因此, 及时发现重症呃逆, 实为护理工作重要内容之一。

（3）掌握必要的针灸技术: 推拿天宗穴, 指按翳风、听宫穴, 针刺内关穴等, 只要手法得当, 多能迅速取效, 因此, 熟悉必要针灸技术, 对于及时救治呃逆重症至关重要。

4. 注意事项

（1）审呃逆之偶发、阵发和续发。偶发和阵发者, 一般病情较轻, 但亦不能忽视其治疗, 否则易转为持续发作, 给病人带来痛苦。持续呃逆发作的病人, 易致虚脱, 应高度重视, 及时采取有效的治疗。

（2）重视呃逆重症或顽固性呃逆。临危时出现呃逆, 应视其虚实之急进行抢救。

（3）注意原发病的治疗。这是根治呃逆的关键, 如脑血管疾病出现的呃逆, 若不治脑血管疾病, 呃逆可能重发。

（七）转归和预后

呃逆初起，如为偶发可不药而愈，或短时服药即效。阵发呃逆经治疗，也能较快的好转，逐渐趋愈。对于持续性发作的顽固性呃逆，应当重视准确辨证，恰当施治，药针并施，多能治愈，否则易转变为虚脱危证，甚至导致脾肾功能衰竭败，而难于救治。疾病晚期出现的呃逆，多难治愈，预后多不良。

（八）古代文献摘录

《症因脉治·呃逆论》："外感呃逆之因，是外受风邪……郁遏少阳升生之气，则上冲作呃；若热邪结里，失于清理……胃气上逆，亦能致呃。""或水饮内停，胃家痰火，诸逆上冲，则呃逆之症作矣"。

《景岳全书·杂证谟·呃逆》："而呃之大要，亦惟三者而已，则一曰寒呃，二曰热呃；三曰虚脱之呃。寒呃可温可散，寒去则气自舒也；热呃可降可清，火静而气自平也；惟虚脱之呃，则诚危殆之证，其或免者亦万幸矣。""凡杂证之呃，虽有气逆……有因食滞而逆者，有气滞而逆者，有因中气虚而逆者，有因阴气竭而逆者，但察其因而治其气，自无不愈……惟屡呃为患，及呃之甚者，必其气有大逆，或脾肾元气大有亏竭而然。然实证不难治，而惟元气败竭者，乃最危之候也。""察其中虚，速宜补脾，察其阴虚，速宜补肾……则惟大补元煎及右归饮之类。""若寒之甚者，浆水散或四逆汤"。

《医学入门·呃逆》："地道不通，因而呃逆，宜寒药下之，大柴胡汤。阳极脉微将脱者，宜凉膈散、解毒汤，养阴退阳，不可大小。"

《医部全录·呃门》："呕哕不止厥逆者，芦根三斤切，水煮浓汁频饮二升，必效。若以童子小便煮服，不过三升愈。"

（九）近代研究

1. 辨证治疗呃逆

巢伯航按寒、热、虚、实辨证治疗呃逆 32 例，治后呃逆停发 27 例。减轻或无效 5 例。胃火上冲用泻心汤；虚证有热用加味橘皮竹茹汤；肝火上逆用左金丸、旋覆花代赭石汤之类；脾胃虚寒用理中汤加丁香；肝肾阴虚夹相火上炎用大补阴丸。实证呃逆用承气汤；小便不利用五苓散；兼痰者用二陈汤。何立人用竹沥两支化服安宫牛黄丸一粒，口服羚羊角粉0.6g，并煎服清营汤加大黄等，治愈2例温病高热呃逆。王希庭治气郁化火、肝火犯胃之呃逆，针刺人中、内关、中脘等穴，内服加减旋覆代赭石汤，收效良好。秦学义治阳明里热实证之呃逆，先用大承气汤佐生地、麦冬4剂后，改服叶氏养胃汤，取得较满意的疗效。赵希明用苏子、柿蒂、白矾煎服治疗顽固性呃逆有效，随访数年无复发。彭胜权用平胃散加味治疗持续性呃逆多验。

2. 瘀血呃逆论治

黄煌用血府逐瘀汤合左金丸加减治愈顽固性呃逆。段景林用前方治疗胃部手术后出现达15年之久的呃逆，获效良好。

刘永戡等治疗急性颅内压增高、脑溢血、急性颅脑损伤，延髓肿瘤等出现的呃逆，用生半夏、广天仙子、生香附、炒党参、生姜、鬼针草、白芍、石打穿，生山楂效好，如1例右中凹胶样囊肿，未全摘除，终日呃逆，服上方2帖病减，4帖痊愈。另1例左半球硬膜下血肿，钻孔放血后，终日呃逆不止，服1剂后呃逆即止。姚庆云报道：用白芍、炙甘草、威灵仙、厚朴、广木香为主治疗顽固性呃逆22例，结果呃止18例，减轻4例。蔡日恒用加味一贯煎治疗胃阴不足，失于和降的顽固性呃逆，颇多应手。刘沛然用炙甘草场治重症呃逆，治脑溢血并呃逆7例，脑血栓并呃逆3例，蛛网膜下腔出血并呃逆2例，肝癌并呃逆2例，共14例，有效验。田嘉禾治一例恣食生冷，呃逆逐日加重月余的脾胃虚寒、饮邪内伏的呃逆，应用丁香柿蒂汤加减，效果理想。

3. 针灸治疗呃逆

许永炎用指压穴位治疗呃逆（膈肌痉挛）9例均治愈。此法取穴眉棱骨下，目窝之上（即攒竹穴稍下处，相当于鼻针疗法之胸穴，左右两穴），术者用双手拇指分别置于两侧穴位上，然后同时用力逐渐加压，患者即有一股特殊感觉至胸内，呃逆就立即消失。李安梁推拿天宗穴治疗呃逆64例，大多在3~5分钟，一次治愈。顽固者需推拿两侧穴位，本法适用于饮食过急，或感风寒之呃逆，癔病呃逆疗效较差。对严重器质性疾病较久的呃逆，亦可作为对症治疗。滕立群指压双侧听宫穴治疗顽固性呃逆，20例痊愈。陈以教用耳针配合体针治疗呃逆10例，1次治愈7例，2~4次治愈3例，针灸治疗多以镇静安神降逆、宽胸理气为主，而神门有调节大脑皮层和抑制的功能，故能解除膈肌痉挛。内关则宽胸理气，天突可平降逆气，因而能取得满意的效果。管遵惠用针刺攒眉穴及音亮穴治疗皮层性呃逆29例，1次治愈25例，疗效显著。李执光采用膻中穴拔火罐方法治疗呃逆，收效满意。姚振加用针刺治疗顽固性呃逆，以天突穴为主穴，配穴内关、足三里、太冲，每天针1~2次，每次均以针为主，配穴各1个，治疗过程中不断地、有规则的改变刺激频率，以保持电刺激强度，也取得较好疗效。其治疗机制可能是通过泻法，达到调和经脉，疏肝木之气，宽膈和胃、降逆止呃的目的。朱复林等报道针刺天鼎穴治疗顽固性呃逆30例，针治1次完全控制症状30例，个别复发者再针此穴仍有效。

二、厥脱

（一）概念

厥脱证包括厥证、厥逆和脱证。《伤寒论·厥阴病》："凡厥者，阴阳气不相顺接，便为厥。""厥者、手足逆冷是也"。《景岳全书·杂证谟·厥逆》："厥逆之证，危证也。"《临证指南医案·脱》徐灵胎评语："脱之名，惟阳气骤越，阴阳相离，汗出如珠、六脉垂绝，一时急迫之证，方名为脱。"其临床特点多见面色苍白、四肢逆冷，汗出淋漓、烦躁不安，或神情淡漠、甚或昏迷，少尿，脉微细欲绝，血压下降等。病因多由六淫邪毒、情志内伤、暴饮暴食、药物过敏，或药物中毒、严重创伤、丧失津液、久病虚衰等，使脏腑阴阳失调、气机逆乱、阴阳气血严重耗损，血运障碍所致。临床可分热厥、寒厥和脱证三大证型。病属危急之证。治则应先固其脱，针对病机证型之异，选方择药，综合处理。

厥脱证的主要临床表现，与西医学由各种原因引起的休克，如出血、创伤、失水、烧伤之低血容量性、心源性、中毒性、神经性、代谢性、变态反应性、肾上腺性、药物性休克近似，故其辨证论治可参考本病进行。

（二）病因病机

（1）热毒过盛、气阴耗伤：这是厥脱最常见的病因之一。不论外感六淫之邪，或染疫疠毒邪之气，或七情内伤、肝郁化火，皆能耗伤气阴而致厥脱。

盖六淫之邪感人，由表入里，郁而不解，皆能化火，蕴结成毒，毒热炽盛、上损肺气、肺络、肺阴，心营受伤，迫血妄行，耗血动血，中伤胃气，上逆则呕，下攻则泄，热毒直奔下焦，能劫烁肝肾之阴，使阴气衰于下而发热厥。

（2）失血失液、气随血脱：失血可由上述之热毒猖獗，损伤脏腑之络脉，而衄血、咯血、呕血、便血，亦可由创伤、妇女生产用力过猛而损伤脉络，大量失血，以致气随血脱，阳随阴亡；或由暴饮暴食，挟有不洁之物；或因药物中毒；或下之太过，损伤脾胃，升降失常，清浊不分，呕吐与腹泻频作，阴液大伤；或由病邪较重，或解表用药不当，汗出过多，不仅阴液耗失，而且阳气大伤，内脏虚寒，阴寒内盛，而致气虚阳脱之证。

（3）久病正虚、转为厥脱：久病宿疾，正气暗耗，不能逐邪外出，邪毒愈炽，病情发展，使脏腑虚损至极，元气虚弱，阴精逐渐消亡致厥致脱；或由中风闭证迅速发展，阻遏阳气，消烁阴液，阴阳将离，由闭转脱；或由痰饮伏留，痰饮化热，闭阻气机，上蒙清窍，导致阴阳之气不相顺接，气机逆乱致厥。此外，久病气虚，气不畅而血受阻，循行迟滞，瘀血内生，阻闭心窍，阴阳不接，也能致厥。

（4）剧痛致厥：剧烈疼痛，可致气机逆乱，气上逆而发昏厥。

（三）临床特点及类型

（1）临床特点：厥证以突然昏倒，不省人事，手足厥冷为主要特征；脱证除有厥证表现外，尚有汗出如珠，口开目合，手撒遗尿，脉细微欲绝等特点。早期多见面色苍白，四肢厥冷，心悸多汗，短气乏力，尿量减少，精神紧张，烦躁不安，脉搏细弱，血压下降。重者表现淡漠，神志昏迷，口唇、肢端发绀，呼吸浅快，甚者喉痰鸣，无尿。脉象早期多见细数，或沉细无力，重则脉微细欲绝，或不能扪及，血压也测不出。

（2）类型：厥证：分寒厥和热厥。脱证：分阴脱证、阳脱证、阴阳俱脱证。

（四）辨证要点

（1）辨虚实：本病虚多实少，或虚实兼夹，辨清虚实，即不致犯"虚其虚"或"实其实"的治疗错误，能够抓住时机抢救病人。实证多见发热烦躁，气机壅阻，喉间痰鸣，牙关紧闭，尿赤便秘，苔黄燥，脉多沉实或沉伏。虚证多见面色苍白、气短息微，口张多汗，手撒遗尿，舌质淡，脉细数，或沉细微欲绝等。

（2）辨主症：厥证以突然昏倒、不省人事、四肢厥冷为主症。热厥者身必热，烦躁谵语，苔黄燥，脉数。寒厥者身无热，通身冰冷，精神委顿，苔白质淡，脉沉迟细微。脱证分三型，均有虚证表现。阴血脱证必见面色苍白，发热烦躁，心悸汗出，皮肤、唇舌干燥少苔，脉多见细数或芤大；阳气脱证必具体温不升，寒厥之证；阴阳俱脱，病情最重，多属厥脱晚期，症见神志昏迷，瞳孔散大，喉间痰鸣，气少息微，汗出如油，二便失禁，六脉垂绝等。

（3）辨并病：本证在病程发展中，常见瘀血、喘证、癃闭、心悸水肿等危急之证。若见痛有定处，状如针刺，肤色发绀，或见瘀斑、出血，应注意瘀血证的发生；若见喘气欲脱，呼吸浅快，张口抬肩，鼻翼扇动，多是喘促急证的出现；若见呕吐频作，与少尿或无尿并现，多属癃闭并发；若见心悸水肿，喘促不能平卧，多为心悸水肿危证。这些均为厥脱证常见的并病，更是本证重危难治的征兆，应特别提高警惕。

（五）鉴别诊断

许多危急重证，常有本病的类似表现，因此，明确类似病证的特征，至关重要。

（1）与中风的鉴别：中风发作之时，常突然昏倒，四肢逆冷，易与本病混淆。但其发作之前，多有肝阳上亢的病史，且常与情绪激动有关。发作之后，常见口眼歪斜，语言謇涩，半身不遂等主症，故不难与本病鉴别。

（2）与痫病的鉴别：痫病是一种发作性神志异常的疾病。发作轻者，可见短暂的失神，面色泛白，双目凝视，局部抽动，迅即恢复常态。重者突然昏倒，口吐涎沫，两目上视、牙关紧闭，四肢抽搐，或口中发出猪羊叫声，移时苏醒，醒后只觉疲倦思睡，而厥证则无发作性及痫病的特点。

（3）与暑厥的鉴别：多因夏季发热，感于暑邪，暑热邪气闭窍，致突然昏倒，昏不知人，身热烦躁，手足厥逆，气喘不语，牙关紧闭，四肢抽搐，有汗或无汗，类似本病的热厥。暑厥具有明显的季节特点，脉多见洪濡、滑数，而厥脱则无季节性，脉象沉伏、沉实、细数，或细微欲绝，故区别不难。

（4）与昏迷的鉴别：昏迷多有病因可查，常发生于较重疾病，一般昏迷时间长，短时不易速醒。而本病的昏迷，一般时间短暂，且必伴有厥脱证的主症，手足逆冷，血压下降，少尿，脉微细欲绝等，且随厥脱的好转，而很快苏醒。

（六）急救处理

1. 原则

厥脱证属中医的危急重证，此证复杂多变，易陷险境，因此应高度负责，分秒必争，密切观察病人，采取积极有效的急救措施，进行救治。

（1）分缓急：厥证和脱证均属危急重症。厥与脱相比，脱证更危，厥证可以转变为脱，如果厥脱并见，应先抢救其脱，后治其厥，或厥脱并治。

（2）察病因：厥脱证可由不同病因所致，病因不同，疗法各异，故应审查厥脱由热毒、疫毒、温邪、出血、痰湿、瘀血、心悸、中毒、药物、亡阴、亡阳、久病宿疾等不同病因，分别论治，才能进行针对性治疗。

（3）分证型：由于机体正气强弱的不同，邪毒的毒性有异，脏腑阴阳气血的耗伤程度有别，故厥脱病有不同的证型。证型不同，立法、遣方、选药亦有差别，故应辨明证型，分别施治。

（4）别并病：厥脱证易并发瘀血、尿闭、心衰、喘促等危候，如不及时发现，及时救治，常致病人于死亡，故应细别并病，进行综合全面的紧急处理。

2. 方法

（1）急救治疗

益气救阴：用 10% 的参麦针，或生脉针 10~30ml、加入 50% 葡萄糖水中 30~20ml 静脉注射，每隔 15~30 分钟 1 次，连续 3~5 次，待血压回升或稳定后，再以 50~100ml 加入增液针，或养阴针，或 10% 葡萄糖水 250~500ml 中静脉滴注，直至脱离厥脱状态为止。

养阴保津：根据伤阴的程度和休克指数的大小（脉率、收缩压）而决定补液量的多少，一般可用养阴针，或增液针 1500~3000ml 左右。

解毒泄热：①清气解毒针（虎杖、败酱草、肿节风、鱼腥草、按常规制成 1：1.5 的灭菌溶液，100ml 规格瓶装）：每次 300~400ml 静脉滴注，每日1~2次。②醒脑静脉注射液（牛黄、黄连、黄芩、山栀、郁金、麝香、冰片）：每次30ml加入5%葡萄糖水250~500ml中静脉滴注，每日1~2次。③清开灵注射液（牛黄、水牛角、黄芩、银花、栀子等）：20~40ml加入10%葡萄糖水200ml中静脉滴注，每日1~2次。④鱼腥草注射液：用40~80ml加入10%葡萄糖水250ml中静脉滴注，每日2次。⑤鹿蹄草素注射液：150~800mg稀释后（5%葡萄糖水500ml）静脉滴注，每日1次，5~10天1个疗程。⑥大蒜注射液：每次用40ml加入5%~10%葡萄糖水500ml中静脉滴注，每日1~2次。⑦琥珀酸钠穿琥宁注射液：用400~800mg加入溶液中稀释后静脉滴注，每日1次。上述药物可单独应用，亦可联合给药。

益气温阳：①参附针：10~20ml加入50%葡萄糖水40~30ml静脉注射1~2次后，再以40~80ml加入10%葡萄糖水250~500ml中静脉滴注。或以后者之量稀释后静脉滴注，每日2次。②复方三生针（生川乌、生南星、生半夏）：用10ml加入50%葡萄糖水40ml中先静脉注射1~2次后，再以30ml加入10%葡萄糖水250~500ml中静脉滴注。③附子Ⅰ号注射液（消旋去甲乌药碱）：用2.5~5mg加入5%~10%葡萄糖水250ml中静脉滴注，每日1~2次。④东莨菪碱和樟柳碱：东莨菪碱成人6~9mg，儿童按每千克体重0.15~1mg；樟柳碱成人用25~35mg，儿童按每千克体重0.5~1mg静脉注射，或快速静脉滴注，联合应用，剂量酌减，东莨菪碱2~3mg，樟柳碱15~20mg。⑤人参针：每次用10~20ml加入50%葡萄糖水30~20ml中静脉注射，每隔15~30分钟1次，连续2~3次，待血压回升或稳定，再以50~100ml加入溶液中稀释后静脉滴注。上述针药，若一种效差，可联合应用，遇有邪毒内陷，可并用解毒清热类中药。

补血救阴：①参麦针、生脉针或人参针：可用上述剂量稀释后，静脉注射或静脉滴注。②增液针或养阴针（玄参、麦冬、生地，增液针中加倍生地量）：每次用1500~3000ml静脉滴注，每日1次。③当归针：每次用4ml肌内注射，每日3~4次。

阴阳双补：以参附针、人参针和参麦针，或生脉针酌选其性不同的2种针剂并用，方法及用量同上，亦可加用增液针，或养阴针、当归针同用。

（2）救治变证：

急温心阳：①参附针或人参针：稀释后静脉注射，每日2~3次。②福寿草总苷：用 0.6~0.8mg 加 50% 葡萄糖水 20ml 缓慢静脉注射，每日 1 次。③黄夹苷：每次用 0.125~0.25mg 加入 50% 葡萄糖水 20ml 缓慢静脉注射，每日 1~2 次。④铃兰毒苷：每次用 0.1mg 加 50% 葡萄糖水 20ml 缓慢静脉注射，每日 2~3 次。⑤万年青总苷：每次用 1~2ml，皮下或肌内注射，日 1~2 次。必要时用 1~4ml 加入 50% 葡萄糖 20ml 中缓慢静脉注射。

通腑降浊：遇有癃闭变证，可用 50% 大黄注射液 100~200ml，加入 10% 葡萄糖水 250ml 中静脉滴注，每日 1 次。或用生大黄 60g 煎水保留灌肠。

行气通脉：①枳实针 5~10ml 加入 50% 葡萄糖水 20ml 缓慢静脉注射，每隔 15 分钟 1 次，连续 2 次后，再以 20~80ml 加入 5% 葡萄糖水 100~200ml 中静脉滴注，每分 20~30 滴，待血压稳定后停用，亦可用其有效成分昔奈福林，或 N- 甲基酪胺进行治疗。②青皮素注射液：每次用 0.1~0.5g 加入 25% 葡萄糖 20ml 缓慢静脉注射，连续 1~2 次后，以 5~10ml 加入 5%~10% 葡萄糖水 500ml 中静脉滴注。③复方丹参注射液：每次 4~8ml 加入 50% 葡萄糖水 40ml 中静脉注射，每隔 30 分钟 1 次，连续 1~2 次后，改为 20~30ml 加入 10% 葡萄糖水 100~250ml 中静脉滴注，对纠正瘀血阻滞之厥脱，有一定的疗效。

消痰复苏：①东莨菪碱：6~9mg 加入 10% 葡萄糖水 100ml 中静脉滴注，每日 1~2 次。②复方三生针：用法及用量同上。③人参针：用法及用量同上。这些药物有减少痰涎，改善呼吸功能的作用。

（3）辨证论治：

热毒耗伤气阴（热厥）

主症：四肢厥冷，发热不寒，汗出短气，口渴烦躁，谵妄，呕物酸臭，溺赤便秘，苔黄腻、舌质红、脉细数。

治法：解毒泄热、益气养阴。

方药：①清气解毒汤合生脉散加减：鱼腥草、虎杖、败酱草、肿节风、太子参各 30g，麦冬 24g，五味子 9g。②蚤休汤合生脉散加减：蚤休 15g，大青叶、败酱草、黄芩、鱼腥草、人参叶各 30g，小蓟 15g，麦冬 24g，五味子、生甘草各 9g。

气虚阳脱证（寒厥）

主症：手足厥冷，无热畏寒，身冷如冰，精神淡漠，尿少遗溺，下利清谷，颜面青暗，苔白舌淡，脉微欲绝。

治法：益气补虚、温阳固脱。

方药：人参四逆汤加味：红参 15~30g，制附片 30g（先煎 2 小时），干姜 12g，炙甘草 9g，上肉桂 9g。

阴血脱证

主症：面色苍白，发热烦躁，心悸多汗，口渴喜饮，尿少色黄，四肢厥冷，苔少质淡，脉细弱数。

治法：滋阴清热、益气固脱。

方药：固阴煎加减：白干参 15~30g，熟地、黄精、黄芪、怀山各 30g，麦冬 24g，五味子、甘草各 9g。

阴阳俱脱证

主症：神志昏迷，目呆口张，瞳孔散大，喉中痰鸣，气少息促，汗出如油，舌蜷囊缩，肢身冰冷，二便失禁，舌质淡胖，脉微欲绝。

治法：补阳救阴。

方药：四逆汤合生脉散加味：制附片 15g，干姜 12g，炙甘草 10g，肉桂 9g（后下），红参 15~70g，麦冬 15g，五味子 9g。

若见瘀血阻滞的兼证如颜面、口唇、舌质、肢端紫暗，或舌有瘀点、皮肤斑疹等症，可酌选丹参 15g，当归、赤芍、桃仁、红花、川芎、大黄等各 9g，活血化瘀、疏通血脉，有助于厥脱证的治疗。

（4）单方验方：

独参汤（《伤寒大全》）：能益气固脱，用于各种休克。用量宜大，1 次至少 15~30g 煎汁频服。

回阳救急汤（《伤寒六书》）：熟附子、干姜、肉桂（泡）、人参、白术、茯苓、陈皮、炙甘草，五味子、制半夏、麝香。呕吐涎沫，或少腹痛加盐炒吴茱萸；无脉者加猪胆汁一匙；泄泻不止加升麻、黄芪；呕吐不止、加生姜汁。

生脉散加淡附片、龙骨、牡蛎、红参，能治心源性亡阳型休克病人；又用生脉散加黄精可治轻型心源性休克伴心律失常。

参附汤加黄芪、桂枝、肉桂、大枣、陈皮、党参等煎汤，每服 40ml 或鼻饲 2 小时 1 次，治疗 1 例左肾脓肿切除伴中度休克，属阳虚气脱的病人。

针刺人中并饮西瓜汁治暑厥。亦可先用当归四逆汤加吴茱萸、生姜煎汤，频频灌下，继服参附理中汤善后。

升压汤（黄精、制附片、生甘草）加苏合香丸，治中毒性休克有效。

大承气汤加胡黄连、生桃仁、生甘遂粉。能治疗出血性胰腺炎伴麻痹性肠梗阻并中毒性休克的病人。

（5）针灸治疗：

针灸有疏通经络、调整气血、平衡阴阳的作用，从而能纠正休克。常用穴位有以下几组。

第一组：主穴：素髎、内关。配穴：少冲、少泽、中冲、涌泉。手法：中度刺激、留针，间断捻转，收缩压升至 80mmHg 以上时，延长间断捻转时间，使血压稳定在 80mmHg 以上即可出针。

第二组：针刺或电针。主穴：足三里、合谷。病人昏迷加涌泉。手法：电压 14~10.5 伏、频率 106~120 次。轻者 1 支电针、1 个穴位，重者 2 个电针、2 个穴位。

第三组：主穴：足三里、涌泉。配穴：内关、人中、素髎。手法：强刺激。

第四组：主穴：人中。配穴：内关、足三里、十宣。手法：强刺激。

休克伴发热者宜针，体温低属阳脱者，宜灸百会、神阙、关元。

耳针：常用穴：肾上腺、升压点、皮质下、心等。配用穴：甲状腺、激素点、神门、肺、肝、交感等。方法：以常用穴为主，两耳交叉取穴，间歇留针，留针 1~2 小时，效果不显著加配用穴。

3. 护理

（1）看呼吸：观察厥脱证病人呼吸非常重要。若见声高气粗，多为实证，病情尚轻；若呼声低微，短气乏力，多为虚证，病情较重；若见呼吸急促，鼻翼扇动、张口抬肩、病情多属危急之兆。

（2）查脉搏：脉搏的强弱快慢、沉迟细微、整齐或结代，均与病情密切相关，故查脉搏至为重要。若见脉搏有力而匀整，则多为病退；反之，脉沉细微结代，或若有若无，甚者摸不应指，则多为病进，应警惕阳气欲脱，乃至阴阳离决。

（3）望神色：若见患者烦躁不宁，或神情淡漠，反应迟钝，甚或瞳孔散大，喊叫不应，则多属病情加重；安静而卧，回答正确，则多属病情好转；颜面苍白、肤色发青，或发绀，则多属病情危重；面色转红，发绀转黄而带红，则多属病退。

（4）记尿量：厥脱病人尿量的多少，关于病情的变化，如每日尿量500ml以下，表示厥脱未复，若更少则表示病情加重；若少而伴呕吐，可能为变证的发生。

（5）查变证：厥脱证常并发尿闭、瘀血、心悸水肿、喘促等症状，多属病情危笃，应及时报告医生，采取相应处理。

（6）重药液：厥脱证诸多致病因素，无论热毒、出血、呕吐、泄泻、创伤等均易伤阴液，本病属急危之证，脾胃亦弱。药不能纳，则病难除，故应千方百计，按时给病人服药饮水，方能较快控制病情发展。

（7）防寒冷：厥脱证常见四肢厥逆，甚则通身冰冷，有碍血运，防寒保暖能促进气血运行，有利病情恢复。

4. 注意事项

（1）详审病情轻重、决定治疗措施：本病虚多实少、虚证较重，实证较轻。热厥为虚中偏实之证；寒厥则属阳虚阴寒内盛之证，故寒厥较重。若厥证转脱，为病情加剧。脱证中之气虚阳脱和阴阳俱脱，是脱证中的重证。故辨清证型、辨别轻重，是治疗成败的关键，一般均应采取综合性的治疗措施。

（2）密切观察、专门守护：厥脱证是多脏器的损害，脏腑功能较弱，故病情复杂多变。密切观察和专门守护病人，能及时发现病情转化，予以及时处理，否则，易发展至阴阳离决而死亡。

（3）注意原发病的治疗：厥脱证多由原发病加重而来。故厥脱危证一旦好转，即应注意原发病的治疗。或厥脱与原发病同时并治。

（七）转归及预后

本病是由多病因造成脏腑功能气机逆乱，阴阳之气离决，气血阴阳耗损所致。故其转归和预后决定于致病因素的强弱，脏腑功能气机逆乱的程度，和气血耗损的轻重有关。亦与发病时间久暂，抢救是否及时，诊疗措施是否得当紧密相连。一般来说：不论证属热厥、寒厥、阴脱、阳脱，只要辨证准确，采取针对证型，选用快速有效的静脉给药与口服给药相结合，并注意综合措施，多能使患者转危为安，预后良好。但若致病因素较强，正气虚极，脏腑气血阴阳之损伤严重，即使措施适当，有时亦难阻止其发展至"阴阳俱脱、阴阳离决的境地"。若厥脱并发心悸水肿、喘促、瘀血、尿闭则治疗更加困难，预后多较差。或者起病即陷入阴阳俱脱，或厥脱反复发作，转归及预后大多不佳。如见呼吸微弱、良久一息、鼻中无气，说明肺气将绝，或脉见屋漏、虾游鱼翔，人迎、寸口、跌阳等六脉俱无，说明心气将绝、均难以治愈。故提高辨证论治水平，抢救技术，对于该病的转归及愈后，将能逐步改善。

（八）古代文献摘录

《素问·厥论》："阳气衰于下，则为寒厥；阴气衰于下，则为热厥。"

《景岳全书·杂证谟·厥逆》："气并为血虚，血并为气虚，此阴阳之偏败也。今其气血并走于上，则阴虚于下，而神气无根，是即阴阳相离之候，故致厥脱而暴死，复反者轻，不反者甚……""若素纵情欲，以致精气之源，伤败于此，则厥脱暴仆等病亦因于此。""气厥之证有二，以气虚气实皆能厥也。气虚卒倒者，必其形气索然，色清白身微冷，脉微弱，此气脱证也。宜参、芪、归、术、地黄、枸杞，大补元煎之属，甚者以回阳饮、独参汤之类主之。""血厥之证有二，以血脱血逆皆能厥也。血脱者如大崩大吐，或产血尽脱，则气亦随之而脱，故致卒仆暴死。宜先掐人中……急用人参一二两煎汤灌之，但使气不尽脱，必渐苏矣。"

《活人书·卷四·问手足厥冷》："冷厥者，初得病日便四肢逆冷，脉沉微而不数，足多挛，卧而恶寒，或自引衣盖覆、不饮水，或下利清谷，或清便自调……脉虽沉实，按之迟而弱，知其冷厥也。四逆汤、通脉四逆汤……白通加猪胆汁汤皆可选也。热厥者，初中病必身热头痛，外有阳证……其脉虽沉伏，按之而滑，为里有热，其人或畏热，或饮水，或扬手掷足，烦躁不得眠，大便秘，小便赤，外证多昏愦者，知其热厥也，白虎汤、承气汤随证用之。"

（九）近代研究

近年来采取以中医药为主，或中西医结合治疗各类休克，取得了可喜的成果。现综述如下。

1.病名、病因、病机与辨证分型

病名问题，根据其临床表现，多数人认为休克与中医学的厥证和脱证类似，由于两病的脉症较难区分，故不少学者又将二者合称为厥脱证。休克的病因病机可归纳为：外感六淫邪毒、药物过敏或中毒、大怒、大恐、情志所伤、创伤、剧痛、久病体弱、正不胜邪、邪毒内陷、脏腑功能失调、气机逆乱，致高热、大汗、大吐、大泻、大失血、气血精津亏耗、气血运行障碍所致。分型不大一致，各有特点，黄氏的分型较有代表性，休克分为厥逆证与闭脱证两类，又将厥逆证分为寒厥（又称阴厥）与热厥（又称阳厥），将闭脱证分为闭证与脱证。脱证分阴血脱证(亡阴)、阳气脱证(亡阳)和阴阳俱脱证。此外还提出辨病分型法：将休克分为病毒内陷型、痰气厥脱型、阳气脱型、阴血脱型、阴阳俱脱型，将心源性休克分为阴竭阳绝与阴损阳衰两型；把休克合并急性弥漫性血管内凝血分为：热盛瘀血型、血虚瘀血型、气虚瘀血型。

2.临床研究与药理探讨

（1）益气养阴固脱法：主要用方为生脉散口服，或改为针剂，采取肌内注射或静脉注射。全国应用此法治疗的约有300例之多，收效良好。抢救各种休克的显效率在71.8%~90%之间。

生脉散的药理研究表明：①有强心、升压、改善微循环的作用，能改善缺血心肌的合成代谢，减少心肌对氧和化学能量的消耗，并能抑制心肌细胞膜三磷腺苷酶的活性，提高心肌中糖原、核糖核酸和脱氧核糖核酸的含量，保护缺氧状态下心肌细胞的再生。②对革兰阴性杆菌内毒素的毒性，具有一定的解毒作用。③还有明显的促进机体网状内皮系统的吞噬功能。④有兴奋垂体——肾上腺的皮质功能，有利于解热、抗炎、治疗感染性休克。⑤能降低内毒素休克动物血浆中的环磷核苷酸水平。⑥有镇静作用。

（2）回阳救逆固脱法：这一类的方药如参附汤、人参四逆汤、回阳急救汤及参附丹参针、化癥注射液、参附针等治疗各种休克。其中很多是难治性休克。治百余例，疗效较好。如解放军总医院用参附丹参注射液，治疗休克及低血压51例，总有效率为87.6%。杨氏以归脾丸（人参、黄芪、当归、白术、木香等）等九个中药温补方剂做动物实验、筛选抗烫伤性休克的有效方药，结果以归脾丸效果最好。与对照组比较，差异有显著性意义。

四逆汤类方的药理研究：四逆汤注射液的动物实验表明，它有强心升压、改善微循环的作用，对犬急性失血性休克能明显的升压，并能增加麻醉兔在位心的收缩力。

（3）阴阳双补固脱法：许多单位用生脉散和四逆汤，或参附汤联合应用，或生脉散加附片、黄精、黄芪、山茱萸、龙骨、牡蛎口服，或用其针剂肌内注射，或静脉注射治疗各种休克102例，有效率在83.33%~100%。

（4）行气通脉法：枳实和青皮素注射液具有良好的升压作用。用枳实针及其提取物共观察各种休克314例，其中感染性休克241例、心源性休克22例、其他51例。属于中重型休克192例，总有效率为86.7%，显效占68%，无效13.3%。一般用药后20分钟~4小时内，即能见到升压效果。

上海曙光医院等用青皮素注射液、稀释后静脉注射或静脉滴注，治疗各种休克22例，有效率100%、显效率为77%。

枳实及青皮素的药理研究：枳实的有效成分为昔奈福林和N-甲基酪胺，动物实验表明：它具有升高血压、降低冠脉及肾血管的阻力、降低心肌的耗氧量、增强心力、改善心脏的泵血功能，增加心、脑、肾的血流灌注，改善全身的微循环妨碍，其升压效应与兴奋 α 受体、兼有兴奋 β 受体有关。与去甲肾上腺素相比，具有升压作用快、排泄快、无耐受和蓄积现象，不良反应少，对多巴胺、间羟胺、去甲肾上腺素等药升压无效的病例，枳实的疗效较好。青皮素注射液主要作用于肾上腺素受体，在动物实验中有显著的升压作用，对犬、猫、兔和大白鼠等多种动物造成的失血性、创伤性、输血性、中药名肌松剂、内毒素、麻醉意外和催眠药中毒等所致的休克均有显著疗效。对急性过敏性及组织胺所致休克也有一定的保护和预防作用。

中药麻醉药物抗休克的临床和药理研究：自1965年以来发现洋金花类药物有升压作用。用洋金花提物东莨菪碱抢救暴发性流脑败血症休克成功。1971年用东莨菪碱和樟柳碱进行静脉复合麻醉于外科病例，又发现其有抗休克和麻醉的双重作用，是另具特点的抗休克中药，据全国六个地区统计共同治疗各型休克443例、总有效率在91.1%~91.4%。

中药麻醉药物的药理作用：主要是通过血管解痉而起化瘀通脉的作用，保持了血压的稳定。在出血性休克的动物实验中，证明洋金花总碱能显著纠正休克低排高阻的血流动力学紊乱，解除小血管的痉挛，改善微循环，使尿量增加；该药还能改善组织器官的血流灌注，显著降低外周血管的阻力，增加心搏量。东莨菪碱能使肺循环的阻力减小，保证组织氧的灌注良好，扩张支气管，减少分泌物，改善通气功能，还能对抗盐酸哌替啶、吗啡对呼吸的抑制，有利于休克的恢复。家兔试验还表明，静脉注射去甲肾上腺素所致的肠系膜微循环停滞，该药对其有明显的对抗作用，并使之重新活跃，血流重新流动。

（5）泄热解毒、急下存阴法：此法应用于热毒猖獗，具有胃热腑实的严重感染，如休克型肺炎、出血热、急腹症等伴休克的病人，证多为热厥，临床报道病例不多，但是值得重视的一个有效法则。天津一中心医院收治感染性休克 36 例，伴有腑实证的占 75%，采取急下存阴、清热解毒并用治愈 27 例，存活率为 92.6%。四川医学院中西医结合治疗 90 例脓性胆管炎伴中毒性休克，用柴黄解毒汤、柴黄消痈汤和生脉针等针剂并用治愈 83 例，其中 52 例单用中药控制感染。上两方中均重用大黄、芒硝。湖北中医药大学采取中西医结合法治疗脓性胆管炎伴休克 37 例，其所用之清胆注射液中，亦有大黄、芒硝，治愈率为 64.87%。

清下并用药的药理作用：①清下药能缓解肠道平滑肌的痉挛，消除梗塞，增加大肠的蠕动，促进肠道腐败内容物的排除。②改善肠血流量及肠道缺血、减少炎性渗出，减轻内毒素对网状内皮系统功能的抑制。③缓解奥狄氏括约肌的痉挛，增加胆汁的分泌排泄，利胆作用明显。④有解热作用。⑤有抗病原微生物的作用，其中大黄最强，对链球菌、志贺痢疾杆菌等有杀灭作用，主要是抑制细菌糖代谢中间产物的氧化脱氢、抑制其蛋白质和核酸的合成。⑥大黄能明显提高人体外周白细胞吞噬金黄色葡萄球菌，促进脾脏网状内皮系统的增生，促进小鼠腹腔巨噬细胞的吞噬功能。

（6）活血化瘀法：在重型休克时常伴有急性血管内弥漫性凝血。相当于在中医厥脱证的基础上并发严重的瘀血证。治疗上必须培补固脱并用活血化瘀药物。如天津一中心医院三衰研究室，以活血化瘀为基础，选用血府逐瘀汤口服，或静脉给药，并辨证施治。热盛瘀血型加清瘟败毒饮，气虚瘀血型加独参汤，或升压汤，血虚瘀血型加当归补血汤治疗 36 例，结果治愈 26 例，好转 1 例、死亡 9 例。山西医学院以活血化瘀法为主治疗休克型宫外孕 93 例，效果亦佳。轻度休克仅用活血化瘀药，即能使之恢复。

药理研究：活血化瘀药可改善微循环，促进组织的血流灌注，加强重要器官的血液循环，故对休克的恢复有良好的作用。

（7）强心升压法：休克时常伴有心功能不全，心肌收缩力减弱、心输出量降低，组织器官的灌注量不足而导致休克，或心力衰竭，一般血管活性药物或中药升压药不能奏效时，使用强心的中药，往往能收到较好的疗效。中医研究院的抗休克合剂，辽宁中医学院（现辽宁中医药大学）的抗休克Ⅰ号，其他如福寿草总苷、黄花夹竹桃苷、黄夹苷、铃兰毒苷、万年青苷、北五加皮苷等均有强心升压、改善微循环的作用。故遇心功能不全的病人，选择性的使用这些药物，对纠正休克是有帮助的。

总之，通过这些大量的临床病例（约900余例）报道，说明中医药治疗休克的疗效是肯定的。实验表明这些药物都有一定的抗休克的理论基础。

三、心悸

（一）概念

心悸，以阵发性或持续性发作为特点，病人自觉心中急剧跳动，或缓慢跳动、心慌不安，可见脉率参差不齐，并伴胸闷气短、眩晕不宁，甚而喘促难卧等症状的内科证。本病主要由惊扰心胆，心血亏虚，心阳不振、肝肾阴虚，痰湿停聚，血脉阻滞等原因所致。其病位在心，常累及肺、脾、肾而同病。临床分虚证、实证两大类，虚以气血阴阳的亏虚，致心气不足，或心失所养；实以痰湿内聚，或血脉瘀阻，致心血不畅，肺气失肃。虚证实证常互相夹杂，虚证之中常兼痰浊、水饮或瘀血；实证之中则多有脏腑虚衰之表现。

心悸辨证，应审脉象以别悸之急慢，辨虚实以明病之性质，察变证以判病之危急。同时应与"心掣""卑惵""胸痹"鉴别。益气养血、温阳补心、行水涤饮、活血化瘀为治疗本病的主要治则。

古之惊悸与怔忡均属心悸范畴，但两者亦有区别。惊悸常因情绪激动、惊恐劳累而诱发，时作时止，不发时如常人，病情较轻；怔忡则终日觉心中悸动不安，稍劳尤甚，全身情况较差，病情较重。惊悸日久不愈，可发展为怔忡。

西医之各种原因引起的心律失常，如心动过速、心动过缓、早搏、心房颤动与扑动、房室传导阻滞、束支传导阻滞、病态窦房结综合征、预激症候群、心力衰竭、心肌炎、心包炎，以及部分神经官能症等，其临床表现与心悸相似者，均可参考本病辨证论治。

（二）病因病机

（1）惊扰心胆：心主神志，为"精神之所舍也"；胆性刚直，有决断之功能。凡各种原因导致心虚胆怯，则可立即使心胆受扰，出现心悸。如忽闻巨响，突见奇物，或登高涉险，心悸神摇，不能自主，渐次加剧，致成本病。

（2）心血亏虚：《丹溪心法·惊悸怔忡》谓："人之所主者心，心之所养者血，心血一虚，神气不守，此悸之所肇端。"若禀赋不足，脏腑虚损，或病后失养，或思虑过度，伤及心脾，或触事不意，真血亏耗；或脾胃虚衰，气血生化失源，或失血过多等，均可导致心血亏虚，使心失所养，发为惊悸怔忡。

（3）心阳不振：《伤寒明理论》："阳气内弱，心下空虚，正气内动而为悸也。"成无己指出："水停心下，心为火而恶水，水既内停，心不自安，则为悸也。"说明心悸的发生是由心阳不振，心神失守，心神失养，或气化不利，水液失运，上逆于心而致。

（4）肝肾阴虚、脏腑相关、互为影响：《景岳全书·杂证谟·怔忡惊恐》："阳统乎阴，心本乎肾，所以上不宁者，未有不因乎下，心气虚者，未有不因乎精。"可见肾阴不足，肾精亏虚，不能上济心火，是发生心悸怔忡的病理基础。

（5）痰湿停聚：《血证论·怔忡》说："心中有痰者，痰入心中，阻其心气，是以心跳不安。"至于痰湿停聚的原因，不外肾阳不足，开阖失司，膀胱气化不利；或脾失健运、转输失权，则湿浊内停；脾肾阳虚，不能蒸化水液，而停聚成饮，寒饮上迫，心阳被抑，则致心悸；火热内郁，煎熬津液而成痰浊，如《医宗必读·悸》谓："心悸总不外于心伤而火动，火郁而生涎也。"可见痰湿停聚之心悸，多是虚实兼见，成因较为复杂。

（6）血脉瘀阻：心主血脉，若因心气不足，心阳不振，阳气不能鼓动血液运行，或因寒邪侵袭，而使血液运行瘀阻，或因痹证发展，而成心痹，引起心悸，如《素问·痹论》说："脉痹不已，复感于邪，内舍于心。"而为心悸怔忡。

（三）临床特点及类型

（1）临床特点：①有因惊而发与无惊自悸之分。心悸因惊而发的，时间短暂、病情较轻，发则心惊神摇，不能自主，渐至心悸不已；无惊自悸者，症见悸动不止，胸闷不宁，稍劳加重，全身情况较差，病程较长，病情较重。②有阵发与持续之别。阵发心悸，多因情志不舒，怒气伤肝，或由事劳过度，用心太过，或冒风寒暑湿，闭塞诸经，或心虚胆怯所致。一日发作次数不定，少则一次，多者数发，发时心跳甚剧，悸动不安，终止之后，多无不适。一般病程短，病情轻，全身情况好，治疗较易。心悸持续发作，多因心悸不安、难于自持，"心中惕惕然而不得安静，无时而作者也"。一般病程长，病情重，全身情况差，治疗较难。总之，无论阵发或持续发作之心悸，在发作之时，常伴有气短、神疲、胸闷、眩晕等气血不足，不能上荣于脑的证候，重者还见厥脱、昏厥等。

（2）类型：①过速型心悸伴心脉跳动过快，一息至少六至以上，多者十至有余，可见数、疾、极、脱、浮合等脉。②过缓型心悸伴心脉跳动过缓，一息不及四至，可见缓、迟、损、败、夺精等脉。③节律不齐型心悸伴有心脉跳动节律不整齐，可见涩、促、结、代等脉。

（四）辨证要点

（1）审脉象以明类型：脉象对诊断本病及类型，有特征性、决定性的意义。如数脉一息六至，疾脉一息七至，极脉一息八至，脱脉一息九至，浮合脉一息十至以上，可以断定为过速型心悸证。迟脉一息三至，缓脉一息不及四至，损脉一息二至，败脉一息一至，夺精脉二息一至，可以断定为过缓型心悸证。涩脉的特点是细而迟，往来难，或脉来中止，参伍不调；促脉的特征是数时一止，止无定数；结脉是缓时一止，止无定数，或脉来更代，几至一止，不能自还，良久复动，或见乍数乍疏，忽强忽弱，又来又止，因而可以断定为节律不齐型心悸证。若将脉象与本病的常见症状结合起来，诊断本病就会更加全面。

（2）辨虚实权衡病情：本病虚多实少，或虚实兼夹。虚有心气、心阳、脾阳、肾阳、肺气、心血、心阴、脾阴、肝阴、肾阴之虚。实证表现不外寒滞经脉、热邪伤阴、痰湿阻络、痰饮凌心、痰火扰心、气滞血瘀、血脉瘀阻；虚实夹杂的如气虚气滞血瘀等，故辨清脏腑之虚实，阴阳气血之盛衰，结合新病、久病、病程长短、宿疾有无、形体胖瘦、年龄大小等极为重要。

（3）察变证以明危急：本病易出现变证，多见于心脉跳动过速型及心脉跳动过缓型心悸证。若心悸伴有心痛、胸闷、憋气、气短欲落、头晕眩欲呕者，为变证的危期表现，应特别警惕进一步发展。若症见喘累水肿，起卧不安，甚者迫坐，脉疾数而微，多为心肾阳衰之危证。若见颜面苍白，大汗淋漓，四肢厥冷，喘欲脱，甚或遗溺，脉微细欲绝，神识淡漠，此乃心悸加重，转入厥脱之危候。若见脉搏极乱、极疾、极迟，面色空白、口唇发绀、意识突然丧失，或时清时昧等，常易并发抽搐、昏厥。

（五）鉴别诊断

（1）与心掣的鉴别：心掣出自《素问·阴阳别论》，以心动悸如掣为主症。多因心气虚寒所致。症见心动不宁、有牵引紧缩感，甚则作痛，伴短气、咳呛、便泄，与心悸的病机证候有相似之处。但心悸主症为心跳剧烈、胸中不适，兼有短气、胸闷、头晕不寐、健忘等；而心掣之病，主症为心悸如掣，咳呛、便溏，显然，二者各自有其特点。

（2）与卑惵的鉴别："卑惵、心血不足病也"。与怔忡病类同。其症为胸中痞塞、不能饮食、如痴如醉，心中常有所见，喜居暗室，或倚门后，见人即惊避无地。显而易见，卑惵为一种神志异常病，而心悸之证则否。

（3）与胸痹的鉴别：胸痹而痛为痰浊、瘀血等阴邪凝结。宿阻胸阳，络脉不通，而引起的胸满闷痛，甚则痛引彻背，喘息不得平卧。而心悸之证，虽也有胸中满不适，甚者疼痛，但主要为痰饮停于心下，水气凌心所致。

（六）急救处理

1. 原则

（1）审脉型以定证治：脉型不仅具有决定本病诊断的价值，还能反映脏腑功能的强弱，气血阴阳的盛衰，邪正的虚实，病情的轻重。此外，还可推断病机，决定治则。如属过速型心悸证，多为气阴不足，或气血两虚，用补益气阴的药，多能奏效。如脉象表现为跳动过缓型心悸证，多属气虚阳弱，痰湿阻滞，采取益气温阳豁痰药多能奏效。如属节律不齐型心悸证，则病机较为复杂，可因火邪、气滞、痰食、瘀血、脏器虚衰致病，故辨清虚实兼夹，所在脏腑，也能作出相应的有效处理。

（2）别虚实以决补泻：本病的证候特点为虚多实少，病情的演变多始于心血不足，进而心气亦弱，脏腑亏损，因而应以补虚为主，或补虚泻实。

（3）明标本以分缓急：本病以病因为本，心悸为标；本病又常继发于真心痛、风湿病、痰饮病、感冒等之后，故以原发病为本，继发之心悸病为标；从病因、宿病和心悸而言，心悸之标为急；从心悸与心阳虚衰、厥脱、昏迷、抽搐来说，则后者为危急变证，有危及生命之虞，因而应先治心阳虚衰、厥脱、昏迷、抽搐，后治心悸，再治病因和宿疾。

2.方法

（1）急救治疗：应根据心悸的证型及其变证而进行急救处理。

过速型心悸、可酌选以下急救药物。①参麦针 20~30ml 加入 50% 葡萄糖水 30~20ml 中静脉注射，连用 3~5 次，多能控制发作，继以同量日 2 次以巩固疗效，或以较大剂量静脉滴注亦可。②强心定悸用黄夹苷每次 0.125~0.25mg。福寿草总苷每次用 0.6~0.8mg。铃兰毒苷每次用 0.1mg。万年青苷每次 2~4ml（每 ml 含万年青强心苷 1.3mg）每日 2~4 次。上述药物均可加入 50% 葡萄糖水 20~40ml 缓慢静脉推注。③苦参制剂苦参碱注射液，每次 2ml（含苦参碱 0.03g）肌内注射，日 2~3 次；或苦参 30g 煎服亦可；或苦参浸膏片 3~5 片，每日 2~3 次口服。

过缓型心悸证：①附子Ⅰ号注射液每次用 2.5~5mg 加入 5%~10% 葡萄糖水 100~150ml 中静脉滴注，每日 1 次。②人参针每次 10~20ml 加入 50% 葡萄糖水 20~30ml 中静脉注射，每日 2~3 次。③复方三生针每次 20~30ml 加入 10% 葡萄糖水 250ml 中静脉滴注，日 1 次。④参附针每次 10~20ml 加入 50% 葡萄糖水 30~20ml 中缓慢静脉注射，每日 2~3 次。或以 40~100ml 加入 10% 葡萄糖水 250ml 中静脉滴注亦可。

节律不齐型心悸证的救治：①人参皂苷片每次 3 片（每片 25mg），每日 3 次口服。②福寿草片每次 1 片每日 2~3 次，顽固者可增至每次 2 片，心律失常控制后减为每次半片，或 1/3 片。③常咯林每次 0.2g，每日 3~4 次，心律失常控制后减为每日 1~2 次。④槲寄生注射液每次 2~4ml（每 ml 含生药 2g）肌内注射，每日 2 次，静脉滴注每次用 12~18ml，加入 10% 葡萄糖水 250ml 中进行。⑤炙甘草汤炙甘草、桂枝、阿胶、火麻仁各 10g，党参 30g，生地 12g，麦冬 15g，生姜 9g，大枣 12g 煎服。

（2）心悸的变证救治

并发厥脱：据病情可酌选人参针、参麦针、参附针等，用法及用量同前。①枳实针每次 5ml（每 ml 含生药 4g）加入生理盐水 10ml，或 5%~10% 葡萄糖水 10ml 中缓慢静脉注射，10 分钟后可重复 1 次，待血压上升或稳定，继以 20ml 加入 10% 葡萄糖水 100ml 中静脉滴注，以巩固疗效。②青皮注射液用 0.1~0.5ml（每 ml 含原生药 1g）加入 25% 葡萄糖水 20ml 中静脉缓注，继以 5~10ml 加入 500ml 的补液中静脉滴注，每分 20~40 滴。在厥脱的救治过程中，若遇血压回升不满意，应考虑伤阴是否纠正，瘀血和心阳虚衰等问题是否及时处理。

并发心阳虚衰：应首选快速有效的强心纠衰的黄夹苷、铃兰毒苷、万年青总苷等，足量静脉注射治疗，用法与用量同前。上述救治厥脱的针药，均可酌选应用，或并用。

并发昏迷、抽搐：①参麦针大剂量静脉推注，后静脉滴注，疗效较好。②若为痰湿阻窍的昏迷，可加注复方三生针 10ml，稀释于 50% 葡萄糖水 20~40ml 中静脉注射，连续 1~2 次。③若为痰火扰心，用醒脑静脉注射液 10ml，加入 50% 葡萄糖水 40ml 中静脉注射，连续 2~3 次，然后再改用静脉滴注。

（3）辨证论治：

心气阳虚

主症：心悸气短，动则加剧，兼见自汗倦怠，面色苍白，喜出长气，或形寒肢冷，舌淡苔白，脉沉细微。

治法：益心气、温心阳。

方药：人参四逆汤合苓桂术甘汤，红参 15g，制附片 30g（先煎 2 小时），干姜、炙甘草、桂枝各 9g，白术、茯苓各 12g，煎服。每日 1 剂。

心阴血虚

主症：心悸怔忡，心烦不寐，多梦健忘，兼见面色不华，唇舌质淡，或见午后低热，口燥咽干，舌红少苔，脉细数或结代。

治法：养血、益心阴。

方药：生脉散加味，党参、黄精、黄芪各30g，麦冬24g，五味子9g，枣皮、熟地各15g，当归、玉竹各12g，甘草6g。

气阴两虚

主症：可见上述两型的脉症。

治法：气阴双补。

方药：炙甘草汤加减，炙甘草10g，桂枝、阿胶、当归各10g，党参30g，生地、麦冬各15g，生姜、柏子仁各9g，桑椹子12g。

肾阳虚

主症：心慌气短，动则加剧，形寒肢冷，腰腿酸软，尿少或多，阳痿，浮肿，面色㿠白，舌淡，苔白厚，脉沉弱。

治法：温补心肾。

方药：参附汤合右归丸加减，党参、黄芪、制附片、补骨脂各30g，淫羊藿、熟地各15g，桂枝10g，枸杞12g。

心肾阴虚

主症：心悸心烦、失眠多梦，怔忡健忘，头晕耳鸣，腰腿酸软，遗精，潮热盗汗，五心发热，舌红少苔，脉细数。

治法：益心滋肾。

方药：天王补心丹加减，党参、首乌各30g，丹参、玄参、苦参各15g，生地、熟地、枣仁、黑芝麻各10g，柏子仁9g，枸杞12g。

心肾两虚

主症：见肾阳虚、心肾阴虚两型的脉症。

治法：心肾双补。

方药：参附汤合天王补心丹加减，红参15g，制附片30g，丹参、玄参、熟地、首乌各15g，麦冬、天冬各12g，炒枣仁、柏子仁各9g，炙甘草9g。

心脾两虚

主症：心悸怔忡，健忘失眠，头晕目眩，食欲减退，腹胀便溏，倦怠乏力，面色萎黄，舌淡苔白，脉细弱。

治法：健脾养心。

方药：归脾汤加减，党参、黄芪各 30g，当归、白术、龙眼肉各 10g，茯苓 12g，枣仁、远志、大枣各 9g，甘草 6g。

痰湿阻络

主症：咳嗽有痰，心悸气短，胸痛彻背，背痛彻胸，头晕目眩，苔白滑，舌质淡，脉弦滑。

治法：温化痰湿。

方药：六君子汤合瓜蒌薤白半夏汤加减，党参、瓜蒌各 30g，薤白 15g，白术、半夏、茯苓各 12g，陈皮、桂枝、炙甘草各 10g，砂仁 9g。

心脉瘀阻

主症：心悸气短，胸闷憋气，或刺痛阵作，牵引肩背自汗，四肢厥冷，唇甲青紫，苔白、舌质紫暗，或有瘀点，脉涩或结代。

治法：活血化瘀。

方药：冠心Ⅱ号方加味，丹参、益母草各 30g，桃仁、降香、川芎各 10g，红花 9g，三七 6g，鸡血藤 15g。

心神不宁

主症：心悸不安，善惊易恐，多梦易醒，心烦不寐，舌苔薄白，舌质淡红，脉虚数或结代。

治法：养心、安神、镇惊。

方药：柴胡桂枝龙牡汤合甘麦大枣汤加减，柴胡 15g，白芍、浮小麦、大枣、生龙骨、生牡蛎各 30g，桂枝 9g，枣仁 10g，当归、甘草、川芎各 12g。

痰热扰心

主症：心悸善惊，多梦易醒，口苦心烦，胸闷，咳吐痰涎，苔黄腻，舌红，脉滑数。

治法：清痰宁神。

方药：温胆汤加味，陈皮、半夏各 12g，茯苓、枳壳、竹茹各 15g，炒枣仁、远志、石菖蒲各 9g，黄芩 15g，黄连、生姜、甘草各 6g。

（4）单方验方：

苦参 30g 煎服。治过速型心悸有效。

灵芝 30g，煎服。治心悸，怔忡，失眠等。

万年青根，干品成人每日用 10~15g、鲜品每日 36~45g，加水适量浓煎至 30~50ml，分 3 次服，7~10 日为 1 个疗程。治心脉跳动过速。

独参汤：红参 9~15g，煎服，或切片咀嚼有效。

甘松 9~12g 煎服，治心脉跳动节律不齐。

补骨脂 30~60g 煎服，能治心脉跳动过缓。

苦参、益母草各 30g，甘草 9g 煎服，能使心脉跳动过速者减慢。

黄芪、苦参各 30g，川芎 12g，煎服。每日 1 剂，2 个月 1 个疗程，能调整各型心律失常。

珍合灵（珍珠粉、灵芝）每次 2~4 片，每日 3 次，有调整脉率作用。

麻附细辛汤加味，麻黄、桂枝各 9g，北细辛、炙甘草各 6g，制附片 15g，补骨脂 30g。治心脉跳动过缓型心悸证。

（5）针灸治疗：

针刺内关、神门、三阴交等穴；或内关、足三里、心俞、神门等；或心俞、巨阙、神门、内关等。

耳针疗法：神门、心、交感、皮质下、小肠，每次选用 2~3 穴，中等刺激，每次留针 15~20 分钟，隔日 1 次，10~15 天为 1 个疗程，疗程间歇 3~5 天。

3. 护理

（1）明病因，加强预防：明察病因，进行思想疏导，保持乐观的精神；注意天气突变，由热转寒，及时加衣保暖，不使痰饮之证因感邪而发，以致水气凌心之证；有热早解，勿使耗伤阴液。若胸闷刺痛，唇、舌紫暗，为血脉瘀阻之证，应及时处理。

（2）观脉症、警惕突变：若脉搏过于疾数，或过于迟缓，或特别紊乱，乍疾乍疏，良久复来，又见胸闷加剧，短气欲落，头昏眩加重，是发生厥脱之先兆，应注意警惕。

（3）查变证、抢救危候：本病极易发生厥脱、心阳虚衰、抽搐、昏迷等危候，应及时报告医师，并准备好急救药车，以便抢救。

（4）明宜忌、帮助康复：要少食肥甘，多食易消化清淡之食物，适当运动，但不要过于劳累。

（5）识药性、安全第一：用药要求安全第一，过量或煎法不当，或有过敏反应，如附子、川乌、草乌、复方三生针等应用时一定要密切观察。

4.注意事项

（1）详审病势、决定缓急：本病多因虚极而并发虚脱、昏厥、抽搐、皆属标病，其症急，当急治其标，标证缓解，再治其本。

（2）熟悉病情、确立治法：心悸之证，若不发生危象，仍属病情较轻，单独一种药物即可取效。心悸之并发厥脱、昏厥、抽搐等危证，病已深入，多脏器受损，故应采取中医的综合疗法。

（3）预防为主，防治结合：要有乐观的精神，树立战胜疾病的信心；注意防寒保暖，减少感冒的发生。不要过劳，注意锻炼身体，增强体力，忌烟酒，饮茶不宜过浓。还要注意治疗原发病，如真心痛、胸痹、风湿病、痰饮病、白喉、瘿病等。既发之后，就要根据病情，积极治疗，有些还须进行预防性服药，以巩固治疗效果。

（七）转归及预后

本病若无脏器的损害，只是偶发，或阵性发作，一般易于治愈，或不药自解。但遇复发者，则较难治。持续性发作者，治疗难度更大，有并发厥脱、昏厥、心阳虚衰等危证，治疗更加棘手。比较而言，初发正气未衰者，治愈的希望较大，若反复发作，则多难治，因此本病的预后决定于发作的久暂，脏器的损害程度，气血阴阳的盛衰变化，病邪的轻重，以及治疗措施是否适当有关。

（八）古代文献摘录

《杂病源流犀烛·怔忡源流》："怔忡，心血不足病也……心血消亡，神气失守，则心中空虚，怏怏动摇而不得安宁，无时不作，名曰怔忡；或由阳气内虚；或由阴血内耗；或由水饮停于心下，水气乘心……或事故烦冗，用心太劳……或由气郁不宣而致心动……以上皆怔忡所致之由也。"

《张氏医通·神志门》："夫悸之症状不齐，总不外于心伤……若夫虚实之分，气血之变，痰与饮、寒与热、外感六淫、内伤七情，在临床辨之。"

《医学正传·怔忡惊悸健忘证》："怔忡者，心中惕惕然，动摇而不得安静，无时而作者是也。惊悸者，蓦然而跳跃，惊动而有欲厥之状，有时而作者是也。"

《石室秘录·内伤门》："怔忡之证，扰扰不宁，心神恍惚，惊悸不已。"

《济生方·怔忡论治》："夫怔忡者……真血虚耗、心神失辅，渐成怔忡……又有冒风寒暑湿，闭塞诸经，令人怔忡，五饮停蓄，堙塞中脘，亦令人怔忡，当随其证，施以治法。"

《医学衷中参西录·论心病治法》："有其惊悸恒发于夜间……多因心下停有痰饮……故作惊悸也。宜清痰之药与养心之药并用，方用二陈汤加当归、菖蒲、远志煎汤送服朱砂细末三分，有热者加玄参数钱，自能安枕稳睡而无惊悸矣。"

《伤寒论》177 条："伤寒，脉结代，心动悸，炙甘草汤主之。"

（九）近代研究

1. 病名

王氏等认为，心律失常属于中医学中"心悸""怔忡""眩晕""昏厥"的范畴。

2. 病因病机

王、席、张氏等认为，心律失常的病因，多由内伤七情、外感六淫、痰湿阻络、痰火扰心、水饮内停、心血不足、气滞血瘀、气血虚衰、心阳虚弱等有关。病位在心，与脾肾密切相关。脏腑病变相互影响，它脏之病亦可影响于心而生本病。实为痰瘀，虚为脏腑虚损。

3. 临床研究

（1）脉象的研究：王、李、席氏皆将中医的脉象与西医学的心律失常类型作了对比，这对于心悸的诊断分型和治疗很有裨益。将心律失常的脉象概括分为三声：①快速型：包括数、疾、极、脱、浮合等脉；②慢速型：包括迟、缓、损、败、夺精等脉；③节律不齐型：包括涩、促、结、代等脉。

（2）辨证分型：归纳有四个方面。有从脏腑虚损分型，有从痰分型，有从肾阴阳分型，有从气滞血瘀分型等。

（3）临床治疗：

临床施治及疗效：①以活血化瘀为主，用冠心Ⅱ号方加苦参、黄芪、当归、瓜蒌、葛根等治疗各种心律失常 61 例，显效以上在 53.3%~58.6%，总有效率为 80.0%~90.3%。②气血双补、气阴兼顾法，用炙甘草汤加减，或补心气汤（黄芪、当归、熟地、麦冬、五味子）加减治疗各型心律失常共 117 例，显效在 40%~82.1%，总有效率为 71.42%~96.4%。③从痰论治，用温胆汤加减治疗 12 例，可使部分病例脉结代消失。或以早搏一方加减（葛根、全瓜蒌、磁石、珍珠母、郁金、泽兰根、刘寄奴、当归、炙甘草）治疗早搏 52 例，总有效率为 98%。④治疗"病窦综合征"，西苑医院等单位以温补肾阳为主，用保元汤、右归饮、真武汤、二仙汤、麻附细辛汤加减；或用其他方药如补中益气汤、六味地黄丸、大补元煎丸、补心丹、生脉散、瓜蒌薤白半夏汤、半夏厚朴汤、苓桂术甘汤等均有一定的提高心率的作用。或用活血祛瘀法为主，药用三棱、莪术、赤芍、红花、川芎、丹参等共治疗病窦综合征 100 例，出院时平均心率较入院时提高率为 $10.09 \pm 2.07\%$，最高为 13.01%。江苏中医研究所还比较了各治法的基础心率提高率。发现益气温阳并活血化瘀法优于其他各法。

剂型改革的治疗探讨：①附子制剂：西苑医院用附子 I 号注射液治疗缓慢型心律失常 33 例，治疗后心率平均较治前每分钟增加 25.3 ± 13.5 次，$P < 0.01$，说明温阳药能增加心率，提高窦房结的兴奋性。阜外医院等单位用附子 I 号注射液治疗 115 例缓慢型心律失常。平均较治前每分钟增加 24.6 次 ~25.3 ± 13.5 次，与"异丙肾上腺素"增加心率的作用相似。②生脉针：李氏用生脉液静脉滴注治愈心室自搏性心动过速，及 II 房室传导阻滞各 1 例。吴氏用生脉液治疗病窦综合征 15 人，21 例次，近期有效率为 85.7%。重庆市中医研究所用参麦针静脉注射治疗各种心律失常 73 例，总有效率为 64.4%；中医辨证论治治疗 32 例，总有效率为 56.3%；西药治疗 44 例，总有效率为 47.7%；三组的疗效比较 $P > 0.05$，无显著性差异。柳氏用人参皂苷片治愈 1 例频发室性早搏并二、三联律的患者（多种药物治疗无效）。③苦参服制剂：有单位用苦参碱针剂肌内注射，苦参片口服，苦参、鹿衔草、炙甘草制成的合剂口服，治疗各型心律失常 358 例，总有效率为 59.5%~83.3%。④枳实针及青皮注射液治疗阵发性室性及室上性心动过速 14 例，13 例有效，1 例无效。⑤灵芝注射液：治疗心律失常 39 例，完全消失 17 例，好转 12 例，8 例无效。⑥万年青强心苷注射液：治疗各型心律失常 32 例，疗效满意。曙光医院用其治疗室上性心动过速 14 例，全部转为窦性心律。治疗早搏 14 例，13 例消失，治疗房颤 20 例，16 例转为窦性，疗效亦佳。⑦福寿草苷片治疗各型心律失常 729 例，显效以上为 29.3%~36.8%，总有效率为 71.4%~87.5%。疗效多在 3~7 天出现，不良反应为胃肠道反应，少数病例有头晕、肢麻、心动过缓、二度、三度房室传导阻滞。⑧其他药物治疗心律失常：西苑医院用茵陈 6，7- 二甲氧基双香豆素治疗 17 例多发房性早搏及室性早搏，8 例早搏消失，4 例早搏次数减少。有人用槲寄生注射液肌内注射，或静脉注射治疗各种早搏及阵发房颤共 151 例，总有效率为 35.7%~76.9%。上海用常咯林口服治疗各型心律失常 489 例，显效为 44.3%，总有效率为 80.8%。

4. 部分抗心律失常药物的药理研究

（1）苦参：有效成分为司巴丁单体、氧化苦参碱及苦参生物总碱。司巴丁注射液能抗实验性的氯仿、肾上腺素、乌头碱、儿茶酚胺、洋地黄毒苷等所致的心律失常，有非常特异性奎尼丁样作用，能抑制异位起搏点，延长 P-R 间期，减慢心率。氧化苦参碱尚有强心和升压作用。

（2）生脉散：有强心苷的作用，有促进心肌能量的贮备，提高试验动物心肌中糖原和核糖核酸的含量，能扩张冠状动脉，降低心肌的耗氧量，增加左心室的射血分数和左心室的功能，能促进心肌肌动蛋白的合成，能使损伤的心肌细胞再生。对中枢神经和内分泌系统有促进和改善作用，能对抗电刺激家兔下丘脑所致的室性早搏和阵发性心动过速。动物实验还有促进网状内皮系统的功能，对抗内毒素而解毒。因而能治疗各种心律失常。

（3）附子：附子的活性成分为消旋去甲乌药碱，其作用与"异丙肾上腺素"相似，有激动 β 受体的效应，增加心率。有恢复甲醛损害的窦房结的功能，对心脏的传导有增进作用，有改善房室结、窦房结节律和房室传导组织的病变。能明显缩短 A-H 间期，故能快速提高心率。

（4）枳实及青皮：枳实及青皮治疗室上性阵发性心动过速的机制，是通过升压刺激主动脉弓及颈动脉体的压力感受器，反射的兴奋迷走神经所致。

（5）灵芝及其制剂：可能是调整中枢神经系统，直接抑制心脏，发挥抗心律失常的作用。

（6）万年青：能直接抑制窦房结、心房的自律性和传导性，增强迷走神经的张力，抑制窦房结的前向与逆向传导，其强心作用与洋地黄相似，蓄积作用小，兴奋迷走神经，使心率减慢。

（7）福寿草有效成分为新福苷，动物实验与双异丙比胺合用有协同作用，具有正性应力作用，能抑制异位兴奋，可代洋地黄用。

（8）茵陈有效成分为茵陈 6，7- 二甲氧基双香豆素，能增加冠脉血流量，可使电刺激所致离体兔心室纤颤，恢复强有力的节律收缩。

（9）常咯林能使心脏的动作电位、位相的振幅和最大的去极化速率减小，延长有效不应期，降低电刺激诱发的室颤阈值，延长 A–H、H–V 间期，从而减慢心率。

（10）炙甘草汤治疗期前收缩甘草有对抗乙酰胆碱，增强肾上腺素的强心作用；党参能扩张周围血管，并含有大量的钾离子；桂枝含桂皮醛，有扩张周围血管，促进血液循环、协调迷走与交感神经的功能，抗衡化学介质，纠正电解质紊乱等作用。

（11）某些温阳药能增加心率，提高窦房结的兴奋性，扩张冠脉和窦房结动脉，增加血流量，促进血液循环，改善炎性组织，加速房室传导，从而调整心率，以四逆为最好，人参、桂枝次之。

（12）活血药：如当归能扩张冠状动脉，增加冠脉的血流量、降低心肌的氧耗代谢，有奎尼丁样效应。能对抗氯仿、肾上腺素、乌头碱、喹巴因、垂体后叶素等所致的心律失常。

（13）缬草（功同甘松）对乌头碱、喹巴因、肾上腺素所诱发的心律失常有保护作用，能显著延长心肌纤维的有效不应期，抑制折返形成，抑制心肌的自律性，改善心肌纤维快慢反应动作电位的传导。

（14）水菖蒲有抑制异位节律点的自律性和心脏的异常传导，有奎尼丁样作用，能对抗犬的心房纤颤。

（15）延胡索：延胡索的有效成分为延胡索碱Ⅰ、Ⅱ。碱Ⅰ具有与乙碘胺呋酮相似的延长 Q-T 间期、T 波变形、心率减慢，扩血管降压作用，似有乙碘胺呋酮的效应。碱Ⅱ能引起 P、QRS 波增宽和 P-R、Q-T 间期延长，与奎尼丁对心电图的影响颇相似，似有奎尼丁样作用。

（16）半夏动物实验表明，半夏浸剂能对抗氯化钡所致的室性早搏，及肾上腺素所引起的室性心动过速。

四、肾性水肿

水肿是肾脏疾病最常见的体征。肾性水肿的临床特点是首先发生在组织疏松部位，如眼睑或颜面的水肿，晨起明显，然后发展至足踝、下肢，严重时波及全身。亦有从下肢开始，然后波及全身的，病势严重者，可见腹满胸闷，气喘不能平卧等证。其病因病机，郑新教授认为主要是外感风邪水湿，或内伤劳倦。在这些因素的作用下，水液的正常运行发生障碍，遂蓄留于体内而发为水肿。人体正常的水液运行，有赖于肺气的通调，脾气的转输，肾气的开阖。故水肿的形成，与肺、脾、肾三脏的功能情况密切相关。正如张景岳所说："凡水肿等证，乃肺脾肾三脏相干之病。盖水为至阴，故其本在肾；水化于气，故其标在肺；水唯畏土，故其治在脾。今肺虚则气不化精而化水；脾虚则土不治水而反克；肾虚则水无所主而妄行。"在此病因病机基础上，郑新教授临证常用以下几法治疗水肿。

1. 宣肺利水法

郑新教授经过长期的临床实践，发现或病程短，或有肺经症状，或合并有外感症者，临证使用宣肺利水法多能获效。临证使用时，当根据表证之寒热，辨证使用。如风寒者，可取麻黄汤、麻黄附子细辛汤合五皮饮：麻黄、制附子（先煎1小时）、细辛、大腹皮、茯苓、陈皮、生姜；若属风热者，则取麻黄连翘赤小豆汤，同时合用五皮饮：麻黄、连翘、赤小豆、冬桑叶、大腹皮、桑白皮、陈皮。

2. 健脾利水法

郑新教授认为，脾为治水之脏，脾虚不运则水聚为肿。脾虚之中又有脾气虚和脾阳虚之不同。凡脾气虚者，治宜健脾利水，常用五苓散和五皮饮：黄芪、白术、芡实、茯苓、猪苓、泽泻、陈皮、大腹皮；脾阳虚者，治宜温脾利水，选用实脾饮合五皮饮：黄芪、党参、白术、茯苓、陈皮、大腹皮。

3. 温肾利水法

本法适用于肾阳虚，阳不化气，水湿内停的患者。郑新教授常选用真武汤、桂附地黄汤合五苓五皮饮治疗：制附片（先煎1小时）、桂枝、生地、怀山、枣皮、丹皮、茯苓、泽泻、陈皮、牛膝。

4. 养阴利水法

本法适用于肾阴亏虚，水湿内停的水肿。临床上以下肢多见，按之凹陷。常见烦热口渴，腰膝酸软，手足心热，眩晕耳鸣，遗精，舌红少津或无苔，脉细数。方选知柏地黄汤、猪苓汤等：知母、黄柏、生地、怀山、枣皮、丹皮、茯苓、泽泻、白茅根、女贞子、旱莲草。

5. 活血化瘀法

水血同源，水能病血，血能病水，水血常交互为病。本法主要适用于血水互结之慢性水肿，临床以水肿顽固难消，日久不愈为特点。郑新教授常用桂枝茯苓丸、当归芍药散治疗：桃仁、红花、生地、川芎、当归、茯苓、泽泻、丹参、益母草。

6. 清解利水法

凡由于湿热、毒热所引起的水肿或水肿日久伴有郁热者，或水肿继发在感染之后，郑新教授常制定清解利水之法，予五味消毒饮合五皮饮治疗：黄芩、板蓝根、鱼腥草、紫花地丁、紫背天葵、蝉蜕、大力子、茯苓、泽泻、大腹皮。

五、蛋白尿

蛋白尿是多种肾脏疾病的一个临床症状，须进行尿液理化检查才能发现，郑新教授认为，此应属于微观辨证范畴。蛋白尿经常与肾脏疾病的其他表现如水肿、血尿、高血压、肾功能损害等并存，也可单独存在，在进行辨证治疗时，它可作为主要临床依据。蛋白尿在中医古籍中并无相应病名，在当代，认为人体中的蛋白质属于中医所说的精微物质。"精，食物之精华也"，郑新教授认为，脾不摄精、清气下陷；肾不摄精、清气下泄是蛋白尿形成的直接原因。因此脾肾功能失调是产生蛋白尿的基本病机。但风邪、湿热、湿毒、瘀血等因素在蛋白尿的发生及病情加重的过程中有重要的影响，直接关系到疾病的进展及病情的预后。因此，蛋白尿的形成机制常是气血阴阳的虚损、脏腑功能失调、病邪的干扰交织在一起，表现为正虚邪实、虚实夹杂的证候。

1. 治肺法

急性肾小球肾炎的发病，慢性肾小球肾炎、慢性肾功能衰竭的加重、发展，均与外感风邪有关，为风邪上受，首先犯肺，肺气闭郁，治节失司，气机升降失调，水道通调不利，水精不能四布，则精微与浊物下流膀胱发生蛋白尿。郑新教授采用益肺、宣肺、清肺、润肺四法治疗。

益肺法：对于肺气亏虚，容易外感，导致肾病反复发作、加重、病情进展的患者，郑新教授常用补益肺气的办法，选用玉屏风散治疗。

宣肺法：对于已经感受外邪，出现肺失宣降的患者，郑新教授选用宣肺祛邪法。如属外感风寒，则予辛温解表，多用荆防败毒散、参苏饮等；若是外感风热，多用银翘散。

清肺法：外感风热或风寒化热，病情进一步发展，以致热毒蕴肺，急宜清肺解毒，多用五味消毒饮。

润肺法：慢性肾病属肺肾阴虚者，经常出现反复咽干、咽痛、咽红，当属阴虚肺燥，郑新教授常用养阴润肺法，多用自拟利咽汤：玄参、太子参、板蓝根、鱼腥草、蝉蜕、大力子。

2. 健脾法

脾为后天之本，气血生化之源，脾气亏虚，中气下陷，致精微物质下泄，治疗应当健脾补中，常用方剂参苓白术散、香砂六君子汤等，多用党参、黄芪、白术、茯苓、芡实、苡仁、莲米。

3. 补肾法

中医学认为："肾者主蛰，封藏之本，精之处也。"慢性肾病患者病本在肾，乃肾失封藏，精微物质流失造成尿蛋白长期的存在。故郑新教授在治疗时，非常注意补益肾气，常选用地黄汤，药用：地黄、怀山、枣皮、丹皮、茯苓、泽泻、菟丝子、金樱子等。

4. 益气养阴法

气阴两虚近来明显增多，郑新教授认为，这是因为患者病程日久，气损及阴或阴损及气所致。临床多见肾气阴两虚、脾肾气阴两虚，这时治疗当益气滋阴，选用参芪地黄汤加味治疗，药用：黄芪、党参、地黄、怀山、枣皮、丹皮、茯苓、泽泻、女贞子、旱莲草、白茅根、玉米须等。

典型医案 1

曹某，男，21 岁，学生，重庆市渝中区。初诊：2005 年 6 月 26 日。

[主诉] 发现蛋白尿 5 年余，复发 2 天。

患者 5 年前体检时发现尿蛋白（+），无临床症状。至重庆某医院求治，诊断为"隐匿性肾炎"，经治疗蛋白尿转阴。后时有复发。2 天前左牙龈肿痛，咽痛，至我院门诊查尿尿蛋白（+++），尿隐血（+++）。为进一步诊治，到我院就诊。

初诊：诉咽痛，左牙龈肿痛。体检见：眼睑浮肿，咽中度充血，扁桃体Ⅰ度肿大。舌淡苔薄，脉弦数。实验室检查：尿常规：尿蛋白（+++），尿隐血（+++）。血常规：白细胞 10.6×10^9/L，红细胞 5.51×10^{12}/L，血红蛋白 159g/L，血小板 164×10^9/L，淋巴细胞百分比 0.29，中性粒细胞百分率 0.625。脉症合参，诊为虚劳、尿血。此为风热犯肺，损伤肾络，耗伤阴血所致。西医诊断：慢性肾小球肾炎。治以疏风清热、解毒利咽、滋阴补肾。方用利咽汤合六味地黄汤加减。

[处方]

太子参 30g	玄参 30g	板蓝根 30g	鱼腥草 30g
蝉蜕 12g	大力子 12g	麦冬 15g	生地 30g
蒲公英 10g	怀山 30g	丹皮 12g	枣皮 15g
丹参 30g	茯苓 30g	女贞子 30g	旱莲草 30g
石韦 30g	白茅根 30g	小蓟 10g	马鞭草 30g

水煎服，每日 1 剂，共 14 剂。

中成药制剂：金水宝胶囊，3 粒 / 次，每日 3 次。保肾康片，0.2g/ 次，每日 3 次。火把花根片，4 片 / 次，每日 3 次。黄葵胶囊，5 粒 / 次，每日 3 次。黄芪针，50ml 加 5% 葡萄糖注射液 100ml，静脉滴注，每日 1 次。

[西医治疗] 维生素 C 片，0.2g/ 次，每日 3 次。维生素 E 片，0.1g/ 次，每日 3 次。

叮嘱慎起居，忌肥甘，勿劳累，避风寒。

二诊：无不适。查咽不红，肢不肿。舌淡红苔薄，脉细。实验室检查：尿常规：尿蛋白（-），尿隐血（±）；24 小时蛋白定量 0mg。证属气阴两虚。

治宜清除余邪、益气养阴。拟参芪地黄汤合二至丸化裁治之。

[处方]

太子参 30g	黄芪 30g	生地 30g	怀山 30g
枣皮 15g	丹皮 12g	茯苓 30g	泽泻 30g
女贞子 30g	旱莲草 30g	石韦 30g	白茅根 30g
玉米须 15g	萹草 15g	小蓟 10g	丹参 30g
川芎 12g	茜草 15g	蝉蜕 12g	大力子 12g

水煎服，每日 1 剂，共 14 剂。

中成药制剂：金水宝胶囊，3 粒 / 次，每日 3 次。保肾康片，0.2g/ 次，每日 3 次。火把花根片，4 片 / 次，每日 3 次。黄葵胶囊，5 粒 / 次，每日 3 次。黄芪针，50ml 加 5% 葡萄糖注射液 100ml，静脉滴注，每日 1 次。生脉针，20ml 加 5% 葡萄糖注射液 100ml，静脉滴注，每日 1 次。

[西医治疗] 维生素 C 片，每日 3 次。维生素 E 片，0.1g/ 次，每日 3 次。注意事项同前。

三诊：称无不适。舌红苔薄，脉细。实验室检查：尿常规：尿蛋白（－），尿隐血（－）；24 小时蛋白定量 0mg。脉症属余邪未尽，气阴两虚。治当益气养阴、清除余邪。参芪地黄汤主之。

[处方]

太子参 30g	黄芪 30g	三七粉（冲）6g	怀山 30g
枣皮 15g	丹皮 12g	茯苓 30g	泽泻 30g
防风 12g	石韦 30g	白茅根 30g	射干 12g
玉米须 15g	蒲黄炭 12g	小蓟 10g	丹参 30g
川芎 12g	茜草 15g	蝉蜕 12g	大力子 12g

水煎服，每日 1 剂，共 7 剂。

中成药制剂：金水宝胶囊，3 粒 / 次，每日 3 次。保肾康片，0.2g/ 次，每日 3 次。复方肾炎片，3 片 / 次，每日 3 次。黄葵胶囊，5 粒 / 次，每日 3 次。黄芪针，50ml 加 5% 葡萄糖注射液 100ml，静脉滴注，每日 1 次。川芎针，0.2g 加 5% 葡萄糖注射液 100ml，静脉滴注，每日 1 次。生脉针，20ml 加 5% 葡萄糖注射液 100ml，静脉滴注，每日 1 次。

[西医治疗] 维生素 C 片，0.2g/ 次，每日 3 次，维生素 E 片，0.1g/ 次，

每日 3 次。

按：慢性肾小球肾炎的发病人群以青中年为主，男性较为多见，临床症状多样，但起病初期患者常无特殊不适，治疗过程中病情常有反复。本案患者 5 年前体检时发现尿蛋白（+），无临床症状，经外院诊断为"隐匿性肾炎"，治疗过程中，尿蛋白情况时又有反复。于我院就诊前 2 天出现牙龈肿痛，咽痛，查体见眼睑浮肿，咽部充血，扁桃体肿大，血常规提示白细胞升高，考虑不能除外口腔及上呼吸道感染可能，尿常规检查发现蛋白定性加重，并且出现隐血，提示肾炎程度有所加重。综合患者的发病过程，不难发现，本案为典型的外邪袭虚，诱发本病导致病情加重。患者病程较长，病情缠绵，故而诊断为虚劳。舌脉见：舌淡苔薄，脉弦数，故辨证为风热犯肺。

患者初诊以咽痛、牙龈肿痛、水肿为主症，《灵枢·经脉》云："肾足少阴之脉……其直者从肾上贯肝膈，入肺中，循喉咙，挟舌本。"故而邪犯上交，患者表现为咽肿痛、牙龈肿痛，邪由肺系循经入肾，诱发本病加重。中医认为，但凡水肿，皆可责之于肺、脾、肾三脏，肺为水之上源，通过"宣发、肃降"布化水液；脾为中土，运化水湿；肾主水，司二便，总体调节水液代谢。故而郑新教授根据多年临床经验，创立了"肾病三因"学说，郑新教授认为，尽管外邪袭虚，见有邪实诸症，然正虚方为发病之根，故治疗需以调补肺、脾、肾为本。

张景岳所说："凡水肿等证，乃肺脾肾三脏相干之病。盖水为至阴，故其本在肾；水化于气，故其标在肺；水唯畏土，故其治在脾。今肺虚则气不化精而化水；脾虚则土不治水而反克；肾虚则水无所主而妄行。"患者初诊时，以风热犯肺为主症，外邪不去，肾络不宁，故见血尿、蛋白尿。治疗当以疏风清热、解毒利咽为主，主方以利咽汤加减，方中主药大力子、板蓝根、蒲公英、玄参、蝉蜕等，皆为解毒利咽之品，且多兼有疏散风热之功。其中大力子，学名牛蒡子，为利咽之专药，诸多典籍皆有提及，如《珍珠囊》载其"润肺散气，主风毒肿，利咽膈"，《本草求真》说"牛蒡子，今人止言解毒，凡遇疮疡痈肿、痘疹等症，无不用此投治"。板蓝根亦常用治咽喉肿痛，常配伍玄参、连翘等，如普济消毒饮。郑新教授惯用石韦、白茅根、小蓟等凉血止血，此为治标之法。患者之后两次复诊时已无不适，咽部无红肿，尿常规较前明显好转，舌淡红苔薄，脉细，故辨证为气阴两虚。治宜清除余邪，益气养阴，方以参芪地黄汤加减。该方出自《沈氏尊生书》，由六味地黄汤加人参、黄芪而来，以补益脾肾为主，广泛用于多种慢性疾病的治疗，盖因"肾为先天之本，脾为后天之本"，脾肾相互滋生为用，脾肾同补方可事半功倍。患者三诊后，尿中未见蛋白、隐血，疾病基本控制，嘱其继续服药巩固疗效。由本案可以窥见郑新教授治疗慢性肾小球肾炎的用药特点，见邪实即以祛邪为主，或疏风清热、解毒利咽，或利水消肿、凉血止血，然而补肾健脾是基础，盖因"邪不得虚，不得独伤人"。针对本病的发病特点，解毒利咽之要贯穿治疗始终，此为防止疾病诱因，使肾络安宁，以利于疾病恢复。

典型医案 2

唐某某，男，51岁，重庆市南岸区，退休工人。初诊：2005年12月21日。

[主诉] 患者反复头晕4年，伴腰胀3天。

患者4年前因左侧肢体活动不利，到重庆某医院就诊，测血压为180/100mmHg，诊断为"脑梗死"，收入院治疗。痊愈出院后，间断服用降压灵。平时测血压在150/90mmHg左右。3天前感腰胀痛难忍，偶伴头昏，尿常规尿蛋白（+），为进一步诊治，到我院就诊。

初诊：诉腰胀，偶头昏。查其：咽轻度充血，双颌下淋巴结蚕豆大，血压165/100mmHg，心浊音界向左扩大，双下肢轻度水肿。舌暗红苔白，脉弦。实验室检查：尿常规：尿蛋白（+）。血生化：尿素氮7.18mmol/L，肌酐123μmol/L。遂诊为眩晕，乃肝肾阴虚挟瘀，虚阳上亢所致。西医诊断：高血压肾损害；高血压病（3级，极高危）。治宜滋阴补肾、平肝潜阳、活血化瘀。方用天麻钩藤饮合六味地黄汤加减。

[处方]

天麻 9g	钩藤 30g	菊花 15g	葛根 20g
川芎 12g	丹参 30g	赤芍 12g	怀山 30g
茯苓 15g	泽泻 15g	丹皮 12g	枣皮 15g
生地 15g	白茅根 30g	玉米须 30g	续断 12g
杜仲 30g	玄参 12g	甘草 12g	猪苓 30g

水煎服，每日1剂，共7剂。

中成药制剂：保肾康片，0.2g/次，每日3次。火把花根片，3片/次，每日 3 次。刺五加针，100ml，静脉滴注，每日 1 次。

[西医治疗] 硝苯地平缓释片，10mg/ 次，每日 1 次；维生素 C 片，0.2g/ 次，每日 3 次；维生素 E 胶丸，0.1g/ 次，每日 1 次。

嘱慎起居，适寒温，忌肥甘，避劳累。

二诊：述腰胀痛好转，右肋疼痛，偶有头昏。查：血压 120/70mmHg，双下肢不肿，舌淡红苔白，脉弱。实验室检查：尿常规：尿蛋白（-）；24 小时蛋白（-）。脉症相符，效不更方。上方继服 7 剂。

中成药制剂：保肾康片，0.2g/ 次，每日 3 次。火把花根片，3 片 / 次，每日 3 次。刺五加针，100ml，静脉滴注，每日 1 次。川芎针，0.2g 加入 5% 葡萄糖注射液 100ml，静脉滴注，每日 1 次。

[西医治疗] 硝苯地平缓释片，10mg/ 次，每日 2 次。依那普利片，5mg/ 次，每日 1 次。维生素 C 片，0.2g/ 次，每日 3 次。维生素 E 胶丸，0.1g/ 次，每日 1 次。

按：本案为典型高血压病肾病病例，患者 4 年前开始出现反复头晕，平时血压控制情况较差，已存在高血压多个靶器官损害，并逐渐开始出现腰部胀痛，尿常规蛋白阳性，肾功能轻度异常，故高血压肾病确诊无疑。患者主要症状表现为头晕、腰胀，舌暗红，苔白，脉弦。故中医诊断为眩晕，辨证为肝肾阴虚挟瘀，虚阳上亢。

肝肾阴虚证是高血压肾病最为常见的证型，郑新教授认为，肝肾亏虚是本病的主要病机。肾为先天之本，《素问·上古天真论》谓其"受五脏六腑之精而藏之"，故五脏六腑之精、气、阴、阳不足，皆可导致肾中精、气、阴、阳亏虚，故而有"久病及肾"之说。又因肾中阴阳为"五脏阴阳之本"，是以肾虚可致五脏六腑皆不足，而肝肾之间的关系最为密切。《素问·阴阳应象大论》曰："肾生骨髓，髓生肝。"此为中医"肝肾同源"的理论基础，主要体现在精相互生，藏泄互用两方面。生理状态下的"同源"导致病理状态下的"同病"，叶天士《临证指南医案·中风》云："肝为风脏，因精血耗竭，水不涵木，木少滋荣，故肝阳偏亢。"一语道破肝肾阴虚、肝阳上亢发生的病机。肝阳上扰清窍，则发为眩晕耳鸣、头目胀痛，甚至导致中风。

郑新教授治疗本证型高血压肾病，常以滋阴补肾、平肝潜阳为法，常选用天麻钩藤饮合六味地黄汤加减。天麻钩藤饮平肝息风、清热活血、补益肝肾，合六味地黄汤补益肝肾之阴，可谓方证契合。西医学治疗本病，以控制血压为主，而现代研究证实天麻钩藤饮具有良好的降压作用。郑新教授认为，久病必瘀，因此对于病程较长的患者，需加强活血化瘀，故方中加用丹参、川芎、赤芍，同时川芎针、保肾康治疗始终。久病必虚，故加刺五加针以益气补虚。玉米须、白茅根为郑新教授治疗各类型肾病常用药物，白茅根始载于《神农本草经》，谓其"劳伤虚羸，补中益气，除瘀血、血闭寒热，利小便"；玉米须具有利尿、泄热、平肝的功效。现代药理研究证实，二者均可控制血压、蛋白尿。由此可以看出，郑新教授治疗本病，滋阴补肾、平肝潜阳是基础，活血化瘀贯穿疾病治疗始终，同时中西医结合诊治，值得我们借鉴。

典型病案 3

王某某，男，69 岁，退休干部，重庆市渝中区。初诊：2005 年 7 月 8 日。

[主诉] 腰痛、蛋白尿 1 年余。

患者 1 年前时感腰痛，劳累后明显。至某军医大附院检查，尿常规示：尿蛋白（+），未予明确诊断和治疗。以后到市内各大医院求治，曾服用雷公藤多苷片，肾炎四味片等药物治疗，病情尚稳定。10 年前患糖尿病、高血压病，5 年前患痛风病。半月前，无明显诱因出现乏力、神疲嗜睡。

初诊：感神疲乏力，嗜睡，腰痛，左外踝关节痛，夜尿 2 次，大便调。查体：咽部充血，面色少华，舌红，苔白腻，脉弦。血压 130/80mmHg。实验室检查：血糖 14.8mmol/L。尿常规：尿蛋白（+），尿隐血（+）。葡萄糖 8.6mmol/L，尿素氮 6.33mmol/L，肌酐 120μmol/L，尿酸 360μmol/L。凝血功能：纤维蛋白原 2.081g/L。脉症合参诊为虚劳，消渴。为脾肾两虚，络脉痹阻所致。西医诊断：糖尿病肾病；2 型糖尿病；高血压病（2 级极高危）；痛风。治当以补益脾肾、益气养阴。方以参芪地黄汤合二至丸加减。

[处方]

太子参 30g	黄芪 30g	黄精 30g	生地 30g
怀山 30g	枣皮 15g	丹皮 12g	茯苓 30g
泽泻 30g	女贞子 30g	旱莲草 30g	石韦 30g
白茅根 30g	银花藤 30g	秦艽 15g	威灵仙 12g
丹参 30g	川芎 12g	小蓟 30g	熟大黄 5g

水煎服，每日 1 剂，共 10 日。

中成药制剂：保肾康片，0.2g/次，每日3次。火把花根片，5片/次，每日3次。黄葵胶囊，5片/次，每日3次。川芎针，0.2g加5%葡萄糖注射液100ml静脉滴注，每日1次。

［西医治疗］洛汀新片，10mg/次，每日1次。格列喹酮片，30mg/次，每日1次。

注意饮食起居，忌肥甘，避风寒。

二诊：仍感神疲乏力，腰痛。左外踝关节疼痛缓解，夜尿2次。舌红苔薄，脉弦缓。血压120/70mmHg。实验室检查：尿常规：尿蛋白（－），尿隐血（－），24小时蛋白定量0mg。为脾肾两虚之证。治宜补肾健脾。方用参芪地黄汤加减。

［处方］

太子参 30g	黄芪 30g	黄精 30g	生地 30g
怀山 30g	枣皮 15g	丹皮 12g	茯苓 30g
泽泻 30g	女贞子 30g	旱莲草 30g	石韦 30g
枸杞 15g	覆盆子 15g	杜仲 15g	秦艽 15g
灵仙 12g	丹参 30g	川芎 12g	熟大黄 5g

水煎服，每日1剂，共14日。

中成药制剂：火把花根片，3片/次，每日3次。黄葵胶囊，5片/次，每日3次。痛风定胶囊，4片/次，每日3次。垂盆草冲剂，10g/次，3次日。川芎针，0.2g加5%葡萄糖注射液100ml静脉滴注，每日1次。

［西医治疗］洛汀新片，10mg/次，每日1次。格列喹酮片，30mg/次，每日3次。力平脂胶囊，200mg/次，每日1次。

注意事项同前。

三诊：述神疲、乏力减轻。突感胸闷及胸骨后压榨感，气促，呼吸困难，大汗淋漓。仍腰痛，左外踝关节疼痛缓解，夜尿2次。观其舌红苔薄，脉弦缓血压120/80mmHg。实验室检查：尿常规：尿蛋白（－），尿隐血（－）。24小时蛋白定量0mg。谷丙转氨酶38U/L，谷草转氨酶51U/L，葡萄糖7.5mmol/L，胆固醇6.53mmol/L，三酰甘油3.98mmol/L。此乃胸痹，虚劳，消渴之证，为肾气亏虚挟瘀所致。治之以补肾益气兼活血化瘀，宗参芪地黄汤加减。

［处方］

生地 30g	怀山 30g	枣皮 15g	丹皮 12g

茯苓 30g	泽泻 30g	女贞子 30g	旱莲草 30g
石韦 30g	板蓝根 30g	虎杖 30g	五味子 12g
苦参 12g	丹参 30g	川芎 12g	熟大黄 5g
郁金 12g	泽兰 12g	降香 12g	

水煎服，每日 1 剂，共 7 日。

中成药制剂：黄葵胶囊，5 片 / 次，每日 3 次。痛风定胶囊，4 片 / 次，每日 3 次。丹参滴丸，10 粒 / 次，每日 3 次。川芎针，0.2g 加 5% 葡萄糖注射液 100ml 静脉滴注，每日 1 次。刺五加针，100ml，静脉滴注，每日 1 次。

[西医治疗] 洛汀新片，10mg/ 次，每日 1 次。力平脂胶囊，200mg/ 次，每日 1 次，诺和灵 30R 针，6U，皮下注射，早餐前半小时。诺和灵 30R 针，5U，皮下注射，晚餐前半小时。单硝酸异山梨酯，20mg/ 次，每日 2 次。经上述治疗后病情好转。

按：本案患者有糖尿病病史 10 年，同时合并高血压、痛风等慢性疾病，就诊时血糖结果提示血糖控制较差，西医学认为，以上因素通过多种途径，造成肾小球硬化，导致糖尿病肾病的发生。患者就诊时，以腰痛，神疲乏力，嗜睡为主要临床表现，见面色少华，舌红，苔白腻，脉弦。诸症均为虚证之象，乃是脏腑亏损所致，故脉症合参诊为虚劳，消渴。虚劳一病，虽涉及五脏，然"肾为先天之本，脾为后天之本"，《医宗必读·虚劳》说："夫人身之虚，不属于气，即属于血，五脏六腑，莫能外焉。而独主脾肾者，水为万物之元，土为万物之母，二脏安和，一身皆治，百疾不生"，故郑新教授认为，凡虚劳病，皆以脾肾虚为主，因此将虚劳常辨证为脾肾两虚证。

中医将蛋白视为人体精微物质，属于"精"的范畴，是构成人体的基础物质，随气血循环周身，濡养脏腑经脉，依其来源，可分为"先天之精""后天之精"，先天之精禀受于父母，而封藏于肾，《灵枢·本神》说："生之来，谓之精。"后天之精源于水谷，有赖于脾之运化，《素问·玉机真脏论》说："脾为孤脏，中央土以灌四傍。"先后天之精有相互滋生，相互辅助，若脾肾两虚、肾关不固，则精不得常，外泄而致蛋白尿。消渴病以阴虚为本，燥热为标，肾阴不足，虚风内动，乃为高血压的常见病机，肾不主骨，是见骨关节疼痛，脉络瘀阻所以心痛胸痹。

鉴于本病病机，郑新教授认为，治疗原则当益气补肾为主，兼以活血化瘀，方选参芪黄汤合二至丸加减。参芪黄汤由六味地黄汤加人参、黄芪化裁而来，是郑新教授治疗各类型肾病的脾肾两虚证最常用方剂，本书其他部分已有提及。对于肾阴虚偏重者，郑新教授惯合用二至丸，据考证，二至丸首载于《扶寿精方》，谓其可"强阴不足，能令老者无夜起之劳"。枸杞、五味子、覆盆子以及益气滋补肾阴。加郁金、降香、泽兰、保肾康、川芎针、丹参滴丸以活血化瘀，疏通经络，以缓解心脉痹阻，缓解心绞痛。经脉通，血循常道，血尿自止。秦艽、灵仙、火把花根片、痛风定祛风除湿，通利关节，降尿酸，以治关节。加黄葵胶囊、垂盆草冲剂，方中加板蓝根、苦参、虎杖清利肝肾湿热，以消血尿，护肝降酶，由于自始至终抓住"治病必求其本"之精髓，所以药到病安。

六、肾性血尿

正常人尿液中无红细胞或偶见个别红细胞，在离心沉淀后的尿沉渣里，镜检时每高倍视野红细胞若超过3个以上就称为血尿。血尿轻症尿色无明显异常，须经显微镜检查才能发现，称镜下血尿；重症者尿液呈洗肉水样甚至血红色，称肉眼血尿。郑新教授认为，肾性血尿的病情复杂，临证应首先辨明外感、内伤，实证、虚证。外感多因风热犯肺、下焦湿热；内伤多因阴虚火旺、脾肾不足、瘀血内阻所致。外感多实，内伤多虚，但在疾病发展变化的过程中，又常发生实证、虚证的转化，从而形成虚实寒热夹杂证。治疗时应结合正、邪两方面辨证施治，灵活掌握。

1. 辨证要点

辨尿血与血淋：朱丹溪提出"尿血，痛者为淋，不痛者为尿血"，指出了尿血与血淋的区别。

辨虚实：尿血之实证多由"火"而起。但火热之中有实火、虚火之分。其虚证则有气虚、阴虚、阳虚、脾虚、肾虚的区别。凡起病急，病程短，尿色鲜红，尿道有灼热感，或伴恶寒发热，舌质红，苔黄腻，脉浮数者，多为实证。若病程日久，尿色淡红，或伴腰膝酸软，潮热盗汗，或面色萎黄，倦怠乏力，舌质淡，脉细数或细弱者属虚。外感引起者，以邪热为主，属实。内伤所致者，属虚。临床亦有久病复因外感而致病情反复或加重者，为本虚标实之证。外伤血瘀属实，久病瘀阻乃虚实夹杂之证。实证和虚证虽各有其不同的病因病机，但在疾病发展变化的过程中，又常发生实证向虚证的转化，从而形成虚实寒热夹杂证。

2. 临床施治

（1）湿热蕴结（下焦湿热）

症见尿血，尿频尿急，尿黄赤热，少腹不舒，心烦口苦，口渴，大便干燥，舌苔黄白或黄腻，脉濡数或弦数。

热毒偏重：清热解毒利湿止血。方选柴芩汤合五味消毒饮、黄连解毒汤化裁。药用：柴胡、黄芩、黄连、黄柏、栀子、银花藤、蒲公英、紫背天葵、石韦、车前草、金钱草、小蓟、白茅根、旱莲草、马鞭草等，大便燥结加生大黄。

湿热偏重：清热利湿。方选小蓟饮子合八正散加减。药用：大小蓟、生地、丹皮、当归、女贞子、旱莲草、石韦、车前草、栀子、金钱草、萹蓄、瞿麦、淡竹叶、白茅根、牛耳大黄等。

（2）肾阴亏虚

症见尿血，尿黄赤热，腰腿酸软，头晕耳鸣，心烦失眠，口苦咽干或潮热盗汗，手脚心热，舌苔薄黄，舌质红，或少苔而燥，脉细数。治以滋阴降火、凉血止血。方选知柏地黄汤合二至丸加减，如大小蓟、白茅根、阿胶、三七、牛耳大黄等。

（3）脾肾两虚

症见尿色淡红，量少或清长，神疲乏力，腰膝酸软，阳痿遗精，夜尿偏多，纳差便干或溏，舌质淡胖或边有齿痕，苔白，脉象沉细。治宜健脾温肾、益气摄血。

偏脾肾气虚：方选参苓白术散合菟丝子汤加减。药用：党参、白术、茯苓、怀山、芡实、菟丝子、枸杞、熟地、杜仲、女贞子、旱莲草、当归、黄芪、白茅根，可并用参麦针或黄芪针。

偏脾肾阳虚：选黄土汤加减：灶心土、干地黄、白术、黄芩、阿胶、炮姜炭、甘草、三七粉、黄芪、旱莲草、炮附子。

3. 常用止血药物

热毒伤络：酌加牡丹皮、赤芍、白茅根、大小蓟、藕节、茜草、槐花、地榆、马鞭草、生蒲黄、牛耳大黄。

虚火伤络：生地、旱莲草、阿胶、赤芍、丹皮、紫草皮、白茅根、血竭。

瘀血阻络：加归尾、丹参、川芎、桃仁、红花、益母草、三七粉、地龙、水蛭。

阳气亏虚：加灶心土、炮姜炭、蒲黄炭、鹿衔草、鹿角胶等。

气不摄血：加太子参、党参、黄芪、黄精、西洋参、白干参、参麦针等。

典型医案 1

左某，男，15 岁。初诊：2010 年 4 月 11 日。

[主诉] 反复血尿 3 个月。

[病史] 患者 3 个月前不慎感冒后出现肉眼血尿，色鲜红，不伴尿频、尿急、尿痛，无颜面及肢体水肿，至某区医院就诊，查尿：尿蛋白（+++），尿隐血（+++），予氨甲苯酸静脉滴注，1 天后肉眼血尿消失，复查尿：尿隐血（+++）。1 个月前又见肉眼血尿，遂至某军大医院就诊，查尿：尿隐血（++++），行肾穿刺活检术，光镜病理示 IgA 肾病。予宁心宝胶囊、雷公藤多苷片、肾炎舒、保肾康片口服治疗，效果不明显，尿隐血（++~+++）。今再次复查尿：尿隐血（++++），为求中西医结合治疗，遂至我院就诊。

初诊：疲乏无力，头胀，咽痛不适，纳眠可，二便调，舌苔薄黄，舌质红，脉细。查体：咽部轻度充血。现服用雷公藤多苷片 20mg、每日 3 次，保肾康 200mg、每日 3 次。诊断：IgA 肾病，证属肾气亏虚兼外感风热（风热毒邪上犯咽喉，入肾伤络，气阴两虚所致）。治法：疏风清热利咽、益气养阴。方药：利咽汤合二至丸加减。

[处方]

太子参 12g	玄参 10g	板蓝根 15g	鱼腥草 30g
蝉蜕 10g	大力子 10g	生地 15g	女贞子 12g
旱莲草 15g	丹皮 12g	栀子 10g	石韦 12g
白茅根 30g	小蓟 15g	马鞭草 10g	茜草 10g
生甘草 12g	三七粉 6g（冲服）		

7 剂，水煎服，每日 1 剂，分 3 次温服。

中成药制剂：宁心宝胶囊 3 片 / 次、每日 3 次，雷公藤多苷片 10mg/ 次、每日 3 次，肾炎舒片 6 片 / 次、每日 3 次，黄葵胶囊 3 片 / 次、每日 3 次，火把花根片 3 片 / 次、每日 3 次，黄芪针 40ml 加 5％ 葡萄糖注射液 100ml 静脉滴注、每日 1 次。

［西医治疗］维生素 C 0.2g/ 次、每日 3 次，潘生丁片 25mg/ 次、每日 3 次，维生素 E 0.1g/ 次、每日 1 次。

［注意事项］治疗期间慎起居，避风寒，戒烟酒，忌肥甘，免劳累。

二诊：2010 年 4 月 18 日，精神可，诉病情较前明显好转，稍感乏力，咽干，无咳嗽、咳痰，无颜面及肢肿，纳眠尚可，二便调，舌质薄白，舌质红，脉细。查体：咽部充血（－）。复查尿蛋白（－），24 小时尿蛋白定量为 0mg。

脉症同前，效不更方，仍用利咽汤合二至丸加减。

［处方］

太子参 12g	玄参 10g	板蓝根 15g	鱼腥草 30g
蝉蜕 10g	大力子 10g	生地 15g	女贞子 12g
旱莲草 15g	丹皮 12g	栀子 10g	石韦 12g
白茅根 30g	小蓟 15g	马鞭草 10g	茜草 10g
生甘草 12g	三七粉 6g（冲服）		

嘱患者慎起居，避风寒，戒烟酒，忌肥甘，免劳累。

续上方巩固治疗 1 个月，患者病情得以痊愈。

按：本案为 IgA 肾病，主要表现为肉眼及镜下血尿，中医归属"尿血"范畴，此乃本虚标实之病，常因先天禀赋不足，后天调理失当，正气亏虚，外邪侵袭，湿瘀内生，虚实夹杂而发为本病，其病位在肾，涉及肝、脾、肺。结合本案，患者 3 个月前因外感出现血尿，尿检尿隐血（＋＋＋），来诊时咽部充血，舌红苔黄脉细，此乃外感风热，犯肺侵肾，邪热灼伤脉络所致，而病久不愈，气阴内耗，阴虚内热，血热妄行。郑师以唐容川谓："离经之血，虽血清血鲜，亦为瘀血。"强调血尿不论虚实，既有离经之血，必有瘀滞。在治疗时，常不忘活血化瘀，同时亦强调不宜见血止血，忌用大剂炭类固涩，不仅无效，反而留瘀为患，导致病程迁延。故郑师对本案治以疏风清热解毒，益气养阴固肾为主，佐以清热利湿，凉血止血。选方以利咽汤合二至丸为主。方中以太子参益气健脾，女贞子、旱莲草滋养肝肾，丹皮、栀子清热解毒，马鞭草活血散瘀、利水消肿，小蓟凉血止血、散瘀利尿，且"行血不伤新血，养血而不致瘀血"，更佐白茅根中空有节，能透郁热，善治小便淋漓作痛，亦可凉血止血。同时辅以黄葵胶囊清利湿热解毒，火把花根片、雷公藤多苷片抗炎、消血尿。诸药合用，共奏止血之功。

郑师认为，IgA 肾病是一种常见的肾小球肾炎，以血尿为首发症状，数天后肉眼血尿可消失，但可转为顽固性镜下血尿，或出现蛋白尿，约有 1/3 病人可出现波动性或持续性高血压。此病预后大多较好，但也有 20% 患者可进入肾功能衰竭。近年来随着肾活检技术的开展，使人们对肾炎的病理分型、病情的演变和预后有了更深入的了解，然后进行合理的辨证施治，可使疾病的转归大为改观。在此例 IgA 肾病肾气亏虚，风热外感的患者治疗中，郑师坚持以疏风清热解毒，益气养阴固肾为主，佐以清热利湿，凉血止血之法，扶正祛邪，使肾气充而肾阳复，正胜邪却，肾病遂愈。

典型病案 2

谭某，男，9 岁。初诊：2009 年 8 月 13 日。

[主诉] 四肢出现皮疹 1 个月余，尿血 1 天。

[病史] 1 个月前无明显诱因出现四肢点状斑疹，以双下肢为主，对称，色鲜红，高出皮面，无瘙痒，伴行走时疼痛，至长寿某厂医院就诊，查尿常规（－），具体诊治不详。后皮疹渐多，半个月前至重庆某儿童医院就诊，查尿常规（－），诊为过敏性紫癜，予中西药治疗后皮疹转淡（具体用药不详），但时有反复，行过敏源测试未见阳性。2 天前，患者再次出现双下肢皮疹，色鲜红，高出皮面，不伴瘙痒，查尿：尿隐血（++），刻下：乏力，腰酸，双下肢散在红色点状皮疹，无瘙痒，纳可，寐安，夜尿 1~2 次，大便日行 1 次。舌苔薄黄，舌质红，脉细数。查体：咽部充血，双下肢散在红色点状皮疹，色鲜红，高出皮面。尿蛋白（－），尿隐血（++）；尿沉渣（－）；血常规：白细胞 6.3×10^9/L，红细胞 3.80×10^{12}/L，血红蛋白 112g/L，血小板 254×10^9/L；血生化：谷丙转氨酶 23U/L，谷草转氨酶 30U/L，总蛋白 72g/L，白蛋白 47g/L，球蛋白 25g/L，葡萄糖 4.9mmol/L，尿素 3.7mmol/L，肌酐 93μmol/L，尿酸 330μmol/L，胆固醇 4.21mmol/L，三酰甘油 072mmol/L，K^+ 4.22mmol/L。

[诊断] 过敏性紫癜性肾炎，证属肾气不足，风热犯肺，热灼营阴。

[治法] 益气补肾、清热利咽、凉血止血。

［方药］利咽汤合犀角地黄汤加减。

［处方］

银花 10g	连翘 10g	玄参 10g	麦冬 10g
生地 30g	板蓝根 10g	鱼腥草 10g	蝉蜕 10g
大力子 10g	丹皮 10g	赤芍 6g	紫草皮 10g
苦参 10g	石韦 10g	白茅根 30g	小蓟 10g
黄芩 10g	甘草 12g	白鲜皮 10g	地肤子 10g

7剂，水煎服，日1剂，分3次温服。

中成药制剂：黄葵胶囊2片/次、每日3次，保肾康100mg/次、每日3次，黄芪针30ml加入5%葡萄糖100ml静脉滴注、每日1次。

［西医治疗］维生素C 100mg/次、每日3次，芦丁片20mg/次、每日3次，西可韦片5mg/次、1次/晚。

嘱慎起居，忌肥甘，避风寒。

二诊：2009年8月20日，复查尿常规：尿蛋白（－），尿隐血（－）。双下肢皮疹已消退，诉咽部异物感，腰痛，纳可，寐安，夜尿1~2次，大便日行1次，尚成形，舌苔薄黄，舌质红，脉细。查体：咽部发红，两侧扁桃体无肿大。

患者脉症同前，效不改方，继以上方10剂巩固治疗。

患者经上方治疗后病情好转，1个月后复查尿常规：蛋白阴性，镜检无异常。

按：过敏性紫癜性肾炎是指过敏性紫癜引起的肾脏损害，目前病因尚不能明确，主要考虑与感染和变态反应相关。临床表现为皮肤紫癜、关节肿痛、腹痛，以及肾脏损害，如血尿和蛋白尿，甚至肾功能减退。该患者则主要表现为皮损和肾脏损害，病程1个月，紫癜反复发作，伴有咽部不适，舌红苔薄黄，脉细数。

过敏性紫癜性肾炎属中医学"发斑、尿血、水肿、虚劳"范畴。郑师认为紫癜性肾炎主要由于先天禀赋不足，复感外邪而发病。肺脾肾亏虚，气阴不足，血分伏热，复感风热，蕴热灼津，瘀血内阻，血不行常道而外溢肌肤，发为紫癜；抑或风热毒邪搏结咽喉，循经下扰肾关，肾络受阻，肾主水，司开阖，湿阻气滞，脉络瘀涩，关门失利，发为血尿。本病以皮损和肾损害为主，故当治以益气补肾、清热利咽、凉血止血，方选利咽汤合犀角地黄汤加银花、连翘、紫草皮、苦参、黄芩、白鲜皮、地肤子、石韦、白茅根、小蓟。本方疏风清热、凉血止血的同时，又奏抗敏之功，故5剂血尿止，皮下紫癜消退。佐黄葵胶囊以加强清热解毒之效，热祛血自凉，而血尿自止；复加保肾康，取其活血化瘀之功，血脉疏通，则血自归经；黄芪针可扶正祛邪固表，提高机体免疫能力，正气复，则邪气难安，所谓"正气存内，邪不可干"也。中西合璧，药证相符，患者在二诊时紫癜即已消退，疗效显著。

七、关格

（一）概念

小便不通名曰关，呕吐不已名曰格，关格为一小便不通与呕恶时作的卒暴危急之疾。《证治汇补·癃闭附关格》说："既关且格，必小便不通，旦夕之间，陡增呕恶，此因浊邪壅塞三焦，正气不得升降，所以，关应下而小便闭，格应上而生呕吐，阴阳闭绝，一日即死，最为危候。"明确地提出了本病的概念、病机、主症及迅速变化之病势。

本病多因水肿、癃闭、淋证失治，肾失封藏，邪毒反复侵袭，肺气不足，脾气虚弱、肾阳衰微，阳不化水，湿浊逗留，弥漫三焦，脏腑气化升降失常，渐而气血阴阳失调所致。主症为尿少、尿闭、呕恶时作；证型可分肺脾两虚、脾虚湿滞、湿热内蕴、肝阳浮越，气血两虚等型。治则应标本缓急，本虚属脏腑气血阴阳之虚；标实多现呕恶、尿闭、出血、抽搐、肝阳浮越等。故治本为缓，治标为急。治标可选温阳降浊、解毒泄浊、通腑泄浊、活血祛浊，清热解毒、息风潜阳等有效之方药。治本当选温补脾肾、益气养血、调和阴阳为主的有效方药。

本病多由水肿、淋证、癃闭、痨瘵等病的晚期发展而来，据其症状类似西医学的肾性尿毒症，最常见的为慢性肾小球肾炎、慢性肾盂肾炎、肾硬化症、肾结核、糖尿病肾病、中毒性肾病、狼疮性肾炎及心血管疾患所引起的肾损害、多囊肾等发展为慢性肾功能衰竭，故其辨证论治可参考本病进行。

（二）病因病机

（1）劳伤于内，外邪侵袭：关格一证，与肺脾肾三脏功能失常密切相关，尤其脾阳虚弱、肾阳衰微，更为重要。引起之因颇多，如先天不足、内伤七情，饮食不节，劳倦太甚，房事过度，均能耗伤正气，抗御病邪能力下降，易为六淫邪毒反复侵袭；或疮疡作祟，致肺失宣散，肺气耗伤，不能通调水道，下输膀胱，流于肌肤，发为水肿，日久不愈，水湿内侵，损伤脾阳；或久居湿地，涉水冒雨，感受湿邪，湿伤脾阳，健运失司，水湿内停，浸渍肌肤而成水肿；或由劳倦太过，饮食不节，饥饱无度，损伤脾胃，升降失常，水湿停聚，泛滥横溢；或由先天不足，房事太过，生育过多，肾气亏损，开合失利，膀胱气化失职，三焦决渎不行，水液泛滥，或由瘀血化水而成水肿。水肿失治，或复感外邪，病势缠绵，三脏之虚更甚，可致湿浊弥漫，湿浊最易伤阳，脾阳亏虚，肾阳衰微，命门火衰，真阴不生，肾失封藏，阴精亏耗，阴阳偏离，终成关格危证。

（2）湿热久稽，损伤脾肾：关格之证，又常来源于癃闭，淋证的晚期，多为湿热之邪所致。湿热最易耗伤元阴，水浊亦能化热，湿热缠绵，逗留日久，损伤脾肾，脾虚不能散精，肺气亦弱，心血不足，肾虚则封藏失职，制约无能，阴精泄漏。又肾为胃之关，脾胃以膜相连，脾虚必及胃，脾中清气不升，胃中浊气不降，清浊相干，必致呕恶频作。肾精亏损，水不涵木，虚阳浮越，甚者虚风内动，产生抽搐危证。

（3）气化不行，浊邪弥漫：若气化功能失常，决渎不通，水湿泛滥，浊邪上逆则呕吐，三焦气化不行，则小便不通。另一重要病因是与肺脾肾三脏的气虚阳弱有关。肺气虚不能通调水道，脾阳虚不能化湿，肾阳虚则开阖失利，故而浊湿弥漫，上迫于肺，轻则喘累，重则痰迷心窍。湿浊犯脾，脾胃损伤，清浊相干，呕恶时作，湿浊蕴肾，肾阳衰微，可致尿少尿闭。肾阳衰微，真阴不生，阴精耗竭，致虚风内动，气血逐渐亏耗，终至心阳欲脱、心阴耗竭发展至阴阳离决。

本病的主病在肾，由肾及脾，及肺，及肝，及心。

（三）临床特点及类型

（1）临床特点：关格病的临床表现极为复杂，早期阶段，可见食欲减退，精神倦怠，面色萎黄，头昏头痛、恶心欲吐，肢冷畏寒、尿少尿多不定，时有浮肿，较易感冒，苔薄白，舌质淡，边有齿痕，脉多沉细或弦细，或见舌质偏红，脉弦细数等阴虚征象。至晚期阶段时，早期阶段的症状明显加重，呕恶时作，口腔溃烂，腹泻多见，尿少或无尿，面色苍白或晦暗，皮肤瘙痒，或肌肤甲错，胸闷、心悸气短，甚则不能平卧，或烦躁失眠，两手抖动，甚则抽搐，或见有谵语狂乱、昏睡昏迷，鼻衄、眼衄。水肿多明显，舌苔多白厚，或黄厚腻，舌质淡胖或有瘀点，脉多沉细、极易为邪毒侵袭，使病情加剧。

（2）临床类型：由于关格病的症情复杂，表现多样，故分型较多。常见的有肺脾两虚，脾虚湿滞，脾肾阳虚，肾阴阳两虚，湿热蕴脾，阴虚阳浮，气血两虚等。

（四）辨证要点

（1）辨明脏腑的虚损：关格病本在肾，极易伤脾，脾肾阳虚多见，渐而累及肺、肝、心诸脏。故辨别脏腑虚损，何者为主，何者为从，或两脏同病，对关格危证的论治极为重要，肾阳虚见尿少、尿闭、水肿、腰腿酸软、形寒肢冷；脾阳虚多见呕恶时作、面色㿠白、神疲乏力、纳呆便溏；脾肾阳衰至极，则滴水难进，食入即吐，甚则拒食，完谷不化，泄泻无度，尿少尿闭；水湿弥漫，充斥三焦，可见水饮射肺，症见咳喘气逆、痰多稀薄、动则喘累、甚则喉间痰鸣。水气凌心证见面色晦暗，心悸气促，甚则神识昏蒙，脉沉细结代。脾肾阳虚，精血不生，真阴亏耗，肝阳浮越，甚则肝风内动，可见头痛眩晕，手指震颤，四肢抽搐等症。

（2）详察舌苔的变化：舌苔白腻多为湿浊困脾。舌苔黄白厚腻多为脾胃湿热，或湿热蕴结下焦。肾阳虚或脾肾阳虚，舌质多淡而胖。边有齿痕，舌质偏红少苔，则多为肝肾阴虚。舌尖红而有瘀点少苔，多为心阴不足，血脉瘀滞。

（3）分清湿浊的部位：关格之后期阶段，湿浊弥漫三焦。湿泛上焦，则见咳喘痰多，需肺脾同治，或肺肾同医。若见心悸气促，动则心慌心跳，不能平卧，应心肾同治。若见面色㿠白、神疲、水肿、身重、呕恶、便溏为湿犯脾胃。若见腰以下肿，腹部胀满，肢冷畏寒，尿少或滴沥难出，兼见头目昏眩，为湿浊侵犯脾肾。其次凭脉辨证，亦能识别水犯何逆，如浮脉而大，在寸按得、病在上焦，在尺按得，病在下焦。趺阳脉伏而涩，以伏为主，病在中焦；以湿为主，病在下焦。

（4）辨析在气在血：关格病为本虚标实之证，由于其本虚，极易感受外邪，常促使病情加剧，故辨析邪热在气在血极为重要。一般发热而口渴，咳嗽痰黄，烦躁，或尿频，尿痛，尿热淋漓，病多在气分，或水肿加重，气急腹胀亦为病在气分，病清尚属轻浅；若见躁烦神昏，齿衄，鼻衄，皮肤瘀斑，呕吐，黑粪，尿血，则多为病入血分，病情深重，警惕血热阻窍，或气随血脱。

此外，本病还应辨析气血虚实。气虚多与肺心脾肾相关，主要表现少气懒言，语声低微，心悸怔忡，头晕耳鸣，倦怠无力，纳差便溏，小便清利，脉虚弱或虚大；血虚多见面色苍白，唇舌爪甲无华，头晕眼花，心悸怔忡，手足发麻，脉细弱，多与心脾肝脏有关。一般虚证难治，病情较重。气实多与肺、脾、肝有关，多因外邪痰火、湿热、食滞、气滞郁结所致。症见胸痞脘闷，痰多喘满，气粗，腹胀，大便秘结等；本病的出血除外感邪热，迫血妄行外，多属气不摄血，血无所主所致。瘀血是本病常见的实证，多见舌质紫暗，或有瘀点，面色晦滞，皮肤紫斑，肌肤甲错等，亦应处理。

（五）鉴别诊断

（1）与转胞的鉴别：转胞是以脐下急痛为主的小便不通，或有呕吐的病证，类似癃闭与关格。多由强忍小便，或寒热所迫，或惊忧暴怒，水气上逆，气迫膀胱所致。预后多良好，而关格属危证，治疗较难，预后亦差。

（2）与走哺的鉴别：走哺是呕吐与二便不通的病证，类似关格。《备急千金方》说："若实，则大小便不通利，气逆不续，呕吐不禁，曰走哺。"《三因极一病证方论》把"走哺"放在呕吐篇中，认为吐是主症，因呕吐不禁而大小便不通利，说明走哺病机是呕吐不禁，或大便不通，浊气上逆所致。多为实证，易治，愈后也较好。

（六）急救处理

1.原则

（1）辨标本缓急：关格病属本虚标实之证。本虚从脏腑而论，以肺、脾、肾三脏之虚为主，脾肾阳虚为最。由于三脏之虚，导致湿浊弥漫三焦，气血化生之源不足，阳损及阴、肝肾阴虚，五脏失充，进而气虚、血虚。故本病之本虚，脾肾阳虚，肺气不足，心气亦虚为主，心血虚，肝肾阴虚为阳虚不能化血生精所致。由于本虚而导致标实。标实，多见呕逆、水肿、湿热、外邪侵袭、瘀血、肝风内动、尿少尿闭、出血等。从本病的发展规律来看，本虚非一时之治能够收速效，故应缓治。标实不仅进一步加重本虚，而且不及时予以急救处理，常致病情加剧而危及生命。故本病的急救原则，是治本为缓，治标为急。标证较多，又视其中孰急而先治之。一旦标证缓解，又当本标同治，扶正祛邪。

（2）审浊邪盛衰：湿浊之邪弥漫三焦而水肿，痰浊壅肺而咳喘，湿浊化热而伤及脾肾，这些容易识别，但更不应忽视湿浊之邪化热动血的证候。久湿酿热，窜入血分，可致出血，气随血脱，或瘀血阻窍，或呕吐频作，尿闭，或肝风内动。故降血分浊毒，亦为急救中的原则，常用的有温阳降浊、益气降浊、养血活血降浊、清解降浊等法。无呕吐时可口服，有呕吐时宜灌肠，或采取大黄针静脉给药，以分清降浊。

（3）察邪在气在血：及时辨识热毒在气在血，亦是本病急救的一个环节。热在上焦，必见发热、喉痛、咳嗽痰黄、口渴烦躁；热在中焦，口渴、苔黄燥，大便秘结；热在下焦，必溺赤短少，淋漓不尽，或见血尿。这些表现多属气分热盛，若不及时处理，就会陷入营血，而致衄血、咯血、尿血、便血、皮肤瘀血、烦躁谵妄，或抽搐昏迷等，由于本病是重危之疾，无论邪热在气在血，均应紧急处理。

2. 方法

（1）急救治疗：①活血降浊：丹参注射液：16~20ml 加入 10% 葡萄糖水 500ml 中静脉滴注，每日 1 次。复方丹参注射液：30~40ml 加入 10% 葡萄糖水 250~500ml 中静脉滴注，每日 1 次。川芎红花注射液：0.5ml/kg/ 每次，加入 10% 葡萄糖水 500ml 中静脉滴注，2 周至 2 个月为 1 个疗程。②清解降浊：50% 生大黄注射液，每次 100ml 加入 10% 葡萄糖水 500ml 中静脉滴注，每日 1 次，7~15 日 1 个疗程，个别者可用至 200ml 加入溶液中静脉滴注。③通腑导浊：温肾益气导浊法：制附子，生大黄各 15~30g、黄芪 30~60g、芒硝 10~20g、益母草 15~30g，煎 200ml，早晚保留灌肠 1 次。化湿清热导浊法：生大黄 15~30g、六月雪 15g、徐长卿 12g、皂荚子 9g、生牡蛎 30g，浓煎 100ml，保留灌肠每日 1 次。清热解毒导浊法：生大黄 10g，蒲公英 20g，生牡蛎 30g，煎水 800ml，高位灌肠，每日 1~2 次。温阳活血导浊法：熟附子、生桃仁、芒硝各 10g、肉桂 3g、生大黄 15g、煎水 200ml，保留灌肠每日 1 次，胃热上逆者，生大黄、芒硝用量宜大；胃寒停饮，重用桂附；血压偏高加生牡蛎，生石决明各 30g。益气健脾利湿导浊法：芒硝 15g 冲服，生大黄、制附子、泽泻、茯苓各 30g，二丑、陈皮、甘草各 20g，党参、黄芪、焦三仙各 50g，煎水 300ml，分 2~3 次保留灌肠。

（2）救治变证

温救心阳：用参附针、四逆针，或人参针 10~20ml，加入 50% 葡萄糖水 30ml 中静脉注射，每日 1~2 次。再以 50ml 加入 10% 葡萄糖水 100~200ml 中静脉滴注，亦可口服四逆汤，或参附龙牡汤加减。

清心开窍、清营凉血：①清开灵：40~80ml 加入 10% 葡萄糖水 250~500ml 中静脉滴注，每日 1 次。②醒脑静：4~6ml 加入 50% 葡萄糖水 40ml 静脉注射，每日 1~2 次，后可加大剂量稀释后静脉滴注。③清气解毒针：200~400ml 加入养阴针，或增液针 500ml 中静脉滴注日 1 次。④犀角地黄汤合清营汤加减煎服，或送服安宫牛黄丸。

（3）救治肺肾功能衰竭：①参麦针：20~30ml 加入 50% 葡萄糖水 20ml 中静脉注射，每日 2~3 次，后增量稀释静脉滴注。②加味红参汤：红参 255g，麦冬 15g，煎汤作茶饮。③生脉散合参蛤散加龙骨、牡蛎、猴枣散内服。④参附龙牡汤加黑锡丹内服。

（4）辨证论治

浊逆呕吐

①湿浊化热

主症：恶心呕吐，口苦心烦，腹胀便结，溺赤短少，舌苔黄腻，舌质偏红，脉弦虚数，或濡而细数。

治法：清胃降逆。

方药：黄连温胆汤加减。

| 黄连 6g | 苏叶 6g | 甘草 6g | 陈皮 9g |

| 竹茹 9g | 枳实 9g | 法夏 12g | 茯苓 12g |

②脾胃虚寒

主症：恶心呕吐，口淡纳差，脘腹痞胀，尿少便溏，形寒畏冷，苔白腻或白滑，舌质淡、脉沉弦。

治法：温中降逆。

方药：千金温脾汤合吴茱萸汤加减。

党参 15g	干姜 6g	甘草 6g	大黄 12g
半夏 12g	吴茱萸 9g	生姜 9g	橘皮 10g
制附片 15g（先煎 2 小时）		大枣 4 枚	

浊漫三焦

①肺郁脾虚

主症：咳喘痰白，微恶风寒，面浮肢肿，纳差便溏，尿少，恶心欲吐，苔白质淡，脉浮或弦。

治法：温肺化饮、健脾利湿。

方药：麻杏五苓五皮饮。

麻黄 9g	生姜 9g	杏仁 10g	桂枝 10g
白术 12g	陈皮 12g	五加皮 12g	大腹皮 12g
半夏 12g	茯苓皮块 30g	猪苓 30g	泽泻 30g

②痰浊化热

主症：恶寒发热，咳嗽痰黏，口苦口渴，恶心欲吐，尿少身肿，咽喉肿痛、苔黄略厚，舌质偏红，脉浮数。

治法：宣清肺气、清利湿热。

方药：麻黄连翘赤小豆汤加味。

麻黄 9g	杏仁 9g	生姜 9g	连翘 30g
赤小豆 30g	茯苓 30g	黄芩 24g	大青叶 18g
桑白皮 12g	竹茹 12g	甘草 6g	大枣 6g

③脾虚水泛

主症：面色萎黄，面及下肢浮肿，纳差便溏，脘腹痞满，神疲乏力，恶心欲吐，尿少、舌苔白滑，脉沉缓。

治法：温中健脾、利湿消肿。

方药：理苓汤加味。

党参 30g	茯苓 30g	猪苓 30g	泽泻 30g
焦术 12g	干姜 12g	半夏 12g	桂枝 10g
砂仁 9g	炙甘草 6g		

或用实脾饮合五苓散加减。

④肾阳虚衰

主症：面浮身肿，腰下为甚，心悸气促，腰酸冷痛，四肢厥冷，怯寒神疲，尿少，面色㿠白，或晦滞，舌质淡胖，苔白，脉沉细迟。

治法：温肾扶阳、化气行水。

方药：真武汤合五苓散加减。

制附片 30g（先煎 2 小时）	白术 12g	白芍 12g
法夏 12g	桂枝 10g	生姜 9g	茯苓 30g
猪苓 30g	泽泻 30g	

⑤脾肾阳虚

主症：面色㿠白无华，脘腹胀满，纳差便溏，滑泄难禁，少气懒言，全身浮肿，腰脊酸软，形寒怯冷，四肢不温、尿少，苔白腻，质淡胖边有齿痕，脉沉迟。

治法：温补脾肾、化气行水。

方药：蜀椒解急汤合五苓散加减。

党参 30g	制附片 30g	茯苓 30g	猪苓 30g
泽泻 30g	白术 12g	干姜 12g	法夏 15g
怀山 15g	桂枝 10g	炒蜀椒 6g	

⑥气虚湿滞

主症：精神倦怠，少气懒言，纳差便溏、面浮肢肿，肢体麻木，易感冒，小便短少，苔白质淡。脉濡细。

治法：益气健脾利水。

方药：防己黄芪汤合五苓散。

黄芪 30g	党参 30g	茯苓 30g	猪苓 30g
泽泻 30g	桂枝 10g	白术 12g	防己 15g
甘草 6g	生姜 6g	大枣 6g	

⑦气血两虚

主症：心慌气短，神疲乏力，食少纳差，脘闷腹胀，尿少踝肿，面色萎黄，恶心欲吐，苔白质淡，脉细弱。

治法：益气养血、健脾利湿。

方药：当归芍药散加减。

当归 12g	白术 12g	法夏 12g	大枣 12g
黄芪 30g	党参 30g	怀山 30g	茯苓 30g
泽泻 30g	猪苓 30g	白芍 15g	川芎 10g
生姜 9g			

⑧湿热内蕴

主症：浮肿、乏力、纳呆、口苦口臭、恶心欲吐、咽红色肿痛、头昏眩，腰酸，尿少黄腻、舌质偏红，脉濡数或弦细。

治法：芳香化浊、清利湿热。

方药：甘露消毒丹和栀子柏皮汤加减。

茵陈 15g	栀子 9g	蔻仁 9g	大黄 9g
土茯苓 30g	苍术 10g	黄芩 12g	射干 12g
连翘 12g	藿香 12g	木通 15g	石菖蒲 6g

⑨肝肾阴虚

主症：头痛眩晕，耳鸣眼花，烦躁多怒，失眠多梦，面部烘热，腰酸乏力，苔薄黄，舌质红，脉弦细。

治法：滋肾平肝、潜镇浮阳。

方药：镇肝息风汤加味。

生龙骨 30g	生牡蛎 30g	生龟甲 30g	代赭石 30g
生白芍 30g	怀牛膝 15g	玄参 15g	茵陈 15g
麦冬 24g	川楝子 12g	酸枣仁 9g	

或加菊杞地黄丸口服。

⑩阴阳两虚

主症：头晕、腰膝酸痛，肢冷怯寒，晨起面浮，傍晚足肿，耳鸣，心悸气短，心烦失眠，口干尿少，少苔质淡，脉沉细无力。

治法：阴阳双补。

方药：地黄饮子加减。

干地黄 30g	怀山 12g	山茱萸 12g	白茯苓 12g
制附片 12g	枸杞 12g	泽泻 12g	石斛 9g
肉苁蓉 9g	麦冬 6g	党参 6g	肉桂 6g
五味子 6g			

（5）单方验方

生姜洗净切片，咀嚼。

苏叶 6g，黄连 3g，泡茶频服。

玉枢丹 15g，温开水送服，或用生姜汁少许滴舌。

桑白皮、生姜皮、茯苓皮各 15g，冬瓜皮 30g，水煎服，适于风寒犯肺、三焦气滞之浮肿。

玉米须 120g，煎水代茶饮。

鹿茸五苓散：鹿茸 1g 冲服，桂枝 10g，白术 12g，茯苓、猪苓、泽泻各 30g，煎服。

生地 30g，丹参 15g，地榆 9g，水煎服。

益母草 150g，水煎分 3 次服。

棉花根 120g、仙鹤草 30g，煎服。

鲜茅根 120g、侧柏叶 30g，水煎服。

生大黄 9~12g，水煎服。

生大黄 25g、炒草果仁 50g，煎水保留灌肠，每日 1 次。

灸法：艾灸气海、天枢等穴各 3~7 壮，然后用益元散口服。可利小便。

外治法：①大蒜 125g，捣烂敷于腰部，每日 1 次，部分患者敷大蒜后出现水疱，可用凡士林涂腰部后，再敷。②用苦酒、芒硝适量，涂腹上，外用油纸覆盖，每日 4~6 次。

降浊灌肠：生大黄、生牡蛎、六月雪各 30g，浓煎 120ml，高位保留灌肠。约 2~3 小时后，应用 300~500ml 清水清洁灌肠，每日 1 次，连续 10 天为 1 个疗程，休息 5 天后，可再继续 1 个疗程。

3. 护理

（1）据病情以作息：病情较重时应绝对卧床休息，以减轻体质的消耗，病情缓解时宜适当活动，以增强体力。

（2）注意饮食调摄：饮食应给含适当脂肪、蛋白质、维生素等易消化、合口味的食品。忌冷食。水肿时宜给无盐，或低盐饮食。无水肿时应相对开放饮食。

（3）注意寒暖，预防感冒：感冒一旦发生，应及时处理否则易导致病情复发，或恶化。

（4）注意口腔卫生，勤漱口。

（5）保护皮肤清洁，瘙痒者应用温热水擦洗，不用肥皂或酒精，切忌抓破，以防邪毒入里。

（6）水肿或少尿时，记准出入量，对指导治疗有一定意义。

4. 注意事项

（1）注意按时服药，关格病人脾胃多弱，常有呕恶。因此，病人常不愿服药，应多做思想工作，鼓励其战胜疾病的信心。

（2）注意治疗原发病，如水肿、淋证、癃闭、肾痨等。

（3）注意变证的发生，如抽搐、昏迷、出血、心悸、喘促等。这些变证的出现，表示病情恶化，应密切观察。

（七）转归及预后

关格病的早期阶段，若能及时有效的治疗，多有一定的缓解，甚或少数的病例可以治愈。但若治疗失宜，或护理不当，则病情可恶化，导致阳损及阴，湿浊弥漫，使脾运衰退，肾的开阖功能丧失，肺脾肾三焦的气化功能逐渐减退，直至衰竭，表现为正衰邪实，疾病向晚期阶段发展，终至阴阳气血亏耗，或由肝肾阴竭动风而死，或由心肺气绝而亡，故关格病的预后，多数较差。

（八）古代文献摘录

《注解伤寒论·平脉法第二》："关则不得小便、格则吐逆。"

《景岳全书·杂证谟·关格》："总由酒色伤肾，情欲伤精，以致阳不守舍，故脉浮气露，亢极如此，此则真阴败竭，元海无根，是诚亢龙有悔之象，最危之候也。"

《沈氏尊生书·关格》："关格，即《内经》三焦约病也。约者不行之谓，谓三焦之气不得通行也。三焦之气不行，故上而吐逆曰格，下而不得大小便曰关。"

《鸡峰普济方·关格》："奉职赵令仪妻，忽吐逆，大小便不通、烦乱，四肢渐冷，无脉一日半，与大承气汤一剂，至夜半渐得大便通，脉渐生。翌日，乃安。此关格之证极为难治，兆所见者，惟此一人。"

《医门法律·关格论》："治主当缓，治客当急。"

《医学入门·关格证治》："中虚者补中益气汤，加槟榔以升降之。中虚痰盛者，六君子汤去术，加柏子仁及麝少许。虚甚吐利不得者，既济丸。"

（九）近代研究

慢性肾功能衰竭，据其临床表现，多数人认为与关格类同。病因病机，多由反复外邪侵袭，脏腑病损，脾肾阳虚，肾阳衰微，阳不化湿，湿浊内生，壅滞三焦，累及心肺、脾胃、肝肾等脏腑，但其病变部位，以肾为主。临床表现，以呕吐与小便多少不定，或小便不通为主症，其兼症及变证极为复杂。本病的治疗如下。

1. 辨证论治

广州中医药大学附院肾炎组等八单位，以辨证分型论治治疗肾炎尿毒症共 471 例，显效率在 4.4%~39.1% 之间，总有效率为 35.56%~87.5%，死亡率为 34.3%~42.2%。张镜人对存活的 43 例病人进行了随访，结果一年存活率为 85.95%，三年下降为 60.41%，五年为 33.33%。

2. 通腑降浊法的临床应用

毕增祺用生大黄、煅牡蛎、蒲公英煎水保留灌肠治疗 20 例，明显改善症状，尿素氮平均由治前的 98.7mg% ，下降至 52.6mg% ，肌酐由 7.27mg% 下降至 5.37mg% 。史锦生用大黄、莱菔子、甘草浓煎保留灌肠治疗 18 例，完全缓解 9 例，部分缓解 5 例，无效 4 例。陈梅芳认为舟车丸、大黄煎剂、甘遂末、十枣汤等攻下逐水法等，对肾炎晚期尿毒症的利尿作用不甚明显。

3. 活血化瘀法的临床运用

上海曙光医院用丹参注射液并辨证论治，治疗 15 例慢性肾功衰有效。山西中医研究所应用本法并清热解毒治疗尿毒症 12 例。2 例缓解，无效及死亡各 5 例。而未用本法又治疗 11 例，4 例无效，7 例死亡。北京医学院亦证明本法，可使半数慢性肾功能减退者有不同程度的改善。董德长等丹参注射液 24~30ml，加入 5% 葡萄糖水 500ml 中静脉滴注日 1 次，4~6 周为 1 疗程，观察 21 例，可改善慢性肾功能衰竭的高凝状态，酚红排泄率、肌酐清除率较治前增加分别为 2.8% 及 7.8%，尿素氮、肌酐分别平均下降为 24.4mg/dl 和 1.4mg/dl。余志鼎报道以血府逐瘀汤加减治疗尿毒症有效。张镜人用丹参液静脉滴注每日 1 次，治疗慢性肾功能不全 40 人次的有效率为 62.5%，丹参加中药灌肠 13 人次的有效率为 76.9%。

4. 扶正导毒法的应用

中医研究院提出用温肾解毒汤治疗尿毒症有效。上海第二医学院认为：健脾益气是治疗慢性肾功能衰竭的重要法则，人参、黄芪是必用之药。方国祥以小剂量泼尼松加健脾补肾药，治疗 10 例肾功能不全，均达到部分缓解。卢森辉以补肾秘浊汤（党参、人参、补骨脂、淫羊藿、茯苓、猪苓、泽泻、白术、枸杞、大黄等）加减口服，不能口服改为大黄、槐花、苏叶、黄芩、白头翁、生牡蛎组成的排毒汤灌肠并西药治疗，治 81 例次，缓解 30 例次，好转 21 例次，不变 1 例次，恶化 4 例次，死亡 25 例次。陆鸿宾从气阴两虚，湿浊化热，用西洋参、生地、石斛、竹茹、法夏、滑石、木通、石韦、白茅根组方治疗尿毒症有效。

5. 改剂针剂静脉滴注治疗肾功能衰竭

如丹参、复方丹参、川红等注射液治疗肾功能衰竭都有一定的改善肾功能衰竭的作用。哈尔滨医科大学附一院用 50% 大黄注射液 100ml，加入 10% 葡萄糖水 400ml 静脉滴注每日 1 次，治疗 21 例，并口服 100ml 治疗 12 例，并 100ml 保留灌肠 4 例，结果：良效 9 例，好转 11 例，有效 6 例，无效或恶化 11 例。重庆市中医研究院用 50% 大黄注射液 100~200ml，加入 10% 葡萄糖水 250ml 中静脉滴注，每日 1 次，治疗 3 例慢肾功能衰竭均获良效。提示改剂针药不受呕吐的影响，也不引起腹泻而导致的电解质紊乱，有其独到之处，值得探讨。

6. 实验研究

实验提示活血化瘀药能够抑制或减轻变态反应性损害。使肾小球毛细血管的通透性降低，扩张肾血管，提高肾血流量和促进废用肾单位逆转的作用。动物实验发现益肾汤（川芎、红花等其方中主药）对大白鼠的肾小管萎缩和肾脏的纤维化，均可一定程度的使之减轻。易著文观察到川红注射液能使麻醉犬的肾小球毛细血管及皮质、间质血管明显扩张，肾血流量增加，从而改善了肾小球的滤过功能，因而能使尿素氮下降。丹参有改善肾脏的微循环，调节代谢、免疫神经系统等作用，并能促进组织的修复和再生。有人观察到丹参、半枝莲、茜草等除有改善肾脏的微循环障碍，持久的扩张血管外，尚有消除红细胞聚集的作用。

大黄的有效成分为蒽醌类衍生物，主要成分是大黄酸及二蒽酮苷，其泻下作用是通过刺激肠壁，增加肠的蠕动，抑制钠离子的再吸收，防止其从肠腔转运至组织间，使水分留滞肠道而促进排便，防止肠道内毒素的吸收，从而起到类似结肠透析的作用。大黄对多种细菌有抑制作用，有活血化瘀作用。故大黄实为治疗尿毒症的要药之一。哈尔滨医科大学认为，大黄注射液静脉给药能降低尿素氮，可能是通过神经体液免疫系统的调节作用，促使体内毒物的排出或减少其毒害。

人参有调整中枢神经、心血管、内分泌和物质代谢等多种效应。促进网状内皮系统功能的活跃，对抗内毒素，增强机体对外环境的适应性和抵抗力，促进肌动蛋白和核糖核酸的合成，抑制三磷腺苷酶的活性，刺激造血器官的机能旺盛等，这些有利于慢性肾功能的改善，有利于促进"健存肾单位"的功能发挥作用。

六味地黄丸能改善大白鼠双肾"8"字结扎所造成的肾功能损害及血压增高，用放射性残余量法测定肾功能，证明六味地黄丸组较对照组的实验动物的死亡率明显减少。

典型医案

白某，男，42岁。

患者反复浮肿5年余，伴心累1年，恶心呕吐1个月。5年前无明显诱因出现双眼睑浮肿，到库尔勒某医院求治，诊断为"前列腺炎"，未予特殊治疗。2 年前，无意中查小便尿蛋白（+++），尿隐血（+++），又到该医院诊疗。诊为"糖尿病"，予胰岛素治疗后发生低血糖，后未再使用。查肾功肌酐 200μmol/L，诊为"肾功能衰竭"，予中药治疗。1 年前，出现心慌、心累，至我院门诊求治，查尿：尿蛋白（+），葡萄糖（+），尿隐血（+）；肾功：肌酐 379μmol/L，血液尿素氮 20mmol/L，予尿毒清、爱西特等口服后心累缓解，未再复诊。其间，多次在广安地区医院复诊，肌酐 400μmol/L 上下波动。1 个月前，到某私人医生处求治，停服尿毒清、爱西特后出现恶心、呕吐，至广安地区医院查肾功肌酐 824μmol/L，予血液透析治疗 1 次，恶心呕吐缓解，未再透析。2006 年 2 月 23 日至我院就诊，收入住院。

初诊：患者诉时感神疲乏力，心慌，心累，动则尤甚，时恶心呕吐，腰骶痛，畏寒肢冷，不思饮食。观其眼睑及四肢浮肿，面色萎黄，查其血压 150/90mmHg，咽充血，呼吸音低，略粗，心率 90 次/分，舌暗红苔白，脉弦。实验室检查：血常规：白细胞 13.4×10^9/L，红细胞 2.33×10^{12}/L，血红蛋白 80g/L，血小板 267×10^9/L，中性粒细胞 0.741。尿常规：尿蛋白（+），尿隐血（+）。血生化：尿素 32.47mmol/L，肌酐 711μmol/L，尿酸 447μmol/L，胆固醇 7.46mmol/L，三酰甘油 2.36mmol/L，K^+ 2.96mmol/L，Na^+ 147.1mmol/L，CL^- 116.0mmol/L，二氧化碳结合力 10mmol/L。

[诊断] 关格。辨证：脾肾亏虚夹湿浊。

[西医诊断] 慢性肾功能衰竭（尿毒症期）；慢性肾小球肾炎。

[治则] 健脾益肾、化湿祛浊。

[处方] 用苏叶黄连饮合归芪地黄汤化裁。

当归 12g	黄芪 30g	黄精 30g	苍术 12g
土茯苓 30g	泽泻 60g	苏叶 12g	黄连 6g
姜半夏 15g	竹茹 15g	白蔻仁 12g	砂仁 12g
秦艽 15g	威灵仙 15g	石韦 30g	小蓟 30g
丹参 30g	川芎 15g	红花 12g	熟大黄 10g

水煎服，每日 1 剂，共 4 日。

中成药制剂：保肾康片，0.2g/次，每日 3 次。尿毒清颗粒，5g/次，每日 3 次。川芎针，0.2g 加入 5% 葡萄糖 100ml，静脉滴注，每日 1 次。

[西医治疗] 小苏打片，0.6g/次，每日 3 次。补达秀片，1g/次，每日 1 次。

爱西特片，5片/次，每日3次。头孢噻肟钠针，3g加入5%葡萄糖250ml，静脉滴注，每日1次。

嘱其慎起居，忌肥甘，避风寒。

二诊：患者感神疲乏力，仍心慌、心累，动则尤甚，时恶心欲吐，腰颈痛。畏寒肢冷，不思饮食，大便调，小便多，2200ml/日。查：面目浮肿，面色萎黄，双下肢水肿（+）。舌暗红苔白，脉弦。P82次/分，血压150/90mmHg。实验室检查：血常规：白细胞$9.1×10^9$/L，红细胞$2.15×10^{12}$/L，血红蛋白76g/L，血小板$217×10^9$/L，中性粒细胞0.832，24小时尿蛋白定量0.09g，血生化：尿素28.69mmol/L，肌酐637μmol/L，尿酸423μmol/L，胆固醇4.87mmol/L，三酰甘油0.92mmol/L，K^+3.01mmol/L，Na^+153.7mmol/L，CL^-114.6mmol/L，二氧化碳结合力21mmol/L。凝血象：纤维蛋白原4.297g/L。脉症同前，效不更方。上方继服7剂。

中成药制剂：保肾康片，0.2g/次，每日3次。尿毒清颗粒，5g/次，每日3次。火把花根片，3片/次，每日3次。川芎针，0.2g加入5%葡萄糖100ml，静脉滴注，每日1次。

［西医治疗］小苏打片，0.6g/次，每日3次。补达秀片，1g/次，每日1次。爱西特片，5片/次，每日3次。头孢噻肟钠针，3g加入5%葡萄糖250ml，静脉滴注，每日1次。

注意事项同前。

三诊：患者感心慌，心累，神疲，腰颈痛，畏寒肢冷，纳差，小便量多，大便调。观：颜面及双下肢浮肿，舌暗红苔白，脉弦。实验室检查：血常规：白细胞$4.2×10^9$/L，红细胞$2.09×10^{12}$/L，血红蛋白71g/L，血小板$170×10^9$/L，中性粒细胞0.698。尿常规：尿隐血（+），尿蛋白（++）。血生化：尿素23.12mmol/L，肌酐547μmol/L，尿酸435μmol/L，K^+3.77mmol/L，Na^+139.7mmol/L，CL 111.3mmol/L，二氧化碳结合力23mmol/L，CCR6.8。诊为虚劳。为脾肾亏虚，瘀毒互结所致。治以益气补血、化瘀解毒。仍以苏叶黄连饮合归芪地黄汤加减。

［处方］

当归12g	黄芪30g	黄精30g	苍术12g
泽泻60g	苏叶12g	黄连6g	姜半夏15g

竹茹 15g	白蔻仁 12g	秦艽 15g	石韦 30g
小蓟 30g	丹参 30g	川芎 15g	红花 12g
莪术 12g	蒲公英 30g	白花蛇舌草 30g	甘草 12g

水煎服，每日1剂，共7日。

中成药制剂：保肾康片，0.2g/次，每日3次。尿毒清颗粒，5g/次，每日3次。火把花根片，3片/次，每日3次。肾衰灵液灌肠，每日1次。

[西医治疗]小苏打片，0.6g/次，每日3次。补达秀片，1g/次，每日1次。爱西特片，5片/次，每日3次。

经上述治疗后病情好转。

按：本案为尿毒症伴有肾性高血压、肾性贫血及感染病例，属难治性病例。其脉症辨证为脾肾两虚，气血不足，瘀血阻络，浊毒内蕴犯胃，虚风上扰，热毒犯肺。首要是和胃降逆、祛浊排毒、活血化瘀、益气补血，佐以清热解毒祛邪。用苏叶黄连饮和胃降逆，药食得入；用归芪地黄汤补气血、滋肾阴，虚风得平；加黄精、土茯苓、秦艽、威灵仙祛风除湿；加丹参、川芎、红花、莪术、熟大黄祛瘀排毒。另用保肾康片、川芎针、尿毒清、爱西特、火把花根片、肾衰灵液灌肠改善肾功能衰竭，消血尿、蛋白尿，是以肾功能得以很快改善。

八、慢性肾功能衰竭氮质血症

各种肾脏病最终发展为慢性肾功能衰竭直至终末期肾病，在对其防治的过程中，对氮质血症的治疗尤为重要。氮质血症在中医文献上未见记载，大致相当于中医的"关格""水肿""虚痨"等范畴。郑新教授认为氮质血症的病因多由肾脏疾病逐渐发展而来，其病机主要为：脾肾两虚、气血阴阳两虚、浊毒弥漫、久病血瘀。概因慢性肾病迁延日久，脏腑功能虚损，脾肾虚衰，浊毒潴留，肾阴虚日久则阳必虚，阳虚则不化阴，分清泌浊功能减退，导致湿浊潴留；肾阳虚失于温煦，则脾气亦伤，脾虚失运，则水谷生化乏源，无以生精微物质；脾统血，脾虚则血失所养，出现贫血、纳呆等。以上脾肾气血俱虚，使气机不能疏泄，水湿不得健运而内蕴，浊毒壅留，血运受阻而瘀滞，从而出现虚实夹杂之候，但整个病变过程中则以本虚标实为主要表现。

辨证论治

（1）脾虚湿滞、气血不足：症见倦怠乏力，气短懒言，纳呆腹胀，夜尿清长，大便溏薄，舌淡，苔薄白，脉细。治以健脾利湿、益气养血。基本方：当归 12g、白芍 30g、广香 12g、黄连 6g、黄芩 12g、黄芪 30g、党参 30g、白术 15g、黄精 30g、怀山 30g、茯苓 30g、泽泻 30g、芡实 30g、干姜 6g、砂仁 12g、益母草 10g、熟大黄 6g。

（2）脾肾阳虚、水湿不化：症见畏寒身倦、食少便溏，肢体浮肿、小便不利，舌淡苔白，脉象沉细。基本方：制附子 12g、白术 12g、茯苓 30g、白芍 15g、厚朴 12g、猪苓 30g、泽泻 30g、桂枝 12g、法夏 12g、陈皮 12g、砂仁 12g、川芎 12g、丹参 30g、熟大黄 6g。

（3）肾阳亏虚、气化不利：症见腰腿酸软，小便不利或夜尿增多，面色苍白，少气懒言，舌淡苔白，脉沉细弱。温肾化气行水。基本方：熟地 30g、怀山 30g、枣皮 15g、丹皮 12g、茯苓 30g、泽泻 30g、川牛膝 12g、车前子 15g、桂枝 12g、黄芪 30g、白术 15g、当归 12g、淫羊藿 30g、菟丝子 15g、金樱子 15g、益智仁 15g、台乌 12g、熟大黄 6g。

（4）下焦虚火、肾阴亏损：症见口干舌燥，腰膝酸软，头晕耳鸣，潮热盗汗，眠差梦多，五心烦热，尿少而黄，舌苔薄黄或少苔，脉象细数。治以清泄虚火、滋阴补肾。基本方：知母 12g、黄柏 12g、生地 30g、怀山 30g、枣皮 15g、丹皮 12g、茯苓 30g、泽泻 30g、川牛膝 12g、车前仁 15g、女贞子 30g、旱莲草 30g、黄芪 30g、当归 12g、生大黄 6g。

（5）脾肾湿热、运化失司：症见面色淡黄，胸腹痞满，口苦纳少，头晕倦怠，腰膝酸软，尿少黄热或频数不利，舌红苔黄白腻，脉象濡数。治当调节脾肾、清利湿热。基本方：杏仁 12g、蔻仁 12g、苡仁 30g、淡竹叶 12g、厚朴 12g、水半夏 15g、苍术 12g、黄柏 12g、川牛膝 15g、益母草 10g、石韦 30g、萆草 15g、茵陈 12g、金钱草 30g、蒲公英 30g、生大黄 6g。

氮质血症是肾功能衰竭发展过程中较重要的环节，郑新教授认为在此阶段若能有效保护残余肾单位，控制病情发展，则可以延缓肾功能衰竭的病程进展，减少患者的思想包袱，减轻患者的经济负担。而在此阶段，由于病情的发展，已不局限在肾脏一脏的病变，而是涉及多脏器、多系统，病情变化多端，临床辨证需注意以下几点。

1. 脾肾亏虚为病之根本

郑新教授认为慢性肾功能衰竭是多种肾脏病逐渐发展而来，病程长，病变迁延日久，为本虚标实之证，病因主要和脾肾虚损有关，其诱因则为外邪侵袭与过劳所致，亦有由于其他慢性疾病，先天不足，后天失养，六淫侵袭，七情所伤，劳倦过度，肾毒性药物损害，房事不节及年老肾功能衰竭等各种原因损伤机体正气，使抗御能力下降，阴阳平衡失调，加之外来邪气等乘虚内侵脏腑所致。主要是正虚与邪实两个方面，正虚指脏腑气血阴阳虚损，尤以脾肾虚损为甚，邪实是指痰湿、瘀血、浊毒等，时有兼夹外邪。

郑新教授认为在慢性肾功能衰竭发展的不同阶段，该病的病机也略有不同，或以本虚为主（本虚多涉及肺、脾、肾等脏腑，而以脾、肾功能失调为关键），或以标实为主（标实多与痰湿、浊毒、六淫外邪等有关），或虚实夹杂。肾气虚是慢性肾功能衰竭发生和发展的内在条件，外邪、饮食、劳倦、情志所伤是导致慢性肾功能衰竭发生和发展的主要因素，瘀血阻络贯穿慢性肾功能衰竭病程始终。

2. 扶正当以补肾健脾为重

郑新教授推崇"肾为先天之本，脾为后天之源"之说。肾为先天之本，五脏之根，致病求本，以顾护肾气为先；脾为后天之本，气血生化之源，"有胃气者生，无胃气者死"，在慢性肾功能衰竭患者中常有体现。在肾功能衰竭患者中，常出现神疲乏力、食欲不振、大便稀溏、大便干结、口淡不渴、口干喜饮、腰膝酸痛、腹胀尿少、恶心呕吐、颜面下肢浮肿等症，皆为脾肾本质虚弱所致。古人也云："诸病不愈，必寻到脾胃之中，万无一失。""凡欲察病者，必须先察胃气；凡欲治病者，必须常顾胃气"，"脾胃者，土也，万物之母……治杂证者，宜以脾胃为主"。可见在慢性肾功能衰竭的治疗中运用健脾法的重要性。

故郑新教授认为慢性肾功能衰竭之病位在肾，涉及多脏，属本虚标实证，但临床上以脾肾双亏、气阴两虚多见。在临床诊治中，郑新教授也发现慢性肾功能衰竭患者因久病，多大量长期使用激素和细胞毒药物、中药清热解毒药物等，都可影响脾胃功能。引起胃肠功能失调，胃炎、胃及十二指肠溃疡导致脾失健运使水液泛滥而加重水肿。清气不升，精微下泄，耗伤阴精，损害脾肾之气。因此，肾脏病扶正之重点也在脾肾。正如《素问·阴阳应象大论》所说："形不足者，温之以气，精不足者，补之以味。"

郑新教授认为根据慢性肾功能衰竭的临床表现，健脾补肾可分阶段进行，在早中期多以脾肾阳虚兼水湿或湿热证为主，故常用参芪地黄汤合五苓散加减化裁，其中人参（或太子参、党参）温补脾阳，地黄、山萸肉、山药补肝肾、益脾阴，又以泽泻、茯苓、丹皮利肾水，白术（或苍术）、薏苡仁等渗脾湿；视病情少用苦寒药物，或间断使用。以平补肾气为主，辅以健脾除湿，补中寓泻，补而不滞。在慢性肾功能衰竭的中晚期，临床表现多样，病机十分复杂，郑新教授在辨证论治的前提下，以顾护脾肾之气为主，协调阴阳平衡。郑新教授十分推崇张景岳的"善补阳者必于阴中求阳，则阴得阳助而生化无穷；善补阴者必于阳中求阴，则阴得阳升而源泉不绝。"由于慢性肾功能衰竭患者中晚期以阴阳两虚或气阴不足为多见，故在用药上补脾常选党参、黄芪、黄精、怀山、白术、茯苓；补血多用当归、熟地、白芍、川芎、阿胶；滋阴常用女贞子、旱莲草、生地、枸杞、知母。温阳也不可过于温燥，少用红参、桂附。而代之以山茱萸、淫羊藿、仙茅、巴戟天、益智仁、台乌等温润之品。起到"阳中求阴"之效，其中山萸肉最为常用。郑新教授常在滋阴壮水药中，加入少量温肾之品，如淫羊藿之类。寓"引火归原"之意，引无根之火降而归肾。在慢性肾功能衰竭的晚期，浊毒内盛，如不能排出潴留体内的有毒物质，包括血肌酐、血尿素氮、胍类等代谢废物，常可致肾功能更加损伤，且涉及各脏腑受损，故在处方用药中，郑新教授常加用一些泄浊排毒的药物如熟大黄、蒲公英、牡蛎等。通过补益脾肾、泄浊排毒，使脾实健运，肾开阖有章，清浊得分，浊毒得排，水湿得泄，祛邪不伤正，明显延缓了慢性肾功能衰竭发展的进程。

3.内服外用，共奏良效

郑新教授认为脾肾亏虚，浊毒痰血阻滞为慢性肾功能衰竭病机的关键，治宜通腑泻浊、活血化瘀。但患者久病，长期服药，加之脾胃亏虚，单用口服中药会受到限制，多途径给药是提高慢性肾功能衰竭临床疗效的方法。参照最早记载应追溯于《内经》，如治疗水肿的外治法，《素问·阴阳应象大论》：

"其有邪者，渍形以为汗，其在皮者，汗而发之。"《素问·汤液醪醴论》："平治于权衡，去菀陈莝，微动四极，温衣，缪刺其处，以复其形，开鬼门，洁净府。"吴师机云："外治与内治并行，而能补内治之不及。"外治法药物不经胃肠吸收，不良反应少，药物剂量可加大，攻邪而不伤正，且方法简便。尤其对于慢性肾功能衰竭病人胃肠道症状突出时口服药物困难，多途径给药增加了疗效。可增加肠内毒素排泄，正所谓"浊阴出下窍"。

故郑新教授自拟肾衰灵方用于慢性肾功能衰竭的灌肠治疗中，疗效显著。肾衰灵灌肠方由大黄、生龙牡、黄芪、当归、丹参、红花、党参、淫羊藿等药物组成，方中大黄为君药，通腑泻浊、活血化瘀；龙骨、牡蛎收敛固涩，防止大黄泻下伤正，与大黄配伍散中有收，祛邪不伤正；另慢性肾功能衰竭患者久病体虚，一味攻伐却又忽视其本虚，或可取效于一时，但疗效难以持久，日久反使正气更伤，不免犯虚虚实实之戒，故加入党参、黄芪、当归补气、扶正。其药物在结肠内保留时间较长，可通过结肠吸收，发挥药物的全身作用，并非单纯通下。

中药保留灌肠，脏病治腑，泻腑以补脏，即"六腑以通为补"。结合现代研究，正常人每日摄入蛋白质后，其代谢产物及毒素 75% 从肾脏排泄，25%进入结肠，由肠道排出，在慢性肾功能衰竭时，肠道尿素的排出量从占正常总量的 25% 上升至 80%。尿毒症病人肠道内每日排出尿素 70g，肌酐 25g，尿酸 25g，磷 2g，明显多于尿液中每日排出的含量。肾损伤后机体代谢废物排出障碍，特别是血肌酐、尿素氮分泌至肠腔内的含量明显增高，此为灌肠治疗该病提供了理论依据。

肾衰灵灌肠方经多年临床验证，及相关课题的研究《中药全结肠灌洗治疗慢性肾功衰竭的临床研究》及《中药结肠透析治疗慢性肾功衰高磷血症的临床观察》，都证实其在降低血尿素氮、血肌酐等毒素，保护肾功能，有良好的疗效。

4.活血化瘀贯穿始终

郑新教授在临证时发现患者在病变过程中有血瘀证的发生。而血瘀又直接影响着肾脏病的发展变化。究其原因非虚即实：慢性肾脏病其病机多为本虚标实，迁延难愈。本虚主要责之于肺、脾、肾脏的功能虚损。肾虚则元气亏虚，无力推动血液，所谓"元气既虚，必不能达于血管，血管无气必停留而为瘀"，肾气亏虚，而气为血帅，气行则血行，气虚则血滞。中医"久病及肾""久病多瘀"恰是对于这种病理状态的最好概括。肾病脾肾阳虚者，可因寒从内生，寒凝经脉则涩滞不畅而成血瘀；若肾病患者阴亏水乏，相火偏亢，煎熬阴液，则血液浓聚，阻而成瘀；实邪致瘀则大多与湿密切相关。水湿为肾病的常见致病因素，由于湿性黏滞、重着，最易阻遏气机，妨碍血行，而成血瘀。现代研究进展发现临床上所谓的湿浊之证，与肾功能衰竭时血液中的代谢产物如肌酐、尿素氮以及中分子物资的蓄积程度有关，实验证明血液中这些中小分子物质的增多，与其血浆黏度呈正相关，这就为湿浊之邪导致血瘀提供了客观指标和理论依据，符合古人所谓"污秽之血为血瘀"的理论。在临证中也可看到慢性肾脏病血瘀与水肿、蛋白尿、血尿及尿素氮、肌酐的关系。慢性肾脏病后期，部分患者肾功差，表现为尿素氮、肌酐增高，所致之因多为湿热瘀阻、瘀血阻络。用补益脾肾之法改善肾功反助湿生热、闭门留寇，致尿素氮、肌酐难以降低。而清热利湿与活血化瘀并用，使邪去有路，肾功可得到改善。在临床研究中发现活血化瘀药物可改善病人血液高凝状态，改善肾脏微循环。增加肾脏入球动脉和出球动脉的血液供应，对减少尿蛋白，改善肾功能有很好的疗效。

西医学病理检查发现慢性肾小球肾炎的肾小球病理损害多为增生型、硬化型病损，肾小球有微血栓形成，微循环有明显瘀血。也证明了血瘀存在的客观性。故郑新教授在辨证的基础上，常加用活血利水的益母草，养血行瘀之丹参、当归；温经活血之川芎、红花；破血通瘀之桃仁、姜黄、莪术、水蛭，清热活血之大黄，通络活血之全虫、地龙等。或配用自拟的肾心康（水蛭、川芎等），或加用中成药制剂则用保肾康、丹参滴丸、川芎注射液等，其结果是法彰效显。

西医学研究证实，慢性肾功能衰竭患者的危险因素有：高血压、高血糖、蛋白尿、贫血、代谢紊乱、血脂紊乱、感染、高尿酸血症等。针对这些因素，郑新教授强调，一定要最大限度地避免这些危险因素的出现。

对于血压升高的患者，郑新教授多选用血管紧张素转换酶抑制剂和（或）血管紧张素Ⅱ受体拮抗剂，根据血压情况决定是否配合其他类型降压药。若患者血压未超过 140/90mmHg，郑新教授仍主张选用血管紧张素转换酶抑制剂和（或）血管紧张素Ⅱ受体拮抗剂，因为这两类药物已被公认具有延缓慢性肾功能衰竭进展的作用。理想血压应达到 120/70mmHg 以下。

对于高血糖的患者，应严格控制血糖水平，郑新教授多根据糖尿病的类型让患者应用糖适平和拜糖平，或用胰岛素控制血糖。

对于有些氮质血症阶段患者，仍然有较多的尿量，24 小时尿蛋白定量仍多。郑新教授认为，控制蛋白尿是延缓慢性肾功能衰竭进展的重要一环。临床上，郑新教授多选用火把花根片治疗蛋白尿，常用剂量为 3~5 片。使用时当监测血白细胞，可对症使用升白药。同时，还可加用复方肾炎片、肾炎康复片。另外，郑新教授认为，尿隐血也是慢性肾功能衰竭进展的因素之一，亦应予以治疗。郑新教授临证除以辨证选方用药以外，还酌情加用火把花根片或黄葵片，肾炎片等。

对于贫血的患者，郑新教授除在中医辨证时应用益气补血、健脾补血等法以外，亦主张应用促红细胞生成素治疗肾性贫血。

郑新教授同时认为，维护患者的酸碱平衡，纠正钙磷代谢紊乱也是必需的。

慢性肾功能衰竭多伴脂质代谢紊乱，而高血脂是诱发和（或）加重肾小球损伤的重要因素之一。郑新教授对此类患者除在中医辨证施治时喜加山楂、姜黄、重用泽泻以外，还多选用绞股蓝多苷片、洛伐他汀、阿托伐他汀、力平脂等药物。

高尿酸血症不仅是慢性肾功能衰竭进展的表现之一，也是导致慢性肾功能衰竭的因素之一，郑新教授对它尤为重视。对此类患者，郑新教授在中医辨证施治时喜加秦艽、灵仙、苍术、萆薢、黄精，另外常选用痛风定胶囊、别嘌醇等药物治疗。

慢性肾功能衰竭患者因正气亏虚，卫外不足，常易发生各种感染，如上呼吸道、肺部、尿路等，如不及时控制，常常导致肾功能急剧恶化，有不少患者因此进入透析状态。郑新教授认为，对此类患者一定要用广谱、高效、对肾脏无损害的抗生素在第一时间内将感染控制住，方能保证肾功能不因此进展。

此外最重要的一点是患者的饮食调控。郑新教授认为，低蛋白饮食延缓慢性肾功能衰竭进展作用已被公认，这类患者的蛋白质摄入量应在 0.5~0.8/kg·d，除此之外，郑新教授还认为，动物内脏、肥肉、禽类的皮、菇类、海产品、啤酒等均不宜摄入。

典型医案

司某，女，51岁。初诊：2009年8月4日。

[主诉] 反复腰痛2年，加重1个月。

[病史] 2年前无明显诱因出现腰痛，未予重视及治疗。1个月前感腰痛加重，于我市某医院行肾穿刺活检术，光镜病理示：硬化性肾小球肾炎（90%），B超示：左肾囊肿，双肾缩小。诊断为：慢性肾小球肾炎，慢性肾功能衰竭。经治腰痛稍有缓解（具体治疗不详），为求进一步中西医结合治疗来我院就诊，刻下：面色萎黄，神疲乏力，诉活动后气短，纳可，寐安，夜尿3~5次，大便干结，2~3日一行。舌苔黄厚，舌质淡，脉细。查体：肾区叩痛（-），颜面及双下肢不肿。尿常规：（-）；肾功能：血液尿素氮4.8mmol/L，肌酐166μmol/L；血常规：白细胞$4.5×10^9$/L，红细胞$3.81×10^{12}$/L，血红蛋白124g/L，血小板$1.30×10^9$/L。

[诊断] 慢性肾小球肾炎，慢性肾功能衰竭，病属虚劳，证属脾肾两虚，气滞血瘀。

[治法] 补益脾肾、益气活血、祛瘀排浊。

[方药] 归芪地黄汤加减。

当归12g	黄芪30g	黄精30g	熟地30g
怀山30g	枣皮12g	丹皮12g	茯苓30g
泽泻30g	丹参30g	川芎15g	莪术12g
桃仁12g	熟大黄10g	山楂15g	姜黄15g
杏仁12g	半夏12g	浙贝12g	甘草12g

共7剂，水煎服，日1剂，分3次温服。

嘱其慎起居，忌肥甘，避劳累。

二诊：2009年8月13日，诉活动后气短，双下肢乏力，纳眠可，夜尿3~5次，大便干结，2~3日一行。舌苔黄厚，舌质淡，脉细。证与初诊相似，仍以补气益肾，活血化瘀治之。方以归芪地黄汤合参苓白术散加减。

当归12g	黄芪30g	黄精30g	苍术12g
茯苓30g	泽泻30g	怀山30g	苡仁30g

白蔻 12g	金钱草 30g	栀子 12g	水半夏 10g
竹茹 12g	丹参 30g	川芎 15g	莪术 12g
桃仁 12g	熟大黄 10g	苏叶 10g	黄连 6g

共 20 剂，水煎服，日 1 剂，分 3 次温服。

中成药制剂：阿魏酸哌嗪片 0.2g/ 次、每日 3 次，尿毒清颗粒 5g/ 次、每日 3 次，百苓胶囊 4 粒 / 次、每日 3 次。

嘱其慎起居，忌肥甘，避劳累。

三诊：2009 年 9 月 4 日，诉仍感神疲乏力，活动后气短，劳累后腰酸，夜尿 4~5 次，大便干结，2~3 日一行。舌淡苔白，脉细弦。查尿常规：尿蛋白可疑，白细胞：（+-）；肾功：血液尿素氮 5.74mmol/L，肌酐 158μmol/L，尿酸 365mmol/L；血常规：白细胞 4.6×10^9/L，红细胞 3.49×10^{12}/L，血红蛋白 117g/L，血小板 102×10^9/L。

参合四诊，结合舌脉，患者仍为脾肾两虚，瘀血阻络之证，治以补益脾肾、活血化瘀，方拟归芪地黄汤加减。

太子参 30g	黄芪 30g	当归 12g	熟地 30g
怀山 30g	枣皮 15g	丹皮 12g	茯苓 30g
泽泻 30g	石韦 30g	萆草 30g	蒲黄 15g
蒲公英 30g	丹参 30g	川芎 15g	莪术 12g
桃仁 12g	熟大黄 10g		

共 7 剂，水煎服，日 1 剂，分 3 次温服。

四诊：2009 年 9 月 13 日，患者诉无特殊不适，察其面色萎黄，舌红苔黄腻，脉细弦。查尿常规：（－）；肾功能：肌酐 145μmol/L。

面色萎黄乃脾肾两虚之征，苔黄腻为湿热之象，故治以补益脾肾之时，应兼清利湿热。效不更方，仍以归芪地黄汤加减。

太子参 30g	黄芪 30g	当归 12g	苍术 12g
茯苓 30g	泽泻 30g	苡仁 30g	白蔻 12g
金钱草 30g	栀子 12g	五加皮 12g	石韦 30g
萆草 30g	蒲公英 30g	姜黄 20g	丹参 30g
川芎 15g	红花 12g	莪术 12g	熟大黄 10g

共 15 剂，水煎服，日 1 剂，分 3 次温服。

五诊：2009 年 9 月 30 日，诉劳累腰部不适，易疲乏，察其面色萎黄，舌暗红苔白，脉细弦。查尿常规：（－）。肾功能：肌酐 128μmol/L；血常规白细胞 6.2×10⁹/L，红细胞 3.75×10¹²/L，血红蛋白 126g/L，血小板 147×10⁹/L。

患者为脾肾两虚挟瘀之证，治宜补益脾肾、活血化瘀，方以参芪地黄汤加减。

太子参 30g	玄参 30g	板蓝根 30g	鱼腥草 30g
蝉蜕 12g	大力子 12g	当归 12g	生地 30g
怀山 30g	枣皮 12g	丹皮 12g	茯苓 30g
白术 12g	石韦 30g	白茅根 30g	丹参 30g
川芎 12g	红花 12g	莪术 12g	熟大黄 10g

共 15 剂，水煎服，日 1 剂，分 3 次温服。

续服上方 3 个月，患者病情得以缓解。

按：本案为一慢性肾小球肾炎，病理为硬化性肾小球改变占 90%，肾脏缩小，肾功能不全，血肌酐 166μmol/L，多次门诊，临床表现为腰部不适，气短乏力，夜尿多，舌淡，脉细或细弦。中医辨证以脾肾两虚为本，气滞血瘀，浊毒内蕴为标，故本案的治疗原则始终抓住补脾肾气阴两虚，佐以温肾、活血通络、化瘀排毒贯彻始终。病程中偶见湿热，选方用药也不离辨证认识总旨。以归芪地黄汤加黄精、太子参、百苓胶囊、补肾胶囊益气补肾治其本，以丹参、川芎、红花、莪术、桃仁、山楂活血化瘀祛浊排毒治其标。病程中浊毒化热故加用黄葵胶囊以清利湿热，及时除之，以免加重病情。通过上述治疗，本案摒除了导致肾功衰致病的主要元凶，肌酐由 166μmol/L 降至 128μmol/L，一直保持尿蛋白阴性。慢性肾小球肾炎病人脾肾两虚为本，兼有气滞血瘀、浊毒内蕴者，补脾肾气阴，佐以温肾、活血通络、化瘀排毒能收卓效。

九、肾病综合征

肾病综合征是由不同病因，不同病理表现，临床症状相似，以肾小球基底膜通透性增高为主的一组症候群。本病发病机制复杂，是一种免疫性疾病，易于反复发作，各种感染为本病复发的主要诱因。

郑新教授集 50 余年的临床经验，形成了一套中西医结合治疗肾病综合征的经验，现总结如下。

（一）中医治疗

1. 水肿的治疗

（1）病因病机：水肿是由机体外感六淫之邪或疮毒内犯，或饮食失节、劳倦内伤，使肺、脾、肾等脏器功能失调，致水液潴留，泛溢肌肤，头面、眼睑、四肢、腰背、甚至周身，发为水肿。

（2）治疗原则：水肿的治法，《内经》提出"开鬼门，洁净腑，去菀陈莝"三大基本原则，影响后世颇深，一直沿用至今，但历代都有发展，仲景在《金匮要略·水气病脉症并治》中提出："诸有水者，腰以下肿者当利小便，腰以上肿者当发汗乃愈。"张氏在《景岳全书·肿胀》中说："水肿证以精血皆化为水，多属虚败，治以温补脾肾，此正法也。"两张的治肿法，使水肿的治疗更加全面。治疗水肿，从古至今，虽有发汗利水、泻下逐水、健脾渗湿、温化水湿、扶正固本、滋阴利水、清热解毒、活血化瘀诸法，但"利水法"为根本，因此，郑新教授治疗水肿的基本原则是以五皮饮、五苓散为基础，结合脏腑辨证选方用药。

（3）辨证分型论治

肺郁湿阻

肺脾寒湿型治宜宣肺健脾利水，方选麻杏五皮饮、五苓散加北五加皮、玉米须等。肺郁热化型治宜宣肺利水、清热解毒，方选麻黄连翘赤小豆汤加减。

脾虚水泛

脾虚气滞治宜理气和中、健脾利湿，方选香砂六君子汤合五苓散加黄芪。脾虚湿滞治宜健脾燥湿、行气利水，方选胃苓汤加苡仁、怀山、芡实、砂仁等。脾胃虚寒治宜温中散寒、健脾利湿，方选理苓汤加吴萸、广香、玄胡、台乌等。脾阳虚衰治宜温阳健脾、行气利水，方选实脾饮合五苓散加砂仁、炒三仙、黄芪、党参等。

肾阳虚衰

肾阳不足治宜温肾散寒、健脾利水，方选真武汤合五苓散加黄芪、砂仁，或选济生肾气汤合五苓散其利水作用更强。脾肾阳衰治宜温补脾肾、利水消肿，选蜀椒解急汤合五苓散加减。气虚水肿治宜益气健脾、利水消肿，方选防己黄芪汤合五苓散。

2. 蛋白尿的治疗

（1）病因病机：郑新教授认为，蛋白应属于中医学认为的"精微物质"，而肾为封藏之本，肾气充则精关固，精微则自能内藏；脾主运化、摄纳，脾气足则精微生成足且可自用。而饮食失节、劳倦内伤以及外感六淫皆可使脾肾之气亏虚，封藏失固、摄纳失职，精微物质泄露，形成蛋白尿。

（2）辨证施治

脾虚气血不足。治以益气健脾、养血活血。方选参苓白术散、当归芍药散、补血汤、香砂六君子汤化裁，选当归、党参、黄芪、白术、茯苓、泽泻、怀山、芡实、广香、砂仁等。

肾气阴两虚。治以气阴双补。选参芪当归地黄汤加二至丸、知柏地黄汤加减，用生地、怀山、枣皮、知母、女贞子、旱莲草、枸杞、龟胶、菟丝子、当归、黄芪、太子参等。

肾阳虚者，治以温肾益气。常用济生肾气丸加当归、黄芪、菟丝子、金樱子等。

肾阴阳两虚者，治以阴阳双补。用济生肾气汤合补血汤、大补元煎加二至丸、枣皮、菟丝子、金樱子、淫羊藿等。

（3）中成药的应用：郑新教授在治疗蛋白尿时喜单用或并用具有消炎与免疫抑制双重作用的火把花根片、雷公藤多苷片口服。儿童用法用量：火把花根片，＜5岁，1片/次；5~10岁，2片/次；10~15岁，3片/次，每日3次，饭后服用。雷公藤多苷片按1mg/kg，每日3次，饭后服用；成人火把花根片4~5片/次，每日3次，雷公藤多苷片10~20mg/次，每日3次，均饭后服用，疗程不超过半年，同时给予抗氧化剂维生素C、维生素E对抗其不良反应。出现白细胞减少时应用升白细胞的药物。

3. 危险因素的祛除

（1）肾病综合征患者常因各种感染引发、复发，加之多用激素、免疫抑制剂等药物，正气亏虚，故郑新教授认为，须狠抓祛邪，且祛邪务尽，同时还应注重扶助正气。

祛邪方面：治风寒外感常选用人参败毒散或川芎茶调片加减；治风热外

感选桑菊饮或银翘散加减；治鼻炎加薄荷、麻黄、辛夷花、黄芩；清咽常用玄参、板蓝根、鱼腥草、蝉蜕、大力子、山豆根；清热解毒选蒲公英、野菊花、银花藤、紫花地丁、紫背天葵、白花蛇舌草等；下焦湿热用三仁汤、四妙散、柴芩汤、清心莲子饮加减，选加金钱草、栀子、石韦、车前草、半支莲、马齿苋等。

扶正方面：常选用玉屏风散，参芪地黄汤等方剂。

（2）血瘀也是肾病综合征患者临床常见的证候，表现在血黏度增高、血脂升高，故郑新教授临证时常选用川芎、丹皮、桃仁、丹参、莪术、山楂、泽泻等。桂枝茯苓丸、桃红四物汤是郑新教授治疗血瘀证常选方剂。

4. 根据激素的应用分期治疗

肾病综合征患者通常都应用激素治疗，根据应用激素的剂量，可分为大剂量、减量、维持剂量三个阶段。根据不同的阶段辨证论治应用中药，可减少激素的不良反应，提高疗效，减少复发。当大剂量激素应用表现为热毒炽盛时，宜清热解毒、滋阴补肾法，选五味消毒饮合黄连解毒汤及知柏地黄汤等。当激素减量后又表现为气阴两伤证以益气养阴，选参芪地黄汤合二至丸等。当激素减至最小剂量维持时又表现为肾阳亏虚证，用前方加菟丝子、金樱子、补骨脂、淫羊藿等。

以上看来中医治疗辨证方法较多，似杂乱不易掌握，但郑新教授临证时却不拘泥于一方一法，常常是抓住主要矛盾，分期治疗与辨证相结合，多方多法同时应用，比如消除水肿时同时消减蛋白尿，辅以活血利咽；患者虽处于大剂量应用激素阶段，但临床表现却为畏寒肢冷、全身浮肿、舌淡苔白腻等一派肾阳虚衰之象，临床则治以温阳利水；患者处于激素维持阶段，虽无明显肾阳虚衰之象，亦应用菟丝子、金樱子、补骨脂、淫羊藿等补肾之品……且用药剂量较大，以达到增效的目的。

（二）西医治疗

（1）激素的应用：郑新教授要求首用激素剂量一定要足，疗程必须要够，常以地塞米松 1~1.2mg/kg·D，或以甲基泼尼松龙 10~20μg/kg·D 加入 5% 糖水 250ml 静脉滴注，3~5 天后改为泼尼松 1mg/kg·D，或甲泼尼松片 1mg/kg·D 口服，个别对激素耐受较好、在冲击治疗过程中未出现明显不良反应的患者可冲击治疗 7~10 天后逐渐减量改为口服，治疗 6~8 周后口服激素逐渐减量。郑新教授认为，激素的减量要慢，不可图快，尤其是减至 0.5mg/kg·D 时，更需缓慢减量，对于激素依赖型则需 2~4 个月方减量 1 次。

（2）免疫抑制剂的应用：对于首次激素治疗效果不满意者，郑新教授常加用免疫抑制剂，常选环磷酰胺 8~12mg/kg·周和肌苷针 20~30mg/kg 一并加入 5% 糖水 500ml 静脉滴注，视尿蛋白减少的情况，可间隔 1 周、半月或 1 个月 1 次至总量达 160mg/kg 时停用。部分病人改环磷酰胺为霉酸酚脂 30mg/kg，分 3 次口服，3 个月后减为 20mg/kg 分 2 次口服，连服 9 个月。

典型医案

肖某某，男，30 岁。初诊 2005 年 7 月 11 日。

[主诉] 浮肿 20 余天。

20 天前不明原因出现双下肢水肿、腹胀，未予重视。后水肿逐渐加重，至合川区中医院就诊，查尿：尿蛋白（+++），诊断为"肾病综合征"。予黄芪针、丹参针、鱼腥草针、呋塞米针及白蛋白治疗，水肿好转。出院后水肿又逐渐加重，来我院复查，尿蛋白（+++）、尿隐血（±），为进一步诊治。既往有乙型肝炎史，未治疗。

初诊：诉时感乏力，双下肢水肿，咽不适，偶咳，咯黄痰，二便调。诊察见其咽部充血，扁桃体 I 度肿大。双下肢中度水肿。舌红苔薄黄，脉弦。实验室检查：血常规：白细胞 $11.9 \times 10^9/L$，红细胞 $5.17 \times 10^{12}/L$，血红蛋白 152g/L，血小板 $317 \times 10^9/L$，中性粒细胞 0.639。尿常规：尿蛋白（+++），尿隐血（±）。总蛋白 39g/L，白蛋白 23g/L，球蛋白 16g/L，尿素 7.20mmol/L，胆固醇 7.99mmol/L，凝血象：纤维蛋白原 2.887g/L。中医诊断：水肿，风热外袭兼脾肾两虚。西医诊断：肾病综合征。治用清热利咽、补肾健脾之法，利咽汤合桑杏汤及六味地黄汤化裁。

[处方]

射干 12g	桑叶 12g	杏仁 12g	京夏 12g
浙贝 15g	玄参 30g	板蓝根 30g	鱼腥草 30g
蝉蜕 12g	大力子 12g	黄芩 12g	黄柏 12g
生地 30g	怀山 30g	枣皮 12g	丹皮 15g

| 茯苓 30g | 泽泻 15g | 石韦 30g | 白茅根 30g |

水煎服，每日 1 剂，共 7 日。

中成药制剂：火把花根片，5 片 / 次，每日 3 次。保肾康片，0.2g/ 次，每日 3 次。黄芪针，50ml 加 5％葡萄糖注射液 100ml 静脉滴注，每日 1 次。

［西医治疗］头孢曲松钠针，2g 加 5％葡萄糖注射液 250ml 静脉滴注，每日 2 次。速尿片，20mg/ 次，每日 2 次。螺内酯片，20mg/ 次，每日 2 次。

叮嘱其注意饮食起居，忌肥甘，避风寒。

二诊：称病情好转，无咳嗽。视其双下肢不肿，舌红苔白，脉细。实验室检查：尿常规：尿蛋白（－），尿隐血（－）。24 小时蛋白定量 0mg。诊为虚劳，风热外袭，脾肾两虚。治宜清热解毒、补益脾肾，方用利咽汤合六味地黄汤加减。

射干 12g	桑叶 12g	杏仁 12g	京夏 12g
浙贝 15g	玄参 30g	板蓝根 30g	鱼腥草 30g
蝉蜕 12g	大力子 12g	黄芩 12g	黄柏 12g
生地 30g	怀山 30g	枣皮 12g	丹皮 15g
茯苓 30g	泽泻 15g	石韦 30g	白茅根 30g

水煎服，每日 1 剂，共 7 日。

中成药制剂：火把花根片，5 片 / 次，每日 3 次。保肾康片，0.2g/ 次，每日 3 次。黄芪针 50ml 加 5％葡萄糖注射液 100ml 静脉滴注，每日 1 次。

［西医治疗］头孢曲松钠针，2g 加 5％葡萄糖注射液 250ml 静脉滴注，每日 2 次。辛伐他汀片，20mg/ 次，1 次 / 晚。

注意事项同前。

经上述治疗后病情好转，实验室检查：尿常规：尿蛋白（－），尿隐血（－），黄、清，镜检无异常。24 小时尿蛋白 0mg。

按：本案因"浮肿 20 余天"入院，生化检查提示蛋白尿、低白蛋白、血脂升高，西医肾病综合征诊断明确，水肿是患者最主要的临床表现，故中医诊断为水肿，亦有部分患者，病程较长，日久而致脏腑、气血、阴阳虚损，而成虚劳。西医认为本病水肿主要原因为低蛋白所致的血浆胶体渗透压下降，水钠潴留血管外，同时有效血容量不足，肾小球灌注减少，导致滤过不足，体内水液增多。蛋白由食物消化后合成而来，在中医理论中，食物经脾胃运化所吸收者，为人体所需的精微物质，《素问·经脉别论》云："食气入胃，散精于肝，淫气于筋。食气入胃，浊气归心，淫精于脉，脉气流经，经气归于肺，肺朝百脉，输精于皮毛；毛脉合精，行气于元腑，腑精神明，留于四脏，气归于权衡。"可见，中医很早就认识到精气对于脏腑经脉的濡养作用，而白蛋白正是精微物质之一。大量蛋白尿导致白蛋白流失，即精微物质由小便而去，从中医理论究其缘由，乃是肾关不固所致，经脉脏腑不得濡养，脏腑气机不调，脾失运化、肺失输布、肾失气化，故有水液内停，发为水肿。正气内虚，外邪内侵，传变方式多样，受历代医家推崇者不外"六经传变""卫气营血传变""三焦传变"，而对于肾病的发病而言，外邪袭虚，经由咽部入肾最为迅速，盖因足少阴肾经"入肺中，循喉咙，挟舌本"之固。

在本案的治疗中，郑新教授仍以六味地黄汤加减固本，利咽汤加减祛邪，患者初诊时伴见咳嗽、咯黄痰，查体见咽部充血，扁桃体肿大，单纯予以解毒利咽之法，恐药效尤弱，故又合用桑杏汤。据此认识治疗原则及方药：①疏风清热解毒选利咽汤合桑杏汤，伤肺肾气阴加黄芪针合知柏地黄汤以益气清热救阴。②患者纤维蛋白原增高、高脂血症是导致肾脉瘀阻的病因之一，亦是产生蛋白尿的诱因。故用保肾康、火把花根片活血化瘀、祛浊排毒。加头孢曲松钠针以控制炎症；用辛伐他汀以降脂；选安体疏通和呋噻米同用，水肿得以很快消失。中西结合，相得益彰。清热利咽、补肾健脾、活血化瘀法治疗风热外袭、脾肾两虚，症见蛋白尿，伴有高脂血症、高粘血症之肾病综合征病人，疗效显著。

十、IgA 肾病

IgA 肾病是一组不伴有系统性疾病，肾活检免疫病理检查在肾小球系膜区有以 IgA 为主的颗粒样沉积，临床上以血尿为主要表现的肾小球肾炎。IgA 肾病为一种慢性疾病，约半数患者诊断该病后 20 年到达终末期肾功能衰竭，是造成终末期肾功能衰竭的主要病因之一。目前，西医学对治疗 IgA 肾病、特别是对于血尿，尚无特殊有效的治疗方法，而控制血尿可延缓 IgA 肾病患者疾病的进展。

郑新教授认为，IgA 肾病与中医的"尿血"基本相同，临床表现均为尿色发赤，无疼痛者。关于尿血，最早可见于《内经》，《素问·气厥论》："胞移热于膀胱，则癃溺血。"《金匮要略》曰："热在下焦者，则尿血。"《诸病源候论·小便血候》说："若心家有热，结于小肠，故小便血也。下部脉急而弦者，风邪入于少阴，则尿血。尺脉微而芤，亦尿血。"《三因极一病证方论》里说："病者小便出血，多因心肾气结所致，或因忧劳，房事过度，此乃得之虚寒。"《丹溪心法》述："溺血属热，有血虚，四物加牛膝膏；实者，用当归承气汤下之。"《证治汇补》言："胞移热于膀胱，则溺血。内因或肺气有伤，或肝伤血枯，或肾虚火动，或思虑劳心，或小肠结热，或心胞伏暑，俱使热乘下焦，血随火溢。"《血证论》曰："其致病之由，则有内外二因。一外因，乃太阳阳明传经之热，结于下焦；一内因，乃心经移热于小肠，肝经移热于血室。"通过这些记载，可以明白尿血的症状与 IgA 肾病无痛性血尿基本相符。

郑新教授认为，本病主要内因系先天禀赋不足，肺、脾、肾虚弱。《诸病源候论》曾说："虚劳则生七伤六极，气血俱损，肾家偏虚，不能藏精，故精血俱出也。"《证治汇补》言："胞移热于膀胱，则溺血。内因或肺气有伤，或肝伤血枯，或肾虚火动，或思虑劳心，或小肠结热，或心胞伏暑，俱使热乘下焦，血随火溢。"素体肺气虚弱，或易感受外邪，导致宣发肃降失司，肺朝百脉，百脉不利，血不循经而行，随气下降则见尿血；脾气不足，气血运化失常，摄血功能下降，则血渗于下；肾精亏虚，阴虚内热，热灼血络，血络受损，故见尿血。总之，患者因体质或劳倦、内伤等原因导致肺、脾、肾虚，封藏、固摄失职，精微外泄，形成血尿。故脾肾气虚是 IgA 肾病的基本病机。迁延日久，可形成阴虚之证，阴虚内热，灼伤血络，致血尿持续。

郑新教授认为，后天调摄失宜，劳倦内伤也是本病的病机之一。多种因素导致五脏六腑受损，皆可导致尿血，如忧思伤心，劳倦伤脾，久郁伤肝，房事伤肾。《诸病源候论·虚劳尿血候》曰："劳伤而生虚热，血渗于胞而尿血也。"《诸病源候论》里说到："凡劳伤五脏，或五志之火之令冲任动血者，多从精道而出。"凡劳倦伤及脏腑，导致心气不足，脾肾虚弱，肝气郁滞，肾精亏虚等，五脏虚而生虚热，血络受损，故见血尿。

而外邪的入侵也是不可忽视的因素。肾为先天之本，脾为后天之本，脾肾气虚，则机体卫外能力下降，外邪入侵，或从肺卫，或从胃肠，或从下焦，入里化热，灼伤脉络，流注膀胱，发为血尿。外邪的入侵是本病发生、发展、复发、加重的重要因素，在治疗中是重点防治的一环。其中以风热毒邪为主。《诸病源候论》中说："风邪入于少阴，则尿血。"风热之邪上犯咽喉，肾气上络于喉，风热入里或直入少阴，下焦热结，灼伤血络，故见尿血。或外生疔疮，内结而生热，热邪侵犯下焦，热毒内扰，迫血妄行，导致血随尿出。此外，风寒、湿热、肺燥等均可导致尿血的发生。

另外，瘀血是本病病机里不可忽视的重要因素。因为气虚无以推动血液，导致气虚血瘀；或久病入络，瘀血内停；或出血之后，离经之血留滞，均可使瘀血阻滞经络，气血运行不畅，血不循经，溢于脉外，致尿血经久不愈。总之，虚、瘀、热是本病的主要病机。病性为本虚标实。

（一）病因病机

郑新教授认为，IgA 肾病的病人，多因禀赋不足、劳倦过度，复感外邪，致血溢脉外而成。病性为本虚标实。临床辨证多从以下几方面入手。

1. 本虚

肾气虚：多因禀赋不足、劳累过度引起，临床表现为腰膝酸软，精神不足，头晕耳鸣。偏阴虚者有口苦咽干，夜间潮热；偏阳虚者可有面色㿠白，畏寒肢冷，夜尿清长。临床以肾气、阴虚表现者为最多。因为肾主封藏和固摄，肾气不足，封藏失职，肾失固摄；而阴虚则虚火内生，热灼伤血络，则见血尿。

脾气虚：多因禀赋不足、久病，或劳倦过度耗伤脾气，见乏力，纳呆，大便溏。脾虚气弱，无力统摄血液，固摄无权，血从下溢，见尿血。

肺气虚：为久病元气未复，或劳伤过度损耗肺气所致。肺气虚损，可致腠理不固，卫外功能减退，外邪易袭。肺气虚虽不直接导致血尿，但却是血尿病人病情反复发作的重要诱因。

2. 标实

风热蕴结：患者感受外邪，如风热或风寒入里化热，热注下焦，发为血尿。临床见发热，咽红，咽痛，咳嗽。舌红，苔薄黄，脉浮数。

饮食不节：过食辛辣、醇酒厚味，湿热内生，热伤脉络，流注膀胱，发为血尿。临床见口渴，咽红，腹痛肠鸣，泄泻等。舌红，苔黄腻，脉濡数。

下焦湿热：湿热之邪侵袭下焦，致下焦湿热，热伤脉络，流注膀胱，发为血尿。临床见小便黄赤灼热，尿频、尿急、尿痛，口干。舌红，苔黄腻，脉数。

瘀血阻滞：或因劳倦过度，气虚血瘀；或久病入络，瘀血内停；或出血之后，离经之血留滞，均可使瘀血阻滞经络，血不循经，溢于脉外，致尿血经久不愈。见腰痛，面色晦暗，肢体麻木。舌暗红，脉细涩。

（二）治疗思路

郑新教授认为，IgA肾病患者的临床表现差别较大，病理分级不同，治疗时除了辨证，还需辨病。一些患者有临床症状，可依据中医辨证进行治疗。而临床上有一些患者没有临床症状，仅表现为尿检异常，则需辨病治疗。

郑新教授认为无症状的患者以血热妄行者比较常见，其病位多在肾，病性属阴虚者为多，或因素体阴虚复感外邪，或久病伤阴，耗伤肾阴，劳而诱发，故滋养肾阴为根本之法。但由于出血必兼瘀滞，故宜凉血活血。因此，滋阴补肾、清热利湿、凉血化瘀是治疗无症状血尿的重要方法。如此标本兼治，有助于提高临床疗效。

除开辨病辨证，郑新教授还认为，患者的病理分级亦对治疗有一定指导意义。例如，患者如病理有硬化，则中药应加强活血化瘀。

另外，郑新教授在临床上还尤为重视咽部病变。多数血尿患者都存在程度不同的咽部病变，症状多见咽干、咽痛、咳嗽等症，查体可见咽部充血、扁桃体肿大、咽后壁滤泡增生等。有的患者没有临床症状，但查体亦可见咽部的病变。郑新教授认为，从西医学看来，此类咽部病变当属慢性咽炎、慢性扁桃体炎等咽部的慢性感染灶，而感染性抗原所形成的循环免疫复合物的形成、沉积是各种肾小球疾病发生、发展的重要病因。故咽部的慢性感染灶对于肾小球疾病的好转的影响是不容忽视的因素。郑新教授在临床诊治此类患者时必先查其咽喉，凡见咽红者，常在处方中加用蝉蜕、大力子、玄参；若患者扁桃体肿大明显，则另加用鱼腥草、板蓝根、山豆根、白花蛇舌草等，并予鱼腥草针雾化吸入以加强局部清热解毒之功力，再结合其余中医辨证治疗，临床疗效明显。

（三）治则方药

1. 补益本虚

肾阴亏虚：治以滋阴降火、凉血止血。方选知柏地黄汤合二至丸加减，另加大小蓟、白茅根、阿胶、三七、牛耳大黄等。

脾肾气虚：治以健脾补肾、摄血止血。选方参苓白术散合菟丝子汤加减。药用党参、白术、茯苓、怀山、芡实、菟丝子、枸杞、熟地、杜仲、女贞子、旱莲草、当归、黄芪、白茅根等，可并用参麦针或黄芪针。

肺肾不足：治以补肺益肾、摄血止血。方用玉屏风散合地黄汤加减。药用太子参、防风、白术、五味子、生地、怀山、枣皮、丹皮、茯苓、泽泻、女贞子、旱莲草、小蓟、茜草等。

2. 治疗标证

风热犯肺：疏风解表、清热解毒。方用银翘散加减。药用银花、连翘、薄荷、蝉蜕、大力子、蒲公英、黄芩、板蓝根、鱼腥草。

胃肠湿热：治以清热利湿。方用葛根芩连汤加减。药用黄芩、黄连、苍术、茯苓、苡仁、白蔻、厚朴、白茅根、石韦、小蓟、牛耳大黄等。

下焦湿热：治以清热利湿，方选柴芩汤合五味消毒饮、黄连解毒汤化裁。药用柴胡、黄芩、黄连、黄柏、栀子、银花藤、蒲公英、紫背天葵、石韦、车前草、金钱草、小蓟、白茅根、旱莲草、马鞭草等，大便燥结加生大黄。

瘀血阻滞：治以益气活血化瘀，方用补阳还五汤加减。药用黄芪、当归、川芎、桃仁、红花、地龙、三七粉、马鞭草、旱莲草、大小蓟等。

典型医案

李某，男，45岁。初诊：2009年6月3日。

[主诉] 双下肢浮肿3个月。

[病史] 3个月前无明显诱因出现腰胀不适，休息后不能缓解，无尿频、尿急、尿痛，无颜面及双下肢浮肿，至某医院就诊，查尿蛋白（+++），尿隐血（++++），血肌酐114μmol/L，B超提示肾实质增强，行肾穿刺活检术，光镜病理示IgA肾病（四期），增生硬化性肾病，中度肾小管间质病变。予泼尼松20mg/日等治疗。复查尿尿蛋白（+），尿隐血（+），血肌酐183μmol/L后出院。无高血压、糖尿病等内科病史。

初诊：头晕，咽痛，腰胀不适，纳可，寐安，夜尿1次，大便日行1次，尚成形，舌苔薄黄，舌质红，脉细数。查体：咽部充血，双肾区无压痛及叩痛。实验室检查：血常规：白细胞 5.7×10^9/L，红细胞 4.30×10^{12}/L，血红蛋白 G 123g/L，N 0.58，血小板 156×10⁹/L。尿蛋白（+），尿隐血（+）。现服泼尼松 20mg，每天 1 次。

[诊断] IgA 肾病（四期），增生硬化性肾病，证属风热上犯，肾阴亏虚。

[治法] 疏风清热解毒、滋阴补肾。

[方药] 利咽汤合知柏地黄汤加减。

太子参 30g	玄参 30g	板蓝根 30g	鱼腥草 30g
麦冬 15g	泽泻 30g	知母 12g	黄柏 12g
蝉蜕 12g	大力子 12g	生地 30g	怀山 30g
枣皮 12g	丹皮 15g	茯苓 30g	石韦 30g
白茅根 30g	小蓟 30g	萹草 15g	栀子 12g

共 7 剂，水煎服，日 1 剂，分 3 次温服。

中成药制剂：火把花根片 5 片/次、每日 3 次，保肾康片 3 片/次、每日 3 次，尿毒清颗粒 5g/次、每日 3 次。

[西医治疗] 泼尼松片 40mg/次，每日 1 次。辛伐他汀，20mg/次，每日 1 次。

[注意事项] 治疗期间慎起居，避风寒，戒烟酒，忌肥甘，免劳累。

二诊：2009 年 6 月 12 日，感咽痛较前好转，但觉咽干，腰痛不适，纳可，寐安，夜尿 1 次，大便日行 1 次，尚成形，舌苔薄黄，舌质红，脉细数。查体：咽部充血，眼睑及双下肢无浮肿。今尿常规：尿蛋白(+)，尿隐血(−)，血常规：白细胞 7.2×10⁹/L，红细胞 4.62×10¹²/L，血红蛋白 140g/L，N 0.72。现服用泼尼松 40mg/日，辛伐他汀 20mg/日，火把花根片 5 片/次、每日 3 次，保肾康片 3 片/次、每日 3 次，尿毒清颗粒 5g/次、每日 3 次。

参合四诊，结合舌脉，患者为风热犯肺、肾阴不足所致，加之病久必瘀，故治以疏风清热、滋阴补肾、祛瘀排毒，方用利咽汤合知柏地黄汤加减。

太子参 30g	玄参 30g	板蓝根 30g	鱼腥草 30g
蝉蜕 12g	大力子 12g	知母 12g	黄柏 12g
枣皮 12g	茯苓 30g	泽泻 30g	石韦 30g
丹参 12g	生地 30g	丹皮 12g	大力子 12g
怀山 30g	川芎 12g	莪术 12g	熟大黄 10g
白茅根 30g			

共 7 剂，水煎服，日 1 剂，分 3 次温服。

三诊：2009 年 6 月 20 日，诉腰痛好转，仍感咽干，纳可，寐安，夜尿 1 次，大便日行 1 次，尚成形，舌苔白厚，舌质红，脉细。查体：咽无充血，眼睑及双下肢无浮肿。近日复查尿常规（－），24 小时尿蛋白（－）。现服用泼尼松 40mg/ 日，辛伐他汀 20mg/ 日，火把花根片 5 片 / 次、每日 3 次，保肾康片 3 片 / 次、每日 3 次，尿毒清颗粒 5g/ 次、每日 3 次。

参合四诊，结合舌脉，患者为热毒蕴肺，肾阴不足，治以清热解毒、滋阴补肾，方用二至丸、利咽汤合知柏地黄汤加减。

射干 12g	桑叶 12g	杏仁 12g	太子参 30g
玄参 30g	板蓝根 30g	鱼腥草 30g	蝉蜕 12g
大力子 12g	麦冬 15g	知母 12g	黄柏 12g
生地 30g	怀山 30g	丹皮 12g	女贞子 10g
旱莲草 15g	石韦 30g	萹草 30g	白茅根 30g

共 7 剂，水煎服，日 1 剂，分 3 次温服。

中成药制剂：保肾康 3 片 / 次、每日 3 次，尿毒清颗粒 5g/ 次、每日 3 次，金水宝胶囊 5 粒 / 次、每日 3 次。

[西医治疗] 泼尼松 35mg/ 日，依那普利 5mg、每日 2 次。

[注意事项] 治疗期间慎起居，避风寒，戒烟酒，忌肥甘，免劳累。

四诊：2009 年 6 月 29 日，诉咽无不适，感神疲乏力，腰部冷痛，纳可，夜寐差，夜尿 1~2 次，大便日行 1 次，尚成形，舌苔薄白，舌质红，脉细弦。查体：咽无充血，双足浮肿。今尿常规（－）。现服用泼尼松 35mg/ 日，依那普利 5mg/ 次、每日 2 次，保肾康 3 片 / 次、每日 3 次，尿毒清颗粒 5g/ 次、每日 3 次，金水宝胶囊 5 粒 / 次、每日 3 次。

参合四诊，结合舌脉，患者为气阴两虚，瘀血阻络所致，治以益气养阴、活血化瘀，方用参芪地黄汤加减。

太子参 30g	黄芪 30g	当归 12g	白术 15g
茯苓 30g	泽泻 30g	熟地 30g	怀山 30g
枣皮 12g	丹皮 12g	姜黄 15g	山楂 15g
蒲公英 30g	石韦 30g	白茅根 30g	川芎 12g
莪术 12g	桃仁 12g	熟大黄 10g	丹参 30g

共 7 剂，水煎服，日 1 剂，分 3 次温服。

五诊：2009 年 7 月 14 日，诉腰冷，余无不适，纳可，寐安，二便调，舌苔白厚，舌质淡，脉细数。查体：双足轻度浮肿。现服用泼尼松 35mg/ 日，依那普利 5mg/ 次、每日 2 次，保肾康 3 片 / 次、每日 3 次，尿毒清颗粒 5g/ 次、每日 3 次，金水宝胶囊 5 粒 / 次、每日 3 次。

参合四诊，结合舌脉，患者为气阴两虚，治以益气养阴，方用参芪地黄汤合二至丸加减。

太子参 30g	黄芪 30g	当归 10g	知母 12g
黄柏 12g	生地 30g	怀山 30g	枣皮 12g
丹皮 12g	茯苓 30g	泽泻 30g	女贞子 10g
旱莲草 15g	石韦 30g	白茅根 30g	垂盆草 60g
栀子 12g	板蓝根 30g	姜黄 15g	

共 7 剂，水煎服，日 1 剂，分 3 次温服。

六诊：2009 年 7 月 23 日，又诉咽部不适，稍有咳嗽，无痰，纳眠尚可，二便调，舌苔薄白，舌质淡，脉细弦数。今查尿常规（ － ），血肌酐 133μmol/L，尿素氮 4.91mmol/L。血常规：白细胞 9.4×10^9/L，红细胞 4.83×10^{12}/L，血红蛋白 152g/L，中性粒细胞 77%，血小板 141×10^9/L。现服用泼尼松 35mg/ 日，依那普利 5mg/ 次、每日 2 次，保肾康 3 片 / 次、每日 3 次，尿毒清颗粒 5g/ 次、每日 3 次，金水宝胶囊 5 粒 / 次、每日 3 次。

参合四诊，结合舌脉，患者为风热犯肺，气阴两虚，治以疏风清热、益气养阴，方用二至丸、利咽汤合知柏地黄汤加减。

太子参 30g	玄参 30g	板蓝根 30g	鱼腥草 30g
蝉蜕 12g	大力子 12g	知母 12g	黄柏 12g
生地 30g	怀山 30g	枣皮 12g	丹皮 12g
泽泻 30g	垂盆草 60g	石韦 30g	萹草 30g
丹参 30g	川芎 12g	莪术 12g	熟大黄 10g

共 22 剂，水煎服，日 1 剂，分 3 次温服。

2 个月后，尿、肾功能复查正常。

按：此案 IgA 肾病，辨证属肾阴亏虚证，是临床肾小球疾病中常见的证候类型。在肾阴不足的基础上，常易外感风寒湿热之邪，多见痈肿疮疔，咽喉肿痛，温毒痄腮等病证。疮疹诸毒，皆阻气机之宜化，碍五脏之功能，使水液运行逆乱，外溢于肌肤，诱发加重本病。故中药多用玄参、麦冬、蝉蜕、鱼腥草、板蓝根、大力子等清热解毒、疏风利咽。选方常用知柏地黄汤或参芪地黄汤以扶正固本而祛邪。《诸病源候论·水肿病诸候》曰："水病者，由脾肾俱虚故也。"《素问·阴阳应象大论》："形不足者，温之以气，精不足者，补之以味。"郑师推崇"肾为先天之本，脾为后天之源"之说，故治疗尤为重视调补脾肾，补脾必用党参、黄芪、黄精、怀山、白术、茯苓，滋阴常用女贞子、旱莲草、生地、枸杞、知母等，常用六味地黄汤、二圣丸等为基础方进行辨证论治。然外感之余，又可变生出水、湿、浊、瘀等种种病理产物，成为肾炎发作的诱因或使病情加重、恶化。《素问·调经论》言："病在脉，调之血。"慢性肾小球肾炎以虚为本，气虚无以推动血行，致气滞血瘀，再则久病入络，络脉受阻，瘀血而成，阻滞脉络，精微不循常道而泄漏，治当益气活血祛瘀为要。郑新教授在诊治慢性肾小球肾炎时，常以活血化瘀之法贯穿始终。如活血利水之益母草，养血行瘀之丹参，破血通瘀之莪术、水蛭、桃仁，清热活血之大黄等。再辅之以活血化瘀、排毒降浊的中成药制剂，如肾心康、保肾康、补肾胶囊、尿毒清等药物，以及具有抗炎与免疫抑制双重效应，且能消蛋白尿、血尿的火把花根片，使这难治之病，每每疗效显著。

十一、紫癜性肾炎

紫癜性肾炎是过敏性紫癜对肾脏的损害，临床中表现为紫癜过程中或紫癜消退后出现蛋白尿和（或）血尿，严重时伴有少尿或无尿、水肿、血肌酐升高等肾功能衰竭。中医古代医籍中并无紫癜性肾炎病名记载，根据临床表现及病情演变，本病应属"紫癜风""发斑""血证""尿血""水肿"范畴。长期以来，中医认为本病病因有内因和外因两个方面，内因有素体血热内蕴，先天禀赋不足，或后天调护不当，或疾病迁延难愈，导致正气渐衰，脏腑亏损；外因责之于外感六淫、饮食所伤，热毒乘虚而入，灼伤血络，血液妄行，或因食用辛温发散之品诱发风动，风与热（毒）互结为患，灼络成瘀，发为瘀斑，脉络受损则溢血、尿血。郑新教授认为，紫癜性肾炎出现蛋白尿和（或）血尿，内因主要与肺、脾、肾亏虚有关，外因中以风邪为首的六淫邪气侵袭，以湿热瘀毒为标密切相关。他在 50 余年临证诊治慢性肾脏病中，总结提出的肾病三因论、肾病多瘀论、肾病"治未病"、祛邪扶正并重、扶正重在脾肾、衷中参西等学术思想，在指导紫癜性肾炎辨证施治中起到了非常良好的效果。现将国医大师郑新对紫癜性肾炎病因病机的认识、辨证思路、诊治经验、典型医案及用药特点等总结如下。

（一）病因病机

1.肺脾肾亏虚为本

《素问·经脉别论》曰："饮入于胃，游溢精气，上输于脾，脾气散精，上归于肺，通调水道，下输膀胱，水精四布，五经并行。"

张景岳云："血者，水谷之精微也，源源而来，而实于脾……宣布于肺，施泄于肾。"由此可见，精血来源于脾胃运化的水谷之精，但形成与输布还与肺肾有关。说明精气、精微物质的生成、传输、封藏固守有赖肺脾肾三脏功能的正常运转。郑新教授提出的肾病三因论，是以肾脏病为纲，中医脏腑经典理论为基础，涵盖了与肾脏病密切相关脏器肺、脾、肾之生理、病理相互关系、辨证施治以及理、法、方、药等在内的一整套理论体系，其理论体系中充分阐述了人体的精微物质来源、化生、封藏以及固守均主要责之于肺、脾、肾三脏功能健旺；而尿出现蛋白是人体精微物质外泄的结果，内因主要与肺、脾、肾三脏功能失调密切相关。

与肺：肺为华盖，主一身之气，外合皮毛，主通调水道，能将脾运输来的精微物质通过宣发功能分布营养全身，通过肃降功能向下输送至肾与膀胱，肺有促进和调节水液代谢作用，故称"肺为水之上源"之说；但肺又为娇脏，易受六淫邪气侵袭。风为六淫邪气之首，多兼夹寒、湿、热、毒合而为患。表气虚则卫外不固，腠理疏松，风等邪气每易乘虚而袭。风寒外束，风热上受，均可导致肺气闭塞，气失宣畅，通调失司，水液不能敷布及下注于肾，水湿、湿浊更甚，水液运行逆乱，泛于肌肤乃成肤肿。故《素问·水热穴论》说："勇而劳甚，则肾汗出，逢于风，内不得入于脏腑，外不得越于肌肤，客于六腑，行于皮里，传为胕肿，本之于肾，名曰风水。"郑新教授认为，风邪犯肺，肺气闭郁，治节失司，肺气机升降失调及通调水道不利，水液宣发肃降失调，而将精微物质肃降至膀胱发为蛋白尿；风热毒邪壅肺，肺肃降入肾伤络，血不循常道形成尿血。肺居上焦，开窍于鼻，外合皮毛，主气司呼吸，肺为水之上源，朝百脉，主治节，主宣发肃降，通调水道，若感受外邪，使肺失于宣肃，水道不利，则水谷精微不归正道，肃降至下焦，从小便排出出现蛋白尿。郑新教授亦认为，紫癜性肾炎，多因肺气亏虚，肺卫不固，易受以风邪为首的六淫邪气侵袭诱发或加重，临床上常出现咳嗽、咽痛等肺系证候，从而提出了紫癜性肾炎发病或蛋白尿、血尿加重"其标在肺"之说。

与脾：中医学认为，脾为生化之源，主运化水谷、水湿，转输精微物质，上归于肺，利水生金，由肺注心入血，化生气血，营养全身。脾为中土，喜燥而恶湿。脾虚，则水湿不化，运化失职则为水肿；若脾不健运水谷，水谷不化，气血生化无源，中气下陷，蛋白等精微物质下泄；若脾不健运水湿，则水湿、湿热、浊毒内蕴，故有"诸湿肿满皆生于脾"之说；另风邪夹湿最易困遏脾阳，导致脾失健运，不能升清降浊，以致水液泛滥，湿瘀交阻。郑新教授认为脾为治水之脏，脾虚土不治水而反克，紫癜性肾炎亦属于难治性肾病，其病程较长，病根沉痼，病情反复发作，与脾失健运，脾失统摄，湿热、浊毒内蕴密切相关，从而提出了紫癜性肾炎发病或蛋白尿、血尿加重"其制在脾"之法。

与肾：《素问·六节藏象论》曰："肾者，主蛰，封藏之本，精之处也。"说明了先天肾的封藏功能与精微物质的关系。《诸病源候论》有"劳伤肾虚，不能藏于精，故因小便而精微出也"的描述，指出肾虚可能是精微从小便外泄的原因。肾为先天之本，藏真阴而寓元阳。正常情况下，肾精充肾气足，肾阴肾阳化生有度。肾虚失于封藏，精关不固则蛋白等精微物质外泄；若气滞寒凝、虚火扰肾都可以导致血不循经，产生尿血；若肾阳亏虚，阳不化气，开阖失灵则水湿浊毒内停，造成水肿及尿素氮、肌酐、尿酸等代谢产物增高，为此，郑新教授认为，紫癜性肾炎出现蛋白尿、血尿甚至肾功异常的"其根在肾"之见解。

因此，郑新教授认为紫癜性肾炎中医发病机制是各种致病因素导致肺气虚失于通调、肃降，脾气虚失于运化、统摄，肾虚失于开阖为其根本原因，是紫癜性肾炎发病的主要内因。

2. 风湿热毒瘀为标

风：《外科正宗》："葡萄疫，其患多于小儿，感受四时不正之气，郁于皮肤下不散，结成大小青紫斑点。"四时不正之气多见于"风湿"两邪，"风者，百病之始也"（《素问》），风性善行多变，风行者血动，血不循经外溢而现皮下紫斑，尤其是兼挟热邪时症状更显，病发急速。以风邪为首的六淫邪气侵袭，风邪犯肺、肺气壅闭、肺失宣降，或因风携湿热毒邪侵袭机体，使三焦气化失常，脾不升清、统摄，肾失封藏、固涩，致水谷精微失于常道而流溢外泄，故见蛋白尿，血尿。外感风邪藉足太阳膀胱经入足少阴肾经，以风开泄之性扰动精室，使精关不固，故见蛋白尿精微物质外泄。或因风邪潜伏郁结肾络，每遇再感风邪诱发，精室内扰，尿蛋白精微物质持续外泄。

湿热毒：湿热证，指湿热蕴结体内，脏腑经络运行受阻，可见全身湿热证状的病理变化。所谓湿，即通常所说的水湿，它有外湿和内湿的区分。外湿属于外邪，称为湿邪，多由于气候潮湿或涉水淋雨或居室潮湿，使外来水湿入侵人体而引起，其致病具有重浊、黏滞、趋下特性。内湿是一种病理产物，与脏腑功能失调有关。"湿为阴邪，凝滞难驱"（《医原》），易困脾碍气，气化不畅，郁热内蕴，迫血逆乱，溢浸肌肤成瘀斑。热，也是一种邪气，致病具有炎热升腾等特性，称为火热之邪。热也可以因机体脏腑功能失调产生，称内热。火热之邪侵犯人体或机体脏腑功能失调产生内热时可导致热证，热证是感受外邪，或人体机能活动亢进，阳盛阴衰的证候。湿热，是热与湿同时侵犯人体，或同时存在体内的病理变化，或因夏秋季节天热湿重，湿与热合并入侵人体，或可因湿久留不除而化热。

紫癜性肾炎素有血热内蕴，外感风邪或食物有动风之品，使风热相搏，热毒炽盛，灼伤血络，迫血妄行，外溢肌肤发为瘀斑，内迫胃肠、肾脏，使脾虚不摄血故见便血，肾阴亏虚，虚火灼络故尿血。浊毒、热毒之极时，多病沉疾痼，绵缠难治，毒邪内结，损伤脉络，血溢于外而成瘀血。

瘀：既是病理产物，其形成可因气虚统摄无权，或因阳虚失于温化，或阴虚生热伤络，或湿郁热结，或客气邪留，气机不畅而瘀血内阻，便有张仲景"血不利则为水"、唐容川"瘀血化水"之说。又是致病因素，它与外邪相结合，阻滞气机，脏腑气化功能失常，阻碍精微输布，以致蛋白精微物质下注外泄。

郑新教授认为，风、湿热、毒、瘀互为胶着，困遏肾府，阻滞中焦，扰动下焦，使精室扰动，肾络灼伤，诱发蛋白尿、血尿。这正与西医学各种致病微生物感染机体后，在体内形成免疫复合物沉积于肾小球诱发感染后免疫介导的炎症反应看法一致。

郑新教授亦认为，"本虚标实，即肺脾肾亏虚为本，风湿热毒瘀为标"是紫癜性肾炎病因病机总特征，且发现在本虚中，初期常以肺脾虚为主，肺卫不固，脾失统摄，或脾虚湿盛，挟外邪伤络，病情尚可有转归之时，若不治或失治误治，病陷至肾，表现为脾肾两虚，虚实夹杂，使病情加重。如湿热浊毒相兼，痰瘀互结，"痰夹瘀血，遂成巢囊"（《丹溪心法》），则变生他证、重证、难治之证。

（二）辨证思路与诊治经验

1. 以正虚为本，邪实为标，祛邪扶正并重

《素问·刺法论》说："正气存内，邪不可干。"《素问·评热病论》说："邪之所凑，其气必虚。"《灵枢·口问》说："故邪之所在，皆为不足。"提示正气与邪气是疾病发生过程中的一对基本矛盾。郑新教授认为，这是中医养身之法，治病之本，在诊治紫癜性肾炎中，要恪守此道。在病因上，郑新教授强调"风、湿、热、毒、瘀、虚"，认为正气不足、机体免疫功能失调是内因，感受外邪为诱因。紫癜性肾炎因长期大量的精微物质外泄，精血耗伤，肾虚脾弱，肺卫不固，肺脾肾俱虚，抵御外邪能力下降，反复易侵袭，致病情反复，迁延难愈，因此，治病必求其本，正本方可清源。郑新教授亦发现，紫癜性肾炎患者病情复发或加重时，常有喷嚏、咽痛、咳嗽、咯痰等肺系"标证"出现，因此，在临证中注重祛邪扶正并重。疏风清热解毒常选用四味解毒汤或利咽汤，常用的药物为玄参、蝉蜕、鱼腥草、板蓝根、蒲公英、黄芩、黄柏、射干、马勃等以清热解毒之功效。扶正固本则常用二至丸、归芪地黄汤或参芪地黄汤等临证化裁。

2. 以脾肾为本，肺卫为标，补脾肾固精微与益肺卫抵邪侵并举

郑新教授推崇"肾为先天之本，脾为后天之本"之说。脾气散精、肾

藏精；脾主运化，肾主水司开阖。脾为后天之本，气血生化之源，脾气亏虚，生化无源，中气下陷，致精微物质下泄；脾虚，水湿不运，水湿、浊毒内蕴。肾虚不藏精则精液外泄、开阖失灵则水湿浊毒内停。故《诸病源候论·水肿病诸候》曰："水病者，由脾肾俱虚故也。"在肾脏病中，神疲乏力、食欲不振、大便稀溏、大便干结、口淡不渴、口干喜饮、腰膝酸痛、腹胀尿少、恶心呕吐、颜面下肢浮肿，皆为脾肾本质虚弱所致。脾虚清阳不升，肾虚精微不藏，脾肾两虚导致精微外泄形成蛋白尿的关键；脾气虚失于摄血，肾阴虚精室扰动，脾肾两虚亦是导致血尿的要害，故郑新教授认为，紫癜性肾炎之病位主要在脾肾，为本虚之根，扶正之重。因补脾肾可化生精血气，温煦濡养脏腑，故常用补益脾肾之代表方如参芪地黄汤、知柏地黄汤及二至丸，其中人参（或太子参、党参）温补脾阳，地黄、山萸肉、山药补肝肾、益脾阴。紫癜性肾炎患者病情复发或加重时，常常表现为手心热、咽痛、咳嗽、咯黄痰、尿血，舌边尖红，苔黄等一派气阴两虚兼热毒内蕴证，郑新教授进行病因病机分析，因患者素有本虚即肺脾肾亏虚为先，加之平常使用激素等纯阳药，使患者体质发生变化，临证时常以气阴两虚为主；再因肺卫门户受外邪侵袭，外邪入里化热，为热毒内蕴证，是紫癜性肾炎复发或加重的标志，此时治疗紫癜性肾炎应标本兼治，选方以玄参、板蓝根、鱼腥草、牛蒡子组成的四味解毒汤清热解毒利咽以治肺卫之标，同时予女贞子、旱莲草、太子参、丹皮、熟地等加味二至丸益气养阴以固脾肾本，药到病除，正扬邪清，达到标本兼治的目的。

3. 以风为首，湿热瘀毒并现，祛风与清热解毒利湿并用

《素问·骨空论》有"风为百病之长"，"风者，百病之始也"，提示风邪为外感病证的先导。紫癜性肾炎患者病情复发或加重时，郑新教授认为常因风邪挟寒湿热等外邪侵袭所在，即以感染为先导诱因，如上呼吸道感染、泌尿系感染皆属中医风邪侵袭所致。分析风邪致病的病机有两方面：其一，风邪犯肺致肺气闭郁、肺失宣降，或因风邪与湿热、瘀血相合，三焦气化失常，致脾不升清、肾不固藏，水谷精微失于常道而流溢、肾失封藏而外泄。其二，紫癜性肾炎发病之初，外感风邪藉足太阳膀胱经入足少阴肾经，以其开泄之性直扰肾关而致精关不固；或风邪潜伏郁结肾络，每遇再感之风邪同气相招，

合而发病致精关不固、精微外泄，与上感引起的细菌或病毒感染在体内形成抗原抗体免疫复合物，经过循环，沉积于肾小球而致尿蛋白的机制可能相关。郑新教授发现，紫癜性肾炎初期，患者常出现鼻塞、咽痒喉痛、太阳穴痛、咳嗽、痰稍黄，舌红，苔稍黄，脉浮等外感表证，且以风热上攻肺系为主，故以桑叶、薄荷、射干、蝉蜕、玄参、板蓝根、鱼腥草祛风清热、解毒利咽为治标证的主要法则；郑新教授亦发现，部分紫癜性肾炎病情复发或加重时，以尿灼热、尿痛、尿血、腰痛、手足心潮热、口干为标证，辨证属于湿热下注，故治则中兼顾清利湿热、凉血止血，选用黄柏、白茅根、石韦、萆草等清下焦湿热。中医理论认为，凡邪气亢极或邪气蕴结不解皆可视为毒。正如王冰注《素问·五常政大论》中曰："夫毒者，皆五行标盛暴烈之气所为也。"郑新教授认为，紫癜性肾炎发病或病情加重，仍与各种邪气过于亢盛而蕴结日久不解而形成瘀毒有关，认识到瘀毒不祛则病不缓，故在临证中解毒化瘀尤为重要，故选用射干、玄参、板蓝根、鱼腥草入肺经，清热泻火、解毒利咽、消瘀散结；萆草清热利尿、消瘀解毒、清下焦瘀毒。

4. 以血瘀为变，活血化瘀通络贯穿治疗的始终

在紫癜性肾炎的发生、发展及演变过程中皆可致瘀。其发病机制中虽然病因多端，但以血瘀为变，而血瘀之形成，与"热、毒、湿、虚"均密切相关，其成因可分为因实致瘀和因虚致瘀。

因实致瘀，主要与风湿热毒密切相关。临床中主要有湿热血瘀，热毒血瘀，水湿血瘀，湿浊血瘀。

湿热血瘀：湿热致血瘀有内因、外因之别，外因乃湿热毒之邪侵袭，或风寒、风热、风湿外邪伤肾，水湿热化，或因药源性湿热损伤。内因乃禀赋阳盛及中焦湿热。湿热毒邪壅滞三焦，导致脏腑功能失调，续而成瘀血。由于湿性黏滞重着，易阻遏气机，妨碍血行，热性炎上，伤阴灼络，迫血外溢，湿热相合，更易导致血瘀。外感风寒、风热、风湿、风寒束表，风热上受，入里化热，风邪热毒，灼伤血络，血从下溢出为血尿。外邪闭肺，肺失宣肃，肺卫失和，水道失于通调，风邪挟湿困遏脾阳，脾失健运，不能升清降浊，水液泛滥，而成水肿、蛋白尿等。

热毒血瘀：热毒内伏，日久郁热化毒化火，灼伤脉络，迫血妄行，则血

液溢出血道，发为瘀斑、紫癜。"无毒不生斑，有斑必有瘀"，可见热毒致血瘀发斑，形成紫癜是中医主要病机。热盛壅遏气机，气滞而血瘀。

水湿血瘀：肺脾肾功能失调，则致水湿内停，泛溢肌肤而为水肿，而水湿、血瘀常不可分割，相互为患。《血证论》指出"血与水本不相离"，"病血者未尝不病水，病水者未尝不病血"。在中医理论中，水湿和血瘀均为脏腑功能失调的病理产物，这一观点与西医学理论认识相同。可以说，紫癜性肾炎一旦出现，即产生了水湿和血瘀，二者既是病理产物，又是致病因素，相互影响，形成恶性循环。

湿浊血瘀：湿浊也称为水毒，多因水湿久蕴，排泄不畅，蓄积成毒。由于湿浊影响全身气机的正常升降，使清者不升、浊者不降，造成湿浊内蕴机体，机体各脏腑因失去清气（精微物质）的滋润、濡养，其功能逐渐衰退。这正与西医学肾功能衰竭机体的各种代谢废物如肌酐、尿素氮蓄积体内影响各系统观点一致。

在因实致瘀中，热毒血瘀是发病关键，因患者素有热毒内伏、化火动血、络伤血溢、瘀阻脉道、水液内停发为本病，邪热煎熬，血凝成块，诚如王清任在《医林改错》中所论"血受热则煎熬成块"。瘀由热成，热瘀互结，往往使邪热稽留不退，瘀血久踞不散。正所谓"热附血而愈觉缠绵，血得热而愈形胶固"。湿邪阻络，碍气伤阳，阳气不布，则血行不畅，"气行血行，气滞血瘀"，故日久成瘀，诚如朱丹溪所言"血受湿热，久必凝浊"。瘀血阻滞经络，津液失布化湿，湿瘀互结，胶结难化；久病脏腑亏虚，推动无力，血行迟缓而凝；阴虚火旺，炼血成瘀。瘀、热既成，瘀阻脉络，血行受阻，不循常道而泛溢脉外即成紫癜；邪热蕴阻于肌表血分，迫血妄行，外溢肌肤孔窍发为肌衄。瘀热相互为患，阻滞搏结，互为因果，形成恶性循环，加重病情，迁延难愈。郑新教授认为，紫癜性肾炎之病机特点为瘀热伤络。瘀伤肾络，邪热循经下注膀胱，导致血尿；瘀阻肾络，肾之气化、封藏失司，精微外泄，则见蛋白尿；"血不利则为水"，瘀血阻于肾，肾失主水之职，浊阴不能正常外泄，蓄于体内，导致水肿。病程中热毒壅盛，煎熬其血，则血黏而浓，滞于脉中；或热伤血络，迫血妄行，则血溢脉外，从而形成中医"瘀血"之证，其瘀血已成，又可化热生毒，进一步煎熬营血。病情久延，瘀热伤阴耗气，即便热毒渐衰、以虚证为主的患儿，也可因阴虚血少脉涩，或气虚血失固摄，

国医大师 郑新

126

以致血滞脉中或溢于脉外，从而产生瘀血证。西医研究证实：过敏性紫癜性肾炎存在着全血黏度、血浆黏度、纤维蛋白原等血液流变学指标的改变，这些指标已被证实与中医血瘀证有正相关。

肾病综合征的发病，其病机为本虚标实，本虚责之于肺脾肾三脏功能虚损，尤其是脾肾两虚最为关键。脾为气血生化之源，肾为阴阳之宅，脾肾虚损，主要表现为气虚、阴虚、阳虚，分别导致为气虚血瘀，阴虚热瘀，阳虚寒瘀。

气虚血瘀：气为血之帅，气行则血行，气虚则血瘀；正如《读医随笔·虚实补泻论》曰："天士为久病必治络，其所谓病久气血推行不利，血络之中，必有久瘀凝，故致病气缠延不去，疏其血络而病气可尽也。"又曰："气虚不足以推动，则血必有瘀。"紫癜性肾炎，脾肾气虚，血行无力，易致血瘀。

阴虚热瘀：阴血互存，相互滋生。若阴亏水乏，相火偏亢，煎熬阴液，则血液浓聚，阻而成瘀。

阳虚寒瘀：肾阳为一身阳气之根，气血的运行需要肾阳的温煦和推动，脾肾阳虚，寒从内生，寒凝血脉则滞涩不畅而成瘀。即《灵枢·痈疽》所说："寒邪客于经脉之中，则血泣，血泣则不通。"

在因虚致瘀中，郑新教授认为，主要责之于肺、脾、肾脏的功能虚损。肾虚则元气亏虚，无力推动血液，所谓"元气既虚，必不能达于血管，血管无气必停留而为瘀"，肾气亏虚，而气为血帅，气行则血行，气虚则血滞。肾病脾肾阳虚者，可因寒从内生，寒凝经脉则涩滞不畅而成血瘀。若肾病患者阴亏水乏，相火偏亢，煎熬阴液，则血液浓聚，阻而成瘀。一般来说，因虚致瘀常常是血瘀形成的始因，实邪则是加重血瘀的继发因素。然而，不论是诱发或是继发，一旦导致血瘀形成，常常是虚实相兼，相互致瘀。

无论因实致瘀或因虚致瘀，郑新教授认为，活血化瘀治疗当贯穿于本病治疗的始终。临证中发现，紫癜性肾炎瘀血表现中，多实证中多以瘀热表现为主，虚证中多以气阴两虚为主，故选用兼有清热凉血、益气养阴功效的生地、丹皮、北沙参、知母等药味入方，以达凉血消瘀、益气活血滋阴化瘀之功。

5.善用药对，随证灵活加减

郑新教授认为，紫癜性肾炎辨证要点需要注意风、热、湿、毒、虚均可

专
病
经
验

127

致瘀，虽以活血化瘀为大法，但临证中仍要切中病机，根据瘀血的成因进行分证论治。

疏风清热、解毒活血法：适用于风热毒致瘀证。临床表现为发热，咽痛，皮肤紫癜，或关节痛、腹痛，便干，尿血，舌红，苔薄黄，脉数。证候分析，风热上攻，卫表失常，卫气郁结而发热，咽为肺之上口，肺气通于咽鼻，风热之邪上攻鼻咽，则咽痛，邪热郁肺损伤血络，则皮肤紫癜，邪热郁滞，气机升降失调，故见关节痛、腹痛；邪热下注损伤津液，则便干、尿血。舌脉为热上攻之象。方用银花、连翘、牛蒡子、射干辛凉透表，疏风清热，配以玄参、板蓝根、鱼腥草等解毒利咽，再以白茅根、萹草、旱莲草、生地、丹皮等清热凉血利尿。

清热散瘀、凉血止血法：适用于风热致瘀证。临床表现为热退后皮肤出现紫癜，便血，尿血，或有关节痛，兼有浮肿，小便短赤，蛋白尿或血尿，舌红，或有瘀斑，苔薄黄，脉滑数或细数。证候分析，邪热退后，血溢出络外已成瘀斑，故见皮肤紫癜，血蓄下焦，内迫肠道、肾、膀胱，故便血、尿血。血热壅结，气血不畅，则关节痛，兼有浮肿，小便短赤。舌脉为血热致瘀之象。方以生地、丹皮、紫草等清热散瘀、滋阴凉血，白茅根、玉米须、萹草清热利尿、凉血止血。若血尿甚者，加以侧柏叶、仙鹤草；浮肿甚加泽兰、茯苓、益母草。

清热利湿、解毒活血法：适用于湿热（毒）致瘀证。临床表现为身热不扬，汗出不解，胸闷腹胀，口渴或渴不多饮，心烦，口苦，恶心，纳呆，胸腹四肢等均可见皮肤紫癜，小便不畅，尿色红赤，大便不爽或便血，舌红苔黄腻，脉濡数。证机分析，湿热内阻气机升降失常则胸闷腹胀，恶心纳呆，湿热壅结，津液不能上承于口，则心烦热口苦，口渴或渴不多饮，湿热化毒，外发于表则皮肤紫癜，湿热毒蕴结于下焦，则小便不畅，尿色红赤，大便不爽或便血。舌红苔黄腻，脉濡数为湿热蕴结之象。选用薏苡仁、蔻仁、杏仁宣畅气机、渗利湿热；通草、白茅根、竹叶、小蓟清利湿热；丹参、生地、赤芍活血祛瘀；若湿浊较甚加藿香、佩兰、石菖蒲。

滋阴降火、凉血活络法：适用于阴虚火旺之瘀证。临床表现为紫癜减退，时有头晕腰酸，咽燥喉痛，五心烦热，尿血或镜下血尿，舌红苔薄黄或少苔，脉细数。证候分析，病程日久，火毒之势日衰，故见紫癜减退；肾阴不足，水不涵木，虚阳上亢则头晕；阴虚津不上承，虚热上扰则咽燥喉痛；水火不济，心神被扰五心烦热；虚火灼伤肾络则尿血；舌红苔薄黄或少苔，脉细数则为阴虚火旺之象。方用知柏地黄汤和二至丸加减。方中熟地滋补肾阴，配以知母、黄柏清虚热而坚肾阴，为滋阴降火之剂；二至丸滋补肾阴，凉血化瘀；又以紫草、槐花、茜草、丹皮、赤芍清热凉血止血；若尿血甚加三七、侧柏叶；水肿甚加车前子、益母草。

益气养阴、活血化瘀法：适用于气阴两虚致瘀证。临床表现为身软乏力，常易感冒，口干咽干，手足心热，紫癜反复出现，舌红苔薄黄，脉细数。证候分析，病程迁延，气虚卫外不固，故身软乏力，常易感冒；阴虚则口干咽干，手足心热；气阴虚，瘀血阻滞脉络，紫癜反复出现，舌脉为气阴两虚之象。以参芪地黄汤加减，方中太子参、黄芪益气；女贞子、墨旱莲、茜草、仙鹤草滋阴凉血；生地、丹皮、赤芍、丹参活血化瘀；若热甚加黄芩、紫草清热；尿血重加槐花、三七、白茅根；气虚甚者以党参易太子参。

健脾补肾、活血化瘀法：适用于脾肾两虚致瘀证。临床表现为神疲乏力，腰膝酸软，或浮肿，皮肤紫癜消退，纳差便溏，舌胖有齿痕，脉沉细。证候分析，素有脾肾两虚，脾不健运，肾失封藏，则神疲乏力，腰膝酸软，或有浮肿；瘀血内阻，则由虚而渐退，病情虽见稳定，而虚象渐显；脾胃虚弱，纳运失常，纳差便溏。舌脉为脾肾两虚之象。方以十全大补汤加减。方中黄芪、党参、白术、茯苓、薏苡仁健脾益气；生地、桑寄生、阿胶、猪苓滋阴利水；当归、赤芍、川芎、牛膝、益母草活血化瘀；尿血明显加白茅根、仙鹤草；浮肿加车前子。

滋阴养肝、化浊利湿法：适用于肝肾阴虚，湿浊致瘀证。临床表现为紫癜消退，头晕头痛，腰膝酸困，口咽干燥，夜间尤甚，手足心热，乏力纳呆，恶心欲吐，舌淡胖，苔白，脉弦数。证候分析，足厥阴肝经上循于头部，足少阴肾经连咽挟舌本，肝肾阴虚则头晕头痛，腰膝酸困，口咽干燥，夜间尤甚，手足心热；湿浊瘀阻中焦，气机升降失常，故见乏力纳呆，恶心欲吐；舌脉为肝肾阴虚、湿浊阻滞之象。方用杞菊地黄汤加减。方中生地、枸杞、菊花、山茱萸、女贞子滋肾养肝；半夏、陈皮和胃降逆；厚朴、大黄宽中下气降浊；丹参、川芎、丹皮、桃仁活血化瘀；若气虚者加党参、黄芪；尿血甚加白茅根、槐花、侧柏叶。

6.中西汇通，重视病证相参

郑新教授认为，提高诊治紫癜性肾炎的能力和水平，需要与中西医相关学科融汇、贯通。他精研经典，博览群书，除掌握了中医辨证论治的精华外，还钻研了西医专科诊疗技术及最新进展。运用西医的观念审视疾病，以中医的手段和方法诊治疾病。主张临床上应辨病和辨证相结合，将西医诊病和中医辨证相对应，求同存异，融会贯通，从而对整个病情有更为全面的了解，增强诊断治疗的深度和广度。如对不孕症的诊治，除对病人辨证外，还要对病人进行必要而系统的西医检查。中医的辨证经验与西医的诊断完美地结合起来。

紫癜性肾炎（隐匿性，单纯性血尿）：此型的特点是无症状性血尿和（或）蛋白尿，此型约占50%。郑新教授认为，此型不需要采用激素治疗，单用中医药治疗便可以收到良好效果。认为紫癜性肾炎大多与呼吸道感染、扁桃体炎相关，因此，预防和控制感染是非常重要的环节，抗生素虽可杀菌或抑菌，但不能抗细菌产生的毒素，郑新教授认为，清热解毒中药既能杀菌又能拮抗毒素，此时郑新教授多采用自拟的利咽汤或四味解毒汤加减如射干、板蓝根、玄参、鱼腥草、紫草等清热解毒中药抗感染收到立竿见影的效果。过敏性紫癜是紫癜性肾炎的原发病，郑新教授认为，过敏性紫癜与中医学"风邪"致病相似，故在方中加入祛风药，如祛风搜络的蝉蜕和疏散风热的桑叶、薄荷等中药祛风，达风去则病出目的。此外，过敏性紫癜中医主要病机特点之一为热伤血络、血脉瘀阻，故清热凉血、活血化瘀必不可少，故选用丹皮、赤芍、紫草、丹参等有凉血性质的活血化瘀中药。

紫癜性肾炎（肾炎综合征型）：此型为血尿为主的蛋白尿、水肿或伴有高血压为特点，约占30%。郑新教授认为，此型主要以中药为主，配合西药对症处理。郑新教授认为，此型多采用清热利湿、祛风通络化瘀法，常用石韦、小蓟、白茅根、茜草、紫草、栀子、萆草、蝉蜕、旱莲草等中药辨证治疗。

紫癜性肾炎（肾病综合征型）：此型儿童多见，占10%。郑新教授认为，此型采用激素配合中医治疗较好。激素有抑制免疫介导的炎症反应，减轻炎性渗出，改善血管通透性，配合中药减轻激素的不良反应，减少复发。郑新教授给予标准激素疗程，常用泼尼松片1~1.5mg/（kg·d），早晨顿服，6~8周开始减量。中药开始治疗阶段，郑新教授多采用滋阴降火法，减轻激素引起的阴虚阳亢证候，常用生地、玄参、丹皮、女贞子、墨旱莲、知母、黄柏、紫草、栀子等滋阴降火，调整阴阳平衡，达到标本兼治目的。激素治疗 6~8 周开始减量，每 1~2 周减 10%，当减之 0.75mg/（kg·d）时速度要慢，避免反弹，每 2 周减 2.5mg，直至维持量。如激素治疗 8 周后未见好转，仍按上方减直停药。如为部分缓解，或激素减量后病情复发，此时加用细胞毒类药物，常用环磷酰胺 0.2g 加入 5% 葡萄糖注射液 250ml 内静脉滴注，每周 1 次，监测血常规、肝功、肾功等；累积量小于 150mg/kg。在激素减量，使用环磷酰胺阶段，采用益气养阴、活血通络化瘀法，以黄芪、太子参、生地、丹皮、女贞子、墨旱莲等中药治疗；激素在小剂量维持阶段，以温肾健脾、活血通络法，常采用淫羊藿、菟丝子、仙茅、党参、白术、丹参、莪术、山药等中药辨证治疗。

总之，郑新教授立足于中医本质，弘扬中医学，博采现代科学，宏观与微观相结合，辨病与辨证相参，分阶段、分层次、选择恰当的中西结合方药和时机，标本兼治，随证化裁。在临证中能中不西，先中后西，衷中参西，病证相参。

典型医案

付某，女，12 岁，学生，重庆人，因腹痛伴血尿、蛋白尿 2 个月余于 2003 年 1 月 13 日前来求诊。2 个月前，因腹痛至某医院诊断为"过敏性紫癜、紫癜性肾炎"，肾活检提示倾向于轻中度系膜增生性肾小球肾炎（IGA 肾病），曾给予泼尼松龙针 0.5g/ 日冲击治疗 3 天，再予泼尼松片 40mg/ 日、环磷酰胺片 50mg/ 日口服等治疗，共 2 周。患儿就诊时头昏、腰酸、手心热、咽干、少痰、尿血，无皮疹、发热、腹痛、恶寒、风热、咳嗽。查体：体 37.2℃，脉搏 80 次 / 分，呼吸 18 次 / 分，血压 120/90mmHg，舌淡苔白厚，脉细。神志清楚，语音清晰，皮肤无黄染，全身淋巴结无肿大，咽充血，扁桃体无肿大，颈软，气管居中，双肺呼吸音清晰，心率 80 次 / 分，心律整齐，腹软，全腹部无压痛，双肾区无叩痛，双下肢无水肿。辅助检查：血常规：白细胞 9.4×10^9/L，红细胞 4.95×10^{12}/L，血红蛋白 157g/L，血小板 229×10^9/L，中性粒细胞比值 60%。尿常规：尿蛋白（++++），尿隐血（++）。24 小时尿蛋白 7.915g；纤维蛋白原 4.35g/L；肝功：正常；肾功：正常；血脂：胆固醇

7.40mmol/L；三酰甘油 2.57mmol/L。初步诊断：中医为尿血（气阴两虚、热毒内蕴）；西医为过敏性紫癜性肾炎。辨证要点为头昏，手心热，咽干，少痰，尿血，腰酸。中医治则：滋阴补肾、清热活血，给予自拟四味解毒汤合二至丸加味。药用太子参 10g、玄参 10g、板蓝根 12g、鱼腥草 30g、蝉蜕 10g、牛蒡子 10g、生地 12g、女贞子 10g、旱莲草 10g、丹皮 10g、小蓟 12g、白茅根 30g、茜草 10g、紫草 12g、栀子 10g、三七粉 6g、生甘草 12g。水煎，每日 1 剂。同时继续服用泼尼松片 30mg/日、火把花根片 3 粒每日 3 次、雷公藤多苷片 10mg 每日 3 次及补钙、保护胃黏膜等对症支持治疗；嘱患者慎起居，忌肥甘，避风寒等生活调理；经辨证施治等综合治疗 2 周后患者病情好转，复查尿常规尿蛋白、隐血均转阴，24 小时尿蛋白亦阴性，纤维蛋白原 3.338g/L。患者出院。

患者于 2003 年 3 月 13 日复诊，复诊时患者鼻塞，咽痒，眼干涩，无头昏、腰酸、手心热，无皮疹、发热、腹痛、恶寒、风热、咳嗽。查体：体温 37.2℃，脉搏 72 次/分，呼吸 18 次/分，血压 130/100mmHg，舌淡苔白，脉细数。辅助检查：血常规：白细胞 8.6×10^9/L，红细胞 4.84×10^{12}/L，血红蛋白 163g/L，血小板 190×10^9/L，中性粒细胞比值 65%。尿常规：尿蛋白阴性，尿隐血阴性。24 小时尿蛋白阴性。复诊：中医为感冒（气阴两虚，外感风热）；西医为过敏性紫癜性肾炎。辨证要点为鼻塞，咽痒，眼干涩。中医治则：滋阴清热、疏风清热加味，给予射干 10g、桑叶 10g、薄荷 10g、辛夷花 10g、北沙参 12g、玄参 12g、板蓝根 15g、鱼腥草 30g、牛蒡子 10g、知母 10g、黄柏 10g、生地 15g、怀山 15g、女贞子 12g、旱莲草 12g、石韦 10g、白茅根 30g、芡实 15g、萹草 10g，水煎服，共 10 剂，每日 1 剂。余治疗同前。患者于 2003 年 3 月 27 日再次复诊，患者无不适，尿常规、尿蛋白及隐血均阴性。紫癜性肾炎已痊愈或病情完全控制。

按：分析紫癜性肾炎病因病机，是以肺脾肾亏虚为本，风湿热毒瘀为标，以瘀血为变的病机特点，故采用标本兼治为治病总则，治本包括"治肺、治脾、治肾"；治标则根据标证表现，随机应变，又以活血化瘀贯穿全过程，而且使用活血化瘀之品时，根据临床表现辨证使用此类药，当宗以"有斯证用斯药"。郑新教授强调治疗时应寓止血于活血中，切忌止血留瘀。因此，郑新教授临证时常采用紫草、生地、丹参、旱莲草、石韦、白茅、萹草等凉血活血化瘀止血之品；治肺常采用射干、桑叶、薄荷、辛夷花、板蓝根、鱼腥草、蝉蜕、杏仁等调整肺的宣肃功能；治脾则常用党参、白术、茯苓等品健脾益气固摄，临证时常太子参易党参以增强益肺养阴生津润肺止咳之功；治肾与治脾同行，脾肾同治，常用芡实、怀山、熟地等补益脾肾固本，高度重视肺、脾、肾三脏之间对本病发病的影响，四诊合参，辨证求因，治病求本。在辨治紫癜性肾炎中，强调本虚以脾肾为本，肺卫为标；在标证中，以风邪为首，瘀血为变，湿热瘀毒并现等错综复杂的病机特点，治以调理脏腑、气血，临证辨证不悖，谨守病机，病证相参，用药得法。郑新教授在数十年的临床诊治中，慎思明辨，法古创新，博采众长，融会贯通，勤于实践，逐渐形成了自己独特的肾病三因论、肾病多瘀论、肾病"治未病"、祛邪扶正并重、扶正重在脾肾、衷中参西等学术思想和治学方法。

十二、糖尿病肾病

糖尿病肾病是糖尿病特异性并发症之一，典型改变是微循环障碍和微血管基底膜增厚，临床以蛋白尿、血尿、水肿和高血压为主要特征。根据其临床表现属于中医的"消渴""水肿""眩晕""关格""肾消""尿浊""虚劳"等范畴。郑新教授认为，糖尿病肾病是糖尿病经久不愈，迁延发展而成，两者有必然联系，又各有特点；糖尿病肾病早期多为消渴。以多尿、多饮、多食、形体消瘦或尿有甜味为主要表现，中后期出现水肿、眩晕、关格等变证。消渴的病名最早见于《素问·奇病论》："有病口甘者，病名为何？何以得之？岐伯曰：此五气之溢也，名为脾瘅。"禀赋不足，过食肥甘，情志失调是消渴的主要病因，《灵枢·五变》中提出："五脏皆柔弱者，善病消瘅。"《素问·奇病论》中谓："此肥美之所发也，此人必数食甘美而多肥也，肥者令人内热，甘者令人中满，故其气上溢，转为消渴。"《灵枢·五变》指出："怒则气上逆，胸中蓄积，血气逆流……血脉不行，转而为热，热则消肌肤，故为消瘅。"糖尿病的主要病机是禀赋不足，阴津亏损，燥热偏胜，脉络阻滞。消渴早期以多饮多食为主要表现，《证治准绳·消瘅》说"消渴者……中消之传变"，脾虚失运，湿热积滞，上灼肺津，下耗肾阴，最终致阴阳两虚，痰瘀互结。

郑新教授认为，中医辨证治疗，既要辨证，也要辨病，糖尿病肾病的主要病位在肾，其治疗应重点在肾的阴阳平衡，肾精充盈，肾气充足，要抓住糖尿病肾病病机演变的特点。

（一）糖尿病肾病的病机特点

（1）肾精不足、肾气亏虚：肾为先天之本，主藏精，为全身阴阳的根本，肾精化气，布散全身，肾阳旺，则全身之阳旺，肾阴旺，则全身之阴旺。所谓禀赋不足，通常指肾脏亏虚。肾气不固，封藏失司，精微漏下见蛋白尿；开阖失权，见尿频、水肿；肾阴亏虚，虚火上燔肺脾见烦渴、消谷善饥。脏腑阴阳的衰败，会加重肾阴阳的不足，即"久病及肾"。《圣济总录》说："消渴病久，肾气受伤，肾主水，肾气虚惫，气化失常，开合不利，水液聚于体内而出现水肿。"所以本病的重点病位在肾，肾精不足，肾气亏虚，气化失常是疾病的关键。

（2）气阴两虚：贯穿疾病全程的是气阴两虚。起病之初是气阴两虚，消渴以阴虚为本，燥热为标，《临证指南医案·三消》曰："三消一证，虽有上中下之分，其实不越阴亏阳亢，津涸热淫而已。"阴虚则热，阴愈虚燥热越盛；燥性干涩，易伤津液，日久及阴。两者相互影响，彼此加重，随着病情发展，脾胃失养，肾精失滋，阴损气耗见气阴两虚之证；肝肾同源，肝失濡养见肝肾阴虚；病久不愈，阴损及阳，见阴阳两虚之证。

（3）瘀血阻络：气生血、行血、摄血，气虚推动无力，血行迟缓可致血瘀；气滞血滞可致血瘀；阴虚内热，伤津耗液，血瘀黏滞可致瘀；阳虚内寒，血得寒则凝见血瘀。叶天士说"初病在气，久病在血。"消渴迁延不愈，病久入络，血脉瘀滞，且"瘀血不去，新血不生"，脏腑经络失养，进一步加重瘀阻。

（4）痰湿内蕴：《素问·奇病论》中谓："此肥美之所发也，此人必数食甘美而多肥也，肥者令人内热，甘者令人中满，故其气上溢，转为消渴。"消渴患者多形体肥胖，过食肥甘厚腻，损伤脾胃，脾主运化，为胃行其津液，脾虚则运化失司，水液停滞体内有痰、湿、饮证；肾主津液，蒸腾气化无力，水液停滞见水肿。

（二）治疗

（1）益气补肾：补益为治疗的根本，据阴阳虚衰的侧重选择补肾气、温肾阳、滋肾阴、填肾精等法。因本病病位在肝脾肾，累及心肺，治疗时应兼顾他脏调理。基础方为参芪地黄汤。气虚明显,重用黄芪、人参、党参、山药、白术等;肾虚偏重,加用熟地、山茱萸、枸杞子、菟丝子、女贞子、补骨脂、杜仲等。肾阳不足,随症加减附子、肉桂、仙茅、淫羊藿、肉苁蓉、菟丝子、杜仲、续断。

（2）益气养阴:加用以生脉散或二至丸或随症加减沙参、麦冬、生地、石斛、玉竹、五味子、花粉,西洋参等等。生地、麦冬、玄参滋阴生津,五味子酸甘化阴以滋阴液;女贞子、旱莲草补肝益肾、收敛滋阴。

（3）活血化瘀通络:在益气补肾的基础上选用川芎、郁金、姜黄等辛味药,辛散通络,行气化瘀;肾络久滞,痰瘀互结,选用虫类药地龙、蜈蚣、全蝎、土鳖虫、水蛭等破血消瘀。

（4）化痰除湿:据脾肾虚衰偏重,选用健脾除湿、淡渗利湿,或温阳化气法。药选苍术、白术、山药、茯苓、猪苓、泽泻、薏米。

（5）解毒化浊:糖尿病肾病后期,脏腑功能衰败,阴阳气血亏虚,痰湿、浊毒、瘀血互结,上凌心肺,则为喘累、心悸;内蕴脾胃,则为恶心、呕吐;肾络闭阻,则为尿少、尿闭。应和胃化浊、清热解毒。随症加减熟大黄、元明粉、附子、川芎、砂仁、猪苓、旋覆花、代赭石、甘草、半夏、生姜等药。

糖尿病肾病病性为本虚标实,肾气亏虚是本病发生发展的根本,标实为湿浊、瘀血、浊毒,气阴两虚、血瘀贯穿疾病的整过程。治疗中应侧重益气补肾,兼顾除湿、化瘀、解毒。

十三、尿路结石

尿路结石是指在泌尿系统中有结石的形成和滞留。尿路结石患者可有疼痛、尿血、反复尿路感染等临床症状,也有很多患者长期无症状,在体检时无意发现。

尿路结石依据其临床特征,一般属于中医的"淋证""石淋""腰痛""尿血"等病证的范畴。中医认为结石的病因和发病机制是多方面的,应从整体观念来认识。其一为外邪所伤、外感风邪、湿热化火,或湿热蕴结肾与膀胱,导致肾阴不足,湿热郁蒸,是形成结石的先决条件;其二为情志所伤,七情过激皆可化火,火热伤阴,肾损阴伤而致阴虚火旺,形成肾之阴阳失衡;其三是饮食所伤,饮食不节则可伤脾败胃,脾虚水湿内停,湿郁化热,蕴积下焦，耗伤阴液，而发病。脾虚日久及肾则致脾肾两虚；其四为房劳所伤，房事不节，损伤肾气及精血，易发此病，肾阳虚多不能温煦脾阳导致脾肾两虚。本病的一般演变规律多为湿热之邪蕴结下焦或邪气化火，移热于肾，日久伤及肾阴，阴损及阳，肾阳虚不能温煦脾阳，致脾肾两虚，而出现正虚邪实的症状。

郑新教授认为，尿路结石的病因以外邪与饮食所伤为主。对尿路结石的治疗，分为疼痛发作期和相对静止期，而采用不同的治疗方法。而无论哪一期，都应注重利尿。因为加大尿量、尿速，可促使结石排出。

疼痛发作期。由于湿聚成石，气机阻滞，病以疼痛为主，或伴以小便淋涩不畅，或伴以血尿等，当此标证突出之际，治应针对其标，一方面清热利尿、溶石排石，一方面理气活瘀、缓解疼痛。方用八正散加减。

车前草 30g	瞿麦 15g	萹蓄 15g	栀子 12g
六一散 30g	柴胡 12g	白芍 12g	玄胡 30g
金钱草 30g	鸡内金 15g	海金沙 30g	王不留行 12g

如伴血尿，加小蓟 30g、茜草 15g、三七粉 9g。

相对静止期。此时患者无明显自觉症状，不以标证为急，治应针对其本，其本在于肾虚。由于肾虚气化无力，水液代谢失常，水湿停聚，日久化热，尿液受煎，杂质日渐沉积，形成结石，治应补益肾气，使水液代谢复常，排出结石。常用六味地黄汤和五苓散化裁。

生地 30g	怀山 30g	枣皮 15g	丹皮 12g
茯苓 30g	泽泻 30g	猪苓 30g	车前子 15g
石韦 30g	海金沙 30g	鸡内金 15g	王不留行 12g

郑新教授认为，治疗尿路结石临证常用四法。

（1）清除湿热：结石之成因，多为湿热蕴结，炼灼津液结为砂石而成，故在辨证论治基础上，应加入清利湿热之品，如金钱草、石韦、萹蓄、车前草、六一散、栀子、黄芩、黄柏等，现代药理研究证明，上述药物不仅有利尿消炎之功，而且有消溶结石及促进输尿管蠕动，有利于结石排出的作用。

（2）活血化瘀：结实日久，阻滞气机，必然形成结石。而湿热阻滞，壅遏气机，阻塞血脉，气滞则血瘀，瘀血阻滞，更加重结石。故在辨证论治基础上，适当选加郁金、玄胡、桃仁、牛膝、三七粉等活血化瘀、通利下焦之品，药理研究证明，该类药物可消除尿道的炎症、水肿及血瘀，使输尿管蠕动的频率和幅度增大，有利于结石的顺利排出。

（3）滋阴缓急：因该类疾病日久湿热蕴蒸必伤阴津，致阴伤火旺，且阴亏则筋肉失濡而易于挛急，引起腰酸疼痛，此时应用白芍、甘草以酸甘化阴、缓急止痛。药理研究证明，大剂量的芍药甘草汤有利于输尿管的扩张，使结石易于排出体外。

（4）消石溶石：对结石较大者若单纯用上法，实难奏效，必须使其消溶才有排出之可能。多用海金沙、鸡内金、鳖甲、苡仁、王不留行等。

郑新教授认为，以上分期治疗及治法，只为治疗结石的一般原则，临证时尚需兼顾到患者的体质、年龄、性别、职业、饮食习惯等因素。因为尿路结石虽属专病，比较单纯，但其类型有所不同，况一个类型之中，又不免错综夹杂，在病程中更有发展和变化。因此，必须掌握不同情况，因时、因地、因人辨证施治，安排好先后缓急的施治次序，才能有的放矢，使病无遁形，达到彻底治愈本病之目的。

十四、心律失常

心律失常在许多情况下是各种心脏病极易并发的急重症。开展中医药抗心律失常的研究，为防治心律失常开辟了一条重要途径。现就近20年来中医对心律失常的认识和临床研究，综述如下。

（一）对病证范围的认识

西医学认为，心律失常是指由于心脏内冲动的形成和传导的不正常，使心脏活动规律发生紊乱。中医学没有心律失常的病名，但从其临床表现来看，不论其病因如何，均有心慌、心悸、头晕，甚者出现昏厥。所以，多数认为心律失常属于"心悸""怔忡""眩晕""厥证"范畴。如《伤寒论》有"脉结代，心动悸"之记载等。

（二）对病证诊断的认识

心律失常的病位主要在心，根据心主血脉的理论，四诊中，以切脉对心律失常的诊断为重要，尽管临床脉象正常不一定无心律失常的存在；脉象不正常，也不能肯定有心律失常的存在；而心律失常的确诊，有赖于心电图的检查，但一般认为，多数心律失常病人可出现数、迟、结、代、涩、促等典型脉象。因此，切脉仍是中医学诊断心律失常的主要方法。

成都李良信认为，心（脉）动过速类心律失常，脉象有数脉、疾脉、促脉、极脉、脱脉。根据《濒湖脉学》"数脉属阳，六至一息。七疾八极，九至为脱"的论述及临床所见，数、疾、极、脱脉可见于窦性心动过速，心房扑动（呈恒定2：1房室传导），极脉和脱脉还可见于阵发性心动过速（室上性和室性）。心动过缓类心律失常，脉象有迟脉、缓脉。迟、缓脉可见于窦性心动过缓，Ⅱ度、Ⅲ度房室传导阻滞，房室交界性心律。心（脉）动节律不齐，脉象有结脉、代脉、促脉。促脉可见于频率较快的早搏、房颤和房扑（呈不恒定的2：1~4：1传导）。结脉可见于频率较慢的早搏、窦性停搏，窦房阻滞，Ⅱ度房室传导阻滞（呈不恒定的2：1~4：1传导）。代脉可见于房性或室性期外收缩（二联律、三联律）。

其他如涩脉、雀啄脉、屋漏脉，釜沸脉、麻促脉、损脉、败脉等，可见于窦性停搏（停搏时间较短，次数较少）、Ⅱ度房室传导阻滞（心室起搏点在房室束分叉以下），心室自主性心律等。

（三）对病因病机的认识

心律失常的病因病机是多种多样的，也是较复杂的。其主要病位在心，基本病机为虚则为多数人所共认。就本文资料，临床侧重治虚和虚实兼治的占多数。但是，在致虚之因及因虚致病的认识上，不尽一致，归纳有如下几种。

1. 外邪及情志致病说

持此论者，根据"邪之所凑，其气必虚"及"心主藏神"的论述，认为湿热毒邪侵心，心脏受损，或遭惊恐等情志所伤，心神不宁，均可导致心（脉）动失常。这是由实致虚，虚实相兼而致病，在病毒性心肌炎，急性感染如肺炎、猩红热，神经官能症等疾病所致心律失常中多见。

2. 多脏腑亏损致病论

其基本观点是：脏腑间是相互联系的，心脏受损必然影响他脏，他脏受损同样也可波及于心，使心脏受损。心脏亏虚心主脉功能失常，遂心（脉）

动失常；或心脏亏虚，外邪复干，亦可使心（脉）动失常。常见的病机有：心气不足，心神不宁；心血不足，心失所养；心阴不足，虚火扰心；心阳不足，甚者衰脱；心肾阳虚，阴寒内盛；心脾气虚；肝不藏血，肝病及心，心失所养等等。此病机制论在致心律失常的各种疾病中皆可出现。

3. 气血失和论

此论源于《灵枢·平人绝谷》"五脏安定，血脉和，精神乃居"，《素问·调经论》"五脏之道，皆出于经隧，以行血气，血气不和，百病乃生"的认识，及心主血脉的理论。若气血在血脉中由于各种原因的影响而发生阻滞，就会出现气滞血瘀，心脉痹阻，遂使心（脉）动失常。以冠状动脉粥样硬化性心脏病、风湿性心脏病等所致心律失常为常见。

4. 虚中夹实致病论

基于本病病因复杂，病理环节多的特点，有人提出虚中夹实致病论。认为本病多因虚中夹实所致。虚为心之阴阳气血亏虚，次为心肾阴虚及阳虚；实为气滞、血瘀、痰浊。虚实之间又相互影响，从而导致并加重心律失常。

（四）临床治疗研究

由于导致心律失常的疾病很多，因此，各地对心律失常的临床治疗研究的思路，颇不一致，大致有以下几种。

1. 以病统证，辨证施治

此法的特点是将西医诊断与中医辨证结合起来，辨证分型或不分型论治。临床上用此法者颇多。下面就文献中探讨较多的病态窦房结综合征、早搏进行归纳介绍。

（1）病态窦房结综合征（简称病窦）：本病的主要临床表现为胸闷，心悸，眩晕，脉来迟缓无力。根据"气为血帅""血得温则行""寒主凝"的理论，各地以温阳补气、散寒活血为主，辨证治疗病窦，取得了较好疗效。邹祖燕认为，病窦多由阳虚、血瘀、气血不足导致，表现为阴、寒、瘀、虚证，主要治则为温阳化瘀、益气活血。邝安堃等从温与补的角度治疗病窦27例（Ⅰ型14例，Ⅱ型9例，Ⅲ型4例），其中属心阳虚型12例，用附子、肉桂、桂枝、麻黄、干姜；气阴二虚9例，用党参、黄芪、麦冬、玉竹、桑寄生、杞子、黄精；心肾阳虚6例，主药为附子、肉桂、仙茅、淫羊藿。治疗结果：症状多改善，15例有昏厥史者，14例未再发生，治疗前心率平均为 50.04 ± 1.17 次/分，治疗后平均为 57.07 ± 1.3 次/分，平均增加 7.03 ± 1.33 次/分，$P < 0.001$。有非常显著性差异。北京友谊医院立温阳补气、散寒活血法治疗病窦。补气药为主，则重用党参、黄芪、黄精、甘草，酌加生脉散；以温阳药为主，则用肉桂、附子、仙茅、淫羊藿、巴戟天等；以活血药为主，则用三棱、莪术、丹参、红花等；以温经散寒药为主，则用细辛、柴胡等随症加减。治疗20例，1例心脏骤停死亡，1例中断治疗，7例观察时间较短，其余11例，均有不同程度的好转。有的阿斯综合征发作次数减少或停止，有的心功能好转，复杂心律失常及心电图改善。

也有不分型，以一方为主，辨证加减治疗病窦的。如高尔鑫报告的附子加炙甘草汤，乌鲁木齐中医院治疗病窦基本方（川芎、赤芍、丹参、五味、淫羊藿、桂枝、麦冬、甘草、肉桂、附片、薤白），赵棣华的心脑活血汤（生黄芪、鸡血藤、丹参、玉竹、瓜蒌、茯苓、桃仁、川芎、赤芍、麦冬、生蒲黄、桑寄生、麝香），李云宝的桃红四物汤合生脉散及瓜蒌薤白汤等。

亦有用固定剂型，辨病用药治疗病窦的。如吴德诚报告的生脉散注射液，刘五明等报告的护心丹（主要药物为麝香、人参、三七、蟾酥等）。但是，所有这些，都不离温、补、散、活的法则，

（2）早搏：心悸，脉结代是早搏的临床特点，"阴盛为结"（《伤寒辨脉法》）、"代则气衰"（《素问·脉要精微论》），可见，阴阳气血不足，是本病的关键所在。基于此，徐华云将早搏分为气虚血少型，益气养血复脉，用炙甘草汤；阴虚血少型，滋阴养血复脉，用生脉复律汤（太子参、麦冬、生地、白芍、五味子、柏子仁、白茯苓、炙甘草）；阳虚血少型，温阳养血复脉，用温阳复律汤（附片、肉桂、熟地、怀山、枸杞、党参、炙甘草、大枣等）。治疗34例，显效13例，改善15例，无效6例，显效率占28.3%，总有效率82%。唐山市中医院用补心气汤（黄芪、麦冬、五味子、当归、熟地）加减治疗各种早搏35例，早搏消失14例，有效13例，无效8例，显效50%，总有效率71%。重庆贾河先用红灵汤（红花、灵芝、阿胶、党参、鸡血藤、五味子、麦冬、熟地）治疗频发早搏10例，失眠加苦参，五味子重用至30g，结果6例早搏消失。朱良争以益气养血法为主，辅以温阳或滋阴法，治疗频

发房早、频发室早、房颤共 15 例，总有效率 100%。

也有人认为早搏之阴阳气血不足，多伴有痰湿内蕴或湿热内盛或血滞成瘀之邪实。因此，张笑平将早搏分为气血两虚、阳虚、阴虚、痰饮、湿热等五型及若干亚型治疗，姚庆云将其分为气阴两虚，用生脉散，复脉汤加减；心血瘀阻，用瓜蒌薤白桂枝汤、血府逐瘀汤、失笑散化裁；心气虚用右归饮、四物汤化裁，心阴虚用当归补血汤加味，痰浊中阻用平胃散合温胆汤加减治疗，效果均较满意。

根据早搏的主要病因病机，采用固定方药治疗而获效的，如安徽医学院（现安徽中医药大学）附院用生脉散加苦参、黄芪、鹿衔草、常山制成合剂，治疗早搏 27 例，总有效率 88.8%。此外，还有阜外医院的苦参制剂（苦参、炙甘草、益母草），天津陶宗珍的苦参合剂（苦参、鹿衔草、炙甘草），宋锡光的整律合剂（党参、丹参、苦参、炙甘草、柏子仁、常山），广东中医院的整律 1 号针剂（含苦参、南星、炙甘草），肖嘉荣的滋阴补血汤煎剂（柏子仁、酸枣仁、远志、茯苓、五味子、丹参、木香、当归、黄芪、党参、大枣、生地、熟地、天冬、麦冬、炙甘草）等等，均有一定的疗效。

2. 以证统病，辨证施治

由于"证"更能体现同一疾病在不同人身上的个体表现，因此，各地不乏以中医辨证为主，结合西医诊断治疗心律失常者。其总的特点是：以虚实为纲，辨证施治。

（1）就虚而言：①鉴于其主要病位在心，故以心虚分证，分为心气虚衰型，用归脾汤合麻附细辛汤加丹参、琥珀、菖蒲治疗，或柏子仁汤加减；心阳虚，用麻附细辛汤加减；心阴虚损，用天王补心丹加瓜蒌。②虽然心律失常病位主要在心，但肾为先天之根，元阴元阳之所寄，心与肾生理上相互联系，病理上也相互影响。因此，南京军区总医院从肾虚分型论治。分肾阳虚型、肾阴阳两虚偏阳虚型、肾阴虚型、肾阴阳两虚偏阴虚型，治则以调和阴阳为主，活血化瘀为辅。温肾阳用附片、桂枝、淫羊藿、锁阳、补骨脂、熟地、胡桃肉、沉香；滋阴选生地、玄参、枸杞、首乌、当归、黑芝麻、杜仲；活血化瘀加毛冬青、丹参、冠心片。共治疗各种心律失常 98 例，症状好转率 66.7%，心电图好转率 41.7%。③根据心律失常的多脏腑亏损致病说，从脏腑相关理论出发，海军总医院分有心肾阳虚型，用金匮肾气丸加减；心脾两虚型，用归脾汤加姜黄，有效率达86.7%。④从虚的内涵立论，解放军总医院分有气血两虚，选补心丹或生脉散加当归、鸡血藤、赤芍、丹参、百合、郁金、川芎、菖蒲等治疗，海军总医院则用炙甘草汤加减。周约伯等分有气阴两虚，用炙甘草汤加减，也有的用生脉散加味。徐承秋分为阴虚火盛型，用沙参、生地、首乌、寄生、苦参、黄芩、莲心、夏枯草等治疗，这些，均有一定疗效。⑤辨证不分型，以一方补虚为主治疗。纪秀兰用养心复脉汤治疗心律失常50例，方选生脉散加当归、桂枝、炙甘草、生地、北五加皮、鹿衔草、鸡血藤、合欢皮、生龙骨、磁石、琥珀、枣仁、夜交藤、茯苓、连翘等。心绞痛加三七、丹参，去北五加皮、鹿衔草；舌红苔黄腻加苦参；风湿性心脏病伴慢性心力衰竭加鳖甲、车前子、泽泻；心肌炎加双花、板蓝根；高血压心脏病加杞菊地黄丸。结果治愈35例（占70%），显效8例（16%），好转7例（14%），总有效率100%。方药中生脉散、桂枝、北五加皮、鹿衔草为不可少之品。胡婉英以生脉散、炙甘草汤、归脾汤化裁，选炙黄芪、党参、丹参、桂枝、麦冬、当归、炙甘草、五味子组成基本方，随症加减治疗心律失常30例，显效16例（53.33%），有效8例，无效6例，总有效率80%。对冠状动脉粥样硬化性心脏病及心肌炎后遗症并心律失常疗效较优，房早或房早伴短阵性房速有效，对传导阻滞无效。

（2）就实而言：各地资料主要是从气滞血瘀、血脉痹阻和寒湿痰热侵心的病机制论出发，进行辨证论治。①侧重活血化瘀治疗。心主血脉。气滞血瘀可导致心律失常，心律失常亦可发生或加重气滞血瘀。实验研究证明，治疗心律失常常用的行气活血药如当归、延胡索、枳实、青皮等，都有不同程度的转律作用。曲瑰琦以活血化瘀为主辨证分型治疗各种心律失常57例，其中心血瘀阻型15例，行气活血、化瘀安神，用当归、川芎、赤芍、延胡索、枳壳、红花、党参、枣仁、苦参、龙齿，伴痰湿内阻加陈皮、半夏、全瓜蒌；热滞血壅型19例，清热解毒活血，用丹参、赤芍、鹿衔草、枣仁、苦参、当归、黄芩、麦冬、银花、板蓝根、珍珠母、生甘草；气血双亏血阻型17例，益气养血、活血安神，用党参、黄芪、炙甘草、当归、白术、桂圆肉、茯苓、丹参、枣仁、龙骨、五味子，心阳虚加桂枝、附子、红参；气阴两虚血阻型6例，益气养阴、活血安神，用黄精、党参、珍珠母、当归、丹参、生地、麦冬、枣仁、龙齿、苦参、五味子、炙甘草。结果：显效 31 例，有效 16 例，改善 4 例，无效 6 例，显效率 54.39%，总有效率 82%。蒋锡嘉用 150% 当归糖浆 20ml 口服，日 3 次，15 天为 1 个疗程，一般用药 2 个疗程，治疗各种心律失常 130 例。其中早搏 66 例，有效 44 例，无效 42 例；冠状动脉粥样硬化性心脏病所致室性早搏 30 例，25 例有效；房颤 3 例，显效 1 例；病窦 7 例，4 例有效，房室及室内传导障碍 4 例均无效。②侧重从寒热痰湿治疗。邵念方分有寒实型，采用温经散寒、通络复脉法，选方麻附细辛汤加干姜、炙甘草；实热型，用清热泻火、凉血安神法，方选清心汤（生地、麦冬、黄连、栀子、苦参、莲心等）。北京西苑医院分寒痰型、热痰型，分别采用温痰调律方（南星、桂枝、石菖蒲）、清痰调律方（白矾、礞石、天竺黄、郁金），治疗 20 例，有效率 75%。广州中医学院（现广州中医药大学）也以治痰为主，不分型，用温胆汤加味，治疗 12 例，自觉症状均有改善，部分病例脉结代消失或减轻。

也有从痰瘀互结角度论治的。如周约伯认为心律失常痰瘀互结者，当豁痰化瘀，用瓜蒌、薤白、半夏、红花、蒲黄、五灵脂、赤芍、苦参等，疗效颇佳。

上述以病统证或以证统病对心律失常辨证论治，是目前临床上最常用的方法，除此之外，也有按心（脉）率分快速型、慢速型进行辨证论治的，还有用根据药理实验研究不作辨证处理用单味药治疗的。如北京医学院报道用苦参煎剂及片剂或苦参碱针剂治疗各种心律失常 451 例，总有效率 68%~90.6%。北京、广东等地报道用人参治疗病窦、心肌炎并发室性心动过速、心室颤动、频发阿斯综合征等，均获疗效。其他如附子、福寿草、茵陈、卤碱、常咯林、槲寄生、郁金、万年青、枳实、青皮、补骨脂等，各药均有单独应用而获效的报道。

（五）基础实验研究

有关心律失常的基础实验研究，目前进行较多的是单味药及复方制剂对心律失常的药理作用研究。据报道，动物实验证明，生脉散（包括参麦针、单味红参、麦冬）的抗心律失常作用是：通过其强心苷的效应，改善微循环，增加冠脉血流量，改善心肌供血，降低心肌耗氧量，改善心脏能量代谢，增强垂体——肾上腺的皮质功能，促进网状内皮系统的功能，调整中枢神经系统的功能，非特异的抗炎作用，抗疲劳，对抗机体有害的刺激而实现的。

高天礼等报告，附子Ⅰ号能对抗麻醉剂尿酯所致小鼠的心动过缓，维拉帕米所致的心动过缓及Ⅱ度、Ⅲ度房室传导阻滞及阻止烟碱所致的心动过缓和窦性停搏的恶化。姜文卿等认为，附子Ⅰ号静脉滴注确有与异丙肾上腺素相似的兴奋 β 受体的效应及增强心肌收缩力，提高心血排出量，使周围血管扩张，降低血管阻力的作用，可迅速提高心率，改善窦房传导及结区的房室传导功能，缩短希氏束图 A-H 间期的作用。石山报道，附子能明显缩小和减轻结扎冠状动脉引起的急性心肌缺血性损伤的范围和程度。朱伯卿等报告，附子对心脏作用，部分是通过兴奋 β 肾上腺素能受体的作用，故附子具有正性肌力与正性变时性（正性频率与传导）的作用。还证实附子在较高浓度时能明显增高离体心肌中蒲肯野纤维的自律性，缩短其有效不应期与动作电位时间，提高窦房结与房室结的自律性，加快窦房及房室传导。周远鹏等研究结果表明附子的强心成分为水溶性部分，强心作用与其含有钙离子有关。

山西省中医研究所等五单位研究认为苦参的有效成分为苦参生物总碱、氧化苦参碱、金雀花苦参碱等，对氯仿、肾上腺素、乌头碱、儿茶酚胺及洋地黄毒苷所致心律失常均有良好保护作用，有非特异性奎尼丁样效应。

查力报道，当归流浸膏对犬、猫乙酰胆碱或电刺激所致的心房纤颤和离体家兔的心房纤颤有类似奎尼丁样作用。当归醇对氯仿、肾上腺素、乌头碱、喹巴因等诱发的心律失常有对抗作用。

朱丽芬等报告，心宝（人参、附子、麝香、玉桂、洋金花）服后能显著提高心肌细胞搏动幅度，同时有整律效果。对心脑有明显的加强作用。

实验研究证明有抗心律失常作用的方剂、药物，还有炙甘草汤、参附汤、延胡索、水菖蒲、缬草、常咯林、茵陈、福寿草、万年青、灵芝、枳实、青皮、半夏、檀香等等。

关于心律失常诊疗的实验研究，有人从治则的角度，以活血化瘀法对心血管的作用为题进行了探讨，认为活血化瘀能改善微循环及心脏功能，增加冠脉血流量，降低心肌耗氧量及外周血管阻力，从而为活血化瘀法治疗心律失常提供了实验依据。也有人从脉诊在心律失常诊断中的重要地位出发，研究脉图与心电图、脉图与心音和心音图、脉象与心功能及血管功能的关系。还有人探讨心气虚的本质，认为心脏功能不全可从一个侧面反映心气虚本质。史载祥等用无创性心肌图检查法观察心气虚患者的左心室功能状态，发现心气虚患者具有不同程度的左心功能不全，同时还可依 PEP 延长，PEP/LVET 比值增大与其他脏气虚如脾气虚、肾气虚加以区别。从而认为心肌图测定可以从一个方面为心气虚提供定性、定量、定位的客观辨证指标。

（六）治疗经验

（1）注意病证关系，是提高疗效的有效方法：各地对心律失常辨证论治方法很多，但都不脱离病证关系范畴。因此，从方法学论，处理好病证关系，注意治疗原发病对提高心律失常的治疗效果，不失为有效方法。张启良等认为，中医辨证与西医诊断相结合，在辨证用药基础上，根据该原发病（西医）的主要病理，有针对性地加药，如冠状动脉粥样硬化性心脏病加丹参、三七、赤芍等；风湿性心脏病加忍冬藤、板蓝根、连翘、苡仁等；高血压性心脏病加夏枯草、钩藤、杜仲、黄芩、菊花等；官能性疾病加茯神、枣仁、柏子仁或磁石、珍珠母等，可显著提高疗效。

注意病证关系，还应明确的是：在引起心律失常的西医诊断确立后，中医治则就应相对固定。这是因为尽管引起心律失常的病因多、病机杂，但作为引起心律失常的某一具体病症，其主要病机则是固定的，换言之，即中医治疗对某一具体的西医病证引起心律失常具有共性，因而采用相对固定的治则，既能针对主症兼证，又能顾及主病兼病。冠状动脉粥样硬化性心脏病的基本病机是本虚标实，气滞血瘀，病毒性心肌炎病因为湿热毒邪，病机为由实致虚，瘀阻脉络。因此，补虚祛实，活血祛瘀和清热除湿、解毒通脉，应分别贯穿于冠状动脉粥样硬化性心脏病致心律失常和病毒性心肌炎致心律失常治疗的始终，方能提高疗效。临床上以一方为主治疗某一类心律失常，其获效之理即在于此。

（2）强调一个"急"字，是提高重症心律失常救治率的关键。心律失常病情轻重悬殊，轻者可不用治疗，重者可危及生命。各地的经验是：对重症（包括危、顽症）心律失常，突出一个"急"字，对其提高救治率，降低死亡率，均有积极作用，主要包括：①遣药要猛，药力要专。宋同恺用大剂量附子合剂治疗心动过缓40例，附子用量为70~100g，治后显效34例，改善6例，总有效率100%，无明显毒副作用。顾梦彪等也认为，对顽固性发作的早搏，用全蝎、蜈蚣等活血峻药和大剂量的扶正药，可明显提高疗效。②给药迅速，追求速效。除传统汤剂口服外，特别强调针剂及其他剂型的研制。湖南医学院附二院内科心血管组用枳实注射液静脉注射，治疗阵发性室上性心动过速8例，5例均统一推注，立即或半分钟内转为窦性，另3例45分~4小时内转为窦性心律，转律后心率为72~92次/分。蒋一鸣等报告用青皮素注射液静脉推注治疗阵发性心动过速6例，皆获即刻转律效果，无毒副作用，认为本品对预激症候群、冠状动脉粥样硬化性心脏病、高血压等器质性心脏病所致本症，均能奏效。各地研制的治疗心律失常的针剂还有：重庆中医研究所的参麦针、广东中医院的整律I号针剂、北京医学院的苦参碱针、第一冶金建设公司医院的卤碱注射液、上海槲寄生协作组的槲寄生注射液、上海曙光医院等的万年青强心苷注射液，以及李惠兰报告的生脉散注射液、朱伯卿报告的附子注射液、马胜兴报告的延胡索碱注射液，石山报告的参附注射液、蒋锡嘉等报告的当归注射液等，治疗心律失常，均有相当疗效。

（3）采用综合治疗。重症心律失常，病理环节复杂，单一治则势必不利疗效的提高。各地在运用温阳益气、滋阴养血、化痰除湿、活血祛瘀等法时，多采用这些治法的综合应用。江苏省中医研究所认为，治疗病窦，温阳、扶正、活血、散寒诸法并用，较单一治法疗效好。广东湛江地区人民医院等四单位用炙甘草汤随证加味治疗各种心律失常57例，显效77.1%，总有效率92.98%，即是融温阳益气、滋阴养血、宁心安神等多种治法于一炉之故。除此之外，给药途径、治疗手段的多样化，亦有助于疗效的提高。重庆市中医研究所郑新报道，用参麦注射液20~30ml加入50%葡萄糖30~40ml静脉注射，并辨证论治，分别与单纯辨证论治中药组及西药组作对照，共治疗201例。结果为：参麦针加辨证论治组110例，显效36.31%，总有效率66.31%；中药组40例，显效25%，总有效率57.5%；西药组51例，显效19.68%，总有效率51.1%。认为以采用针药结合，多途径给药的参麦针加辨论证治组效果最好。夏莹认为，神经因素引起的心律失常，可针刺调节自主神经系统而调整心脏功能，从而有协同抗心律失常的作用。各地有关针灸治疗心律失常的临床报道，亦证明针灸是治疗心律失常的有效方法。因此，对重症心律失常，除了注意方药的选择和针剂的运用外，还要注意针灸等多种治疗手段配合。

（郑新等,《中医急症大成》）

十五、败血症

败血症是由致病菌侵入血流而产生的一种严重而危急的全身性感染。病情凶险，死亡率高。如何降低病死率，提高疗效，成了临床重要课题。

（一）中医对败血症的认识

中医的"疔疮走黄""痈毒内陷""毒邪内攻""脓毒流注"等证，相当于西医学的败血症。王文雄认为，中医学无败血症病名，但其临床症状，为恶寒发热，或寒战高烧，昏迷谵妄，肢体或发斑疹或疮疡，实与温病学中之温毒症状，颇为近似。唐由君亦认为败血症属于温病、温毒等病的范畴。丘和明认为败血症除了可归属于"走黄""热毒内陷"等范畴外，亦可归属于中医的伤寒。《外科正宗》对疔疮走黄曾作过这样的描述："其形虽小，其恶甚大，再加艾灸，火益其势，逼毒内攻，反为倒陷走黄之症作矣。既作之后，头目耳项俱能发肿，形如尸胖，七恶顿作，治虽有法，百中难保一二。"又云："日久原疮无踪，走散之处，仍复作脓，脉数唇焦终死。"《外科大成》说："迟则走黄，变异莫测。"这些描述与金黄色葡萄球菌败血症和败血症的迁徙病灶有相似之处。《疡科心得集》说："外症虽有一定之形，而毒气之流行亦无定位，故毒入于心则昏迷，入于肝则痉厥，入于脾则腹胀痛，入于肺则喘嗽，入于肾则目暗，手足冷。"在其他医籍如《温病条辨》中有"大热大渴""面目俱赤""舌蹇肢厥""腹满舌燥黄""口燥咽干""舌苔干黑"等败血症诸症的记述。

中医认为败血症的病因病机是外感六淫，邪毒化火，或内有郁热，蓄而成毒，正气内虚，邪毒内陷，客于营血，入于经络，内陷脏腑，直犯神明，而成本病。如脾胃素虚，湿邪内困，外界湿热之邪乘虚而入，也可导致败血症的发生。败血症的病因主要是正虚和外邪。正虚是外邪入侵引起发病的重要条件。正虚可由饮食不节，起居失常，素体不足，或因病致虚，或药治欠当，峻泻伤正，或耗气伤阴，或严重烧伤，皮焦肉灼，或疮毒脓血，气血津液损伤，或疮疖挤伤，局部气血功能障碍，或摔伤后造成气血瘀滞，荣气不

专病经验

147

行，痈疖失治等，正不胜邪，导致邪毒内陷。正虚就为外界湿热之邪乘虚而入创造了条件。

（二）证治研究

1. 清热解毒治法列为首选，凉血、利湿、益气、养阴、开窍紧密配合

正因为败血症是由致病菌侵入血流而产生的一种严重而危急的全身性感染，所以，中医治疗理所当然地将清热解毒法列为首要的治疗法则。如雷明新、杨得昌用大剂清瘟败毒饮化裁，丘和明、马绍尧采用辨证分型治疗，王文雄、尹济苍、周筱斋、王宁等用验方治疗，张淑文用中西医结合的方法治疗，无不首先重用清热解毒方药，并随证配合应用凉血、利湿、益气、养阴、开窍之剂，从而取得良好疗效，使败血症的病死率明显下降。分析8例报道病例的用药情况，有7例首剂即重用银花，有6例首剂即重用连翘，有5例首剂即重用山栀、黄芩，有4例首剂即重用黄连、蚤休，有3例首剂即重用蒲公英、生石膏、大黄，这个统计虽然例数少，但已说明当今中医在败血症的治疗中首先重视清热解毒药的应用。此外，张定凤等报道，单用黄连素1.6g口服，6小时1次，治疗金黄色葡萄球菌败血症1例，10日痊愈出院，实际上这也是应用清热解毒剂（黄连提取物）治愈败血症的实例。

在清热解毒方剂的选用上，据雷明新等5篇报道统计，用清瘟败毒饮化裁者达131例，用五味消毒饮加味者达31例，用三黄解毒汤者1例。

败血症起病急，传变快，症情凶险，病的早期常表现为卫分、气分症状，但发病后很快出现邪入营血、热毒伤阴、气阴两虚等危重证候，因此，在采用清热解毒治法的同时，要不失时机地配合应用凉血、益气、养阴、开窍之剂，才能使治疗立于不败之地。马绍尧、丘和明在辨证分型治疗中对火毒炽盛型（寒战高热，头痛烦躁，关节酸楚，大便干结，小溲黄赤，大渴引饮，甚则神志不清，呓言谵语，或有恶心呕吐，咳嗽痰血，舌红绛苔黄腻，脉洪大数，局部表现疮势漫肿，焮红剧痛，脓水稠厚）、湿热蕴结型（恶寒发热，头身重痛，或有黄疸，神疲体倦，恶心呕吐，胸闷腹胀，腹痛腹泻，纳呆便溏，舌红苔黄腻或白腻，脉滑数）、热毒伤阴型（发热不退，口干唇燥，胃纳不振，大便燥结，小溲短赤，或神志昏蒙，渴喜冷饮，舌红绛，苔光剥或焦干，脉细数）、气虚阳虚型（病程较长，身无热或体温反低，神萎气怯，自汗

肢冷，口不渴或喜热饮，甚则呼吸急促，手足震颤，舌淡苔白，脉细弱）败血症分别采用凉血清热解毒（犀角地黄汤合黄连解毒汤加减）、清热利湿解毒（茵陈、栀子、黄芩、滑石、苡仁、金钱草、车前草、泽泻、郁金、枳壳等）、养阴生津清热解毒（增液汤合黄连解毒汤加减）、益气扶正托毒（黄芪、党参、山药、白术、银花、黄芩、白花蛇舌草、皂角刺、炙山甲等）等法，都是针对败血症的病情变化迅速的实际情况而采取的积极治疗措施。

2. 外治法的配合应用在败血症的治疗中占有重要地位

鉴于败血症有不少是由于疮疖或皮肤感染引起，因此，外治法的应用在败血症的治疗中占有重要地位。陈绍园报道，用满天星鲜品外敷局部，内服清热解毒方药，治败血症5例，全部治愈。丘和明报道，对有疮疖或皮肤感染者，外敷金黄散、双柏散，或用五味消毒饮煎水外洗，疗效较好。杨得昌采用以下外治法。初期：皮肤上有粟米样小颗粒，或痒或麻，渐焮红热痛，根硬如钉，外敷如意金黄膏。中期：肿势渐大，四周浸润明显，疼痛剧增，发烧口渴，脉洪数，苔黄腻，外敷二味拔毒膏（《医宗金鉴》方）。后期：疮顶黑陷，无脓，周围暗红，肿势扩散，壮热烦躁，神昏谵语，外敷二味拔毒膏。如疔根脱出，肿势稳定，脓腔处插生肌散药条（炙象皮、血竭、儿茶、赤石脂、乳香、没药、煅龙骨各25g，冰片10g，共为细面，过筛即得生肌散，以散一份，新大米饭一份，混合研如泥状，搓成火柴杆粗细的条，阴干备用），敷二味拔毒膏。内服五味消毒饮等，治败血症10例，9例痊愈，1例中断治疗，疗效不明。尹济苍用蒲公英、野菊花捣烂外敷患处，旨在促进病灶吸收。陈国均采取中西医结合外治法，治疗严重烧伤369例，其中败血症52例，取得较好疗效，其方法为：创面常规消毒处理后，用复方儿茶酊（儿茶、黄芩、黄柏各1000g，冰片500g，80%酒精10000ml）喷洒或外涂，并吹风或用烤灯将疮面烤干形成药痂，痂下有感染积液者，随时清理引流，反复喷药定痂。这些外治法的配合应用，在防止病灶扩散，促进病灶吸收，提高治疗效果等方面，无疑具有重要作用。这一经验对于临床医生来说也是不应忽视的。

3. 随证立法选方遣药

根据败血症的不同阶段和不同证候，随证立法选方遣药，灵活施治。唐由君总结的败血症辨证治疗八法，对临床不无指导意义。他提出的八法是：①清热解毒法。主症：壮热恶寒，头痛身痛，痈疡疮疔，红肿热痛，舌红口干，苔黄燥，小便黄，大便干。证属热毒炽盛，治宜清热解毒，五味消毒饮主之。②和解少阳法。主症：寒热往来，胸胁苦满，不欲饮食，心烦喜呕，口渴口苦，咽干目眩，脉弦数，苔薄黄或黄腻。证属邪犯少阳，治宜和解少阳，小柴胡汤主之。③化湿清热法。主症：憎寒壮热，一日三发或发无定时，胸闷呕吐，头痛烦躁，口干不欲饮，苔白腻或白厚，舌质红，脉弦数，或濡数。证属湿热闭阻，治宜化湿清热，达原饮主之。④清热益气法。主症：壮热头痛，口干舌燥；烦渴引饮，面赤恶热，自汗出，背微恶寒，脉大无力。证属热炽气分，津气两伤，治宜清热益气，人参白虎汤主之。⑤和解清热法。主症：寒热往来，口苦咽干，耳聋，心烦喜呕，不欲饮食，大便干，小便少，苔薄白或薄黄而干，脉紧弦数。证属少阳阳明并病，治宜和解少阳，清泄气热，柴胡白虎汤主之。⑥气营两清法。主症：壮热头痛，口干舌燥，烦渴引饮，时有谵语，肌衄齿衄，或渴或不渴，舌红而干，脉细数。证属气营两燔，治宜气营两清，白虎合清营汤主之。⑦增液益气、清热解毒、凉血散血法。主症：壮热神昏，头痛身痛，诸窍干枯燥裂，肌肤甲错，斑色紫暗，舌苔微黄或焦里，舌质干绛，舌体萎缩，蹇硬，脉细数而虚。证属火热炽盛，营血焦灼，津液大伤，治宜增液益气、清热解毒、凉血散血，犀角地黄汤合五味消毒饮加减救治之。⑧益气生津、回阳救脱法。主症：肢冷汗出，口干作渴，气短懒言，肢体倦怠，眩晕少神，脉微细弱。证属津气大伤，真阳欲脱，治宜益气生津、回阳救脱，参附汤合生脉散主之。

（三）辨证分型治疗

丘和明把败血症分三型论治：①热毒炽盛型：寒战高热，烦躁谵语，面红唇赤，气促鼻煽，头痛头晕，身痛骨痛或关节肿痛，咳嗽或咳痰，皮疹或皮肤脓点，疮疖及其他化脓性感染，尿短赤，大便干结，舌红或绛，或有芒刺、瘀斑，苔黄或黄腻，脉洪数或弦数。方用五味消毒饮合黄连解毒汤加减。②湿热蕴结型：恶寒发热，头身重痛，或有黄疸，神疲体倦，恶心呕吐，胸闷腹胀，腹痛腹泻，纳呆便溏，舌红苔黄腻或白腻，脉滑数。方用茵陈蒿汤合黄芩滑石汤加减。③气阴两虚型：起病较缓，发热或无热，面色苍白或晦暗，神疲乏力或嗜睡懒言，头晕头痛，口干欲饮，心烦不寐，盗汗，或有抽搐，纳呆，舌淡红，苔薄白或少苔，脉弦细或弦细数。方用生脉散合六味地黄汤加减。马绍尧将败血症亦分三型论治：①火毒炽盛型：寒战高热，头痛烦躁，关节酸楚，大便干结，小溲黄赤，大渴引饮，甚则神志不清，呓言谵语，或者恶心呕吐，咳嗽痰血，苔黄腻而糙，舌质红绛，脉洪大数或弦滑数。局部表现为疮势漫肿，焮红剧痛，脓水稠厚。方用犀角地黄汤合黄连解毒汤加减。②热毒伤阴型：发热不退，口干唇燥，胃纳不振，大便燥结，小溲短赤，或神志昏蒙，渴喜冷饮，苔光剥或焦干，舌质红绛，脉细数或虚数。局部表现为疮色紫滞，平肿脓少或有血水。方用增液汤或竹叶黄芪汤合黄连解毒汤加减。③气虚阳虚型：病程较长，身无热或体温反低，神萎气怯，自汗肢冷，口不渴或喜热饮，甚则呼吸急促，手足震颤，苔薄白，舌质淡，脉沉细或细弱。局部表现：疮色暗淡，肿势塌陷，脓水稀薄，不知疼痛。方用透脓散、托里消毒散加减。

（四）中医治疗败血症的几点经验体会

（1）治疗败血症，特别是用中医药治疗应用抗生素无效的败血症，不能急躁，必须有方有守，更方要特别慎重。开始降热，一般需 2~4 天，3~9 天体温才能降至正常。守方（专方）治疗，虽与辨证论治（包括卫气营血辨证）的原则不尽符合，但却争取了主动，且并无引邪入内之弊。如泥于分期辨证，常首剂药尚未服完，由于病情迅速变化，又需要换方药，甚为被动。在专方治疗中，清瘟败毒饮是治疗败血症较为理想的方药，该方既具有苦寒、咸寒解毒之品，又有滋润增液之效，适合败血症的危重证情。

（2）证变法变，方药亦变。败血症变异莫测，病情瞬息万变，治法和方药也应随证情变化而变化，但解毒养阴之治法，应贯穿始终。毒随邪来，热由毒生，"温热为法，法在救阴"。说明解毒养阴的重要，只是在不同的阶段，解毒养阴的侧重有所不同罢了。

（3）临床上常见败血症伴有阳明热实见证，而阳明热实，又可加重气营两燔证候。因此，有的学者主张，除了重用清瘟败毒饮两清气营之外，配伍承气汤釜底抽薪，泻火下行而泄毒救阴，这也是中医治疗败血症的重要经验。

（4）重视整体观点，重视扶正祛邪。祛邪以清气、凉营、凉血为主，要求祛邪务尽。扶正必须顾护阴液。若见邪毒炽盛，气营两燔者，可用余氏清瘟败毒饮加减以清热凉血解毒，发斑加银花，便秘佐硝黄，热毒内窜心包而神昏者，可随证选用牛黄丸、至宝丹、紫雪丹之类。风动痉厥可用羚角钩藤汤加减。若热毒犯肺，治当清化热痰，药用黄芩、银花、桑白皮、鱼腥草、金荞麦、芦根、瓜蒌、杏仁、浙贝等。若见肝胆热毒炽盛，当清泻肝胆，泄热解毒，用茵陈蒿汤加龙胆草、黄柏、金钱草、元明粉等。若见热毒入肾，湿与热合，蕴结膀胱，气化不利，则当清利下焦，通淋泄热。若见胃热挟湿，呕恶气逆，应苦辛合用，开泄通降。秽浊内扰而呕者，可配用玉枢丹。若外疡热毒内攻，宜重用黄连解毒汤加紫花地丁、蚤休、蒲公英等。顾护阴液常用知母、麦冬、石斛、芦根、生地等，以利用泄热祛毒。若见热毒耗伤气阴，亟宜益气敛阴，用生脉散加味（西洋参同用更佳）。若见阴损及阳可与参附同用，或佐龙牡，可防治败血症合并循环衰竭。若见热毒侵袭，气血运行不畅，瘀热互结，应及时佐用桃仁、红花、丹皮、茜草、紫草等活血散瘀凉血之品，有利用改善微循环，防治血管内弥漫性凝血之伤。

（5）菌毒并治，清下并用。王今达等采用中西医结合方法治疗败血症16例，菌毒并治，包括选用合适的抗生素，肺热实证用清肺汤，气血两燔用清瘟败毒饮，热入营血用犀角地黄汤；清下并用，阳明腑实用凉膈散或大承气汤，兼血瘀者用血府逐瘀汤。配合西医抗休克，改善微循环，扩容纠酸，防治生命器官功能衰竭。

（6）多途径给药和大剂量给药亦为治疗败血症的关键措施。黄星垣等主张用五味消毒饮加味，每日2剂，昼夜分服。张怀泰等主张内服中药加静脉点滴中药制剂及抗生素。这些都是治疗败血症的成功经验。

（郑新等,《中医急症大成》）

薪火相传

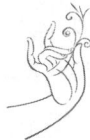

一、中医药为主抗休克治疗的初步探讨

近年来，中医药和中西医结合治疗休克有不少进展，现从病因病机、临床和药理研究三方面分述如下。

（一）病因病机

有关论述颇多，可归纳为三。

（1）热毒猖獗，邪气内陷，气阴耗伤。持此论者有黄氏、田氏、俞氏广东中医学院（现广东中医药大学）附属医院内科等，如俞氏认为："热毒内陷、精气内夺、阴阳之气不相顺接，渐致离决。"

（2）正气受损，阴阳失调，脏腑虚衰：丹东市中医院从"脏腑相关、阴阳互根，气血同源"的整体观点出发，认为："休克的发生，是由邪气内侵、正气受损、阴阳失调、脏腑功能虚衰、元气不固，或真阳虚脱"所致。

（3）心气不足，气滞血瘀，心肾阳衰：赵氏从"气为血帅，气行则血行，气滞则血瘀"和"心主血脉"的理论认为："休克的发生主因心气不足或心阳亏虚，鼓动血脉无力，进而损及肾阳，终致心肾阳气虚衰"所致。

（二）临床研究

1. 辨证分型

（1）辨病分型：天津南开医院将感染性休克分为气阴两虚及亡阳两型；广东中医学院（现广东中医药大学）附院内科将"感休"分为热伤气阴厥脱型、阳气虚衰厥脱型和阴阳俱衰厥脱型；成都中医学院（现成都中医药大学）

附院将"感休"分为：气分热厥型（休克早期）；营血热闭型（休克中晚期），此型又分为热闭型和瘀血阻窍型（合并急性血管内弥漫性凝血）；阳虚寒闭型，此型又分中焦寒闭与下焦寒闭两型。黄氏还将各种休克分为病毒内陷，气痰厥脱、阳气脱型、阴血脱型与阴阳俱脱五型。上海中医学院（现上海中医药大学）附属曙光医院将"感休"分为气阴两损，阳气暴脱，阴分衰竭三型。

（2）病因分型：天津中医学院（现天津中医药大学）附属医院将休克分为：热毒性厥脱、疼痛性厥脱、虚衰性厥脱、病源性厥脱（如中风转脱证）、药源性厥脱、外伤性厥脱。

（3）传统分型：田氏将厥脱分为亡阴与亡阳两类，其中亡阴又分为气阴两虚与亡阴两型；亡阳又分为阳气虚衰与亡阳两型。黄发荣将休克分为亡阴、亡阳与阴阳并亡三型，其中亡阴又分为四：即阴亡于上，阴亡于外、阴亡于下、阴衰于内；亡阳分为三：即阳亡于上、阴亡于外、阳亡于下等。重庆市中医研究所分为：热厥（气阴两伤）、寒厥（阳气欲脱）、阴阳俱脱三型。

2. 临床治疗

（1）益气养阴法：天津南开医院治疗"感休"45例，其中42例为生脉散口服治疗（单用中药24例，中西医结合21例），68%的病人于24小时内休克纠正。又治心源性休克47例（简称"心休"），其中10例为改剂的生脉针4ml肌内注射或静脉注射治疗。另37例分为两组对比观察，19例采用中西医结合治疗，死亡3例，18例采取西药治疗，死亡11例，两组比较差异显著。吉林桦甸市医院，采取生脉散加双花并西药抢救流行性出血热所致休克。徐德光等用生脉汤治疗流行性出血热伴休克164例，用生脉汤组122例中血压为0者有53例，对照组42例中血压为0仅8例，治疗结果，前者病死率1.6%，而后者为16.7%，二者亦有显著差异。辽宁"本钢"医院用生脉散2~6剂并西药治疗"感休"11例。10例治愈，1例无效。李惠兰用大量改剂生脉针，每次100~500ml静脉滴注，1日1~2次，治疗6例重度休克病人，4例治愈（2~4次），2例无效。四川内江人民医院用生脉针6ml加50%葡萄糖水20ml静脉注射，血压回升后，改为4ml肌内注射，日2次，治疗"感休"3例，"心休"7例。8例治愈，2例无效。四川医学院1979年治疗各种休克22例，用生脉针4~6ml加入糖水中静脉注射，日1~6次，治愈18例，4例无效（3例死于心衰，1例死于急性肾功能衰竭）。1983年又治疗"感休"24例，生脉针首次量10~20ml加入10%糖水20ml静脉注射，30分钟重复一次，日用量40~100ml，17例治愈，7例无效。单独用中药治愈7例，其他为西药效果不好加用生脉针。成都中医学院（现成都中医药大学）用参麦针20ml加糖水静脉注射，一次无效，二次加倍，后以100ml加入10%糖水200ml中静脉滴注，治疗中重型"感休"25例，13例治愈，12例死亡，死亡于休克或合并症各占半数。重庆市中医研究所用10%参麦针20~30ml加50%葡萄糖水20~30ml静脉注射，每隔15~30分钟1次，待血压回升或稳定，再以50~100ml参麦针加入10%糖水250ml中静脉滴注，治疗"感休"104例，研究组48小时治愈43例，对照组32例，二者有显著性差异，用药后血压平均复常稳定时间，研究组为25小时，对照组为35小时。又治疗非感染性休克（心源性休克）、失血，药物过敏等共25例，治愈率为92%。辽宁、吉林、陕西、江苏、青海、重庆等交叉验证各种休克34例，其中"感休"25例，总有效率95.19%。曾自豪等以大剂参麦注射液静脉注射和静脉滴注，并用中药抗感染，治愈1例中度休克型肺炎病人。

（2）回阳救逆法：吴大鸿报道用参附汤抢救休克型肺炎3例。休克缓解时间12~15小时，用药：人参、附子各9g，一例加麦冬9g，五味子，甘草各6g。解放军总医院中医科用参附丹参注射液80~200ml加入10%糖水250~500ml中静脉滴注，用于急性心肌梗死，创伤性、感染性、中毒性、手术后等休克及低血压51例，病情较轻的低血压单用本品有效，其余40例病情较重，在用其他升压药后加用本品，有效率86.5%。浙江医大和宁波地区医院所用参附、川芎、大黄组成的化症注射液治疗4例用西药无效的休克病人，皆获痊愈。云南中医学院（现云南中医药大学）学报报道：参附加黄芪、桂枝、肉桂、大枣、陈皮、党参煎汤，每次200ml，2小时鼻饲1次。治愈1例阳虚欲脱的"感休"病人。焦树德用麻附细辛汤加味，配伍西药抢救一胃癌输血所致的休克成功。上海中医学院（现上海中医药大学）曙光医院内科急诊研究室用参附青注射液静脉滴注。治疗感染性厥脱证26例，其中中重型21例，结果11例治愈，8例有效，总有效率73.1%，血压改善最快3分钟，最慢3小时，平均46分钟；厥脱纠正最快5小时，最慢72小时、平均29小时。李德菊报道用淡干姜30g，附片15g、别直参、白芍各15g、炙甘草9g、葱白

5 枚，先服 1 剂，血压回升后，加生龙牡、生鳖甲、生龟甲各 30g，大熟地 15g，治愈 1 例青霉素过敏性休克，血压为 0，西药升压药无效的病人。叶伟洪以内服独参汤、云南白药，配合针灸涌泉、内关、人中、足三里、百会等升压，并用西药抗感染、输液、输血及外科手术、骨折复位，治愈 4 例创伤性休克。

（3）益气养阴、回阳救逆两法并用：上海冠心病协作组采取中西医结合治疗急性心肌梗死并休克 12 例，用口服人参粉或独参汤、参附汤、人参四逆汤、生脉散，或生脉散与四逆汤合方治疗 10 例，获得较好效果。北京友谊医院心内科报道心肌梗死并心源性休克 103 例，用生脉散、四逆汤及参附姜注射液并西药治疗，在中度休克组中，中西医结合组的病死率为 25%，而单纯西药组则为 52%。北京积水潭医院用参附汤灌胃，并用生脉散灌胃治愈 2 例严重创伤性休克昏迷，血压 60/40~0mmHg，西药无效的病人。詹仲生用生脉散加附片、龙牡和生脉散加黄精两剂各治愈 1 例中度和轻度"心休"的病人。兰州医学院第二附院内科采取中西医结合治疗休克型肺炎 20 例，用中药升压汤 I 号（生脉散加双花、蒲公英、白茅根、甘草等），治疗气阴两虚型 3 例；II 号方（参附汤加当归、桂枝、细辛、通草）治疗亡阳型 12 例；III 号稳压汤（人参、附子、黄精、麦冬、炙甘草）治疗 9 例，结果全部治愈。辽宁丹东市中医院内科治疗 21 例休克，其中 6 例病人用中药口服，其余用复方红参针（红参、黄精、红花）、四逆针（附子、干姜、炙甘草）、生脉针（红参、麦冬、五味子）5~20ml 加入 10% 葡萄糖 500ml 中静脉滴注，血压多在 30 分钟内回升，2~12 小时纠正。口服药需要 24~48 小时才能纠正，显示改剂静脉给药的优越性。周约伯用四逆针或生脉针 2~4ml 肌内注射或静脉注射，2~4 小时 1 次治疗"心休"50 例，其中轻型 33 例，中药治疗 17 例，中西医结合治疗 13 例，西药治疗 3 例，均治愈；中重型 17 例，西药组 7 例，死亡 5 例，中西医结合组 10 例，死亡 3 例，亦显示中西医结合治疗中重型休克的优越性。另一组用加大上述用药一倍的剂量治疗各型休克 20 例，19 例治愈，1 例无效，提示剂量不同，疗效有异。辽宁中医杂志报道"感休"65 例以清热解毒、益气固脱、回阳救逆、活血化瘀的治则，阴损及阳型用生脉散加味，阳气欲脱用参附龙牡汤并西药治疗 24 例，死亡 1 例；西药组 41 例死亡 5 例。解放军 159 医院采取中西医结合治疗 6 例烧伤合并败血症休克，血压 0~80mmHg，中药用生脉散或四逆汤口服，用药后 4 例治愈，2 例死亡。安徽医学院（现安徽中医药大学）烧伤研究组用红参、附子、麦冬按 1:3:6 的比例制成复脉注射液肌内注射或静脉注射，结合口服烧伤饮料，创面外用中药等综合疗法，治疗烧伤性休克 183 例，平稳渡过休克的 147 例，不平稳者 29 例，死亡 7 例，死亡率为 3.8%。李以松用升压汤（黄芪、党参各 30g，五味子 20g，麦冬 10g，北柴胡 3g）随证加味，治疗低血压 34 例，服药一疗程痊愈 31 例，好转 2 例，无效 1 例。王今达以中西医结合治疗"感休"105 例，单用中药 7 例，中西医结合 98 例。治法：①抗感染：菌毒并治：西药用抗生素、激素；中医治以清热解毒：肺热实证用清肺汤、气血两燔用清瘟败毒饮，热入营血用犀角地黄汤。清下并用：清热解毒与通泻里热并用，凉膈散或大承气汤加减。扶正祛邪：气脱者用独参汤或升压汤（党参、黄精、甘草）加减，阴竭者用生脉散加减；寒厥者用参附汤加减。②抗休克：改善微循环及稳定细胞功能，治以活血化瘀，用血府逐瘀汤加减。维持有效血循环量及降低血液的黏滞度。纠正酸碱平衡。③防治结合，维持生命器官功能，处理并发症：合并心功不全或继发心源性休克者，选用生脉散加减，并酌情用血管扩张剂、强心苷。合并急性血管内弥漫性凝血时，用血府逐瘀汤加减。合并急性呼吸窘迫综合征时，限制体液，适量使用激素。肺实者泻大肠、活血化瘀、宣肺渗湿，用宣肺渗湿汤。合并少尿或无尿时，先予甘露醇或大剂量呋塞米冲击治疗，结果存活 88 例、死亡 17 例。

（4）行气活血法：枳实针、青皮素针、升压灵。湖南医学院（现中南大学湘雅医学院）等单位用枳实注射液每次 0.3~0.5g/kg 加入 5% 糖盐水 10ml 中稀释静脉注射，5~10 分钟缓慢注射，连续二次后改用 0.15~3.5g/ 次加入 10% 葡萄糖水 100ml 中静脉滴注或用其提取物昔奈福林和 N– 甲基酪胺（每支 20mg）每次 1mg/kg，以 5~10ml 生理盐水稀释后静脉滴注，15~20 分钟 1 次，可先推 1~3 次，后以 4mg/kg·次加入 5%~10% 葡萄糖水 140ml 静脉滴注，治疗感染性休克、心源性休克为主的各型休克共 314 例。上海中医学院（现上海中医药大学）用青皮素注射液治疗各型休克 22 例，有效率 100%。金妙文等用升压灵注射液治疗出血热休克和感染性休克共 112 例，有效率 93.53%，升压时间平均 3.37 小时。

徐州医学院等用洋金花总生物碱 3~8mg 一次静脉滴注配合冬眠药物，治疗外科休克病人 87 例，中毒性休克占 52 例，其余为创伤及出血性休克，疗效满意。广东梅县地区医院用复方闹羊花针剂（闹羊花、川芎、当归、川乌）肌内注射或静脉滴注，治疗 78 例各种休克病人，显效 61 例，占 78.3%，总有效率 53.11%，40 例病人在 15~90 分钟达到升压稳压。浙江宁波用东莨菪碱成人 6~9mg，儿童 0.15~0.3mg/kg，樟柳碱成人用 25~35mg，儿童用 0.5~1mg/kg，二药合用，东莨菪碱为 2~3mg，樟柳碱 15~20mg，治疗感染性休克出血性休克等。

（5）清下并用法：天津一中心医院用大承气汤合清瘟败毒饮治疗有腑实证的"感休"36 例，有效率 92.6%。李维藩用大承气汤加胡黄连、桃仁、甘遂，治愈 2 例肠梗阻性休克。周氏、朱氏均用大承气汤合生脉散各治愈 1 例"感休"病人。张伯臾仿黄龙汤加减治愈 1 例休克型肺炎合并肠麻痹的患者。张明月仿吴鞠通增液承气合牛黄承气汤法治愈 1 例阳明实热、邪闭心包的休克型肺炎。四川医学院采取中西医结合法：用含有大黄芒硝的柴黄解毒汤、柴黄消痈汤并生脉针治疗 90 例化脓性胆管炎伴中毒性休克的病人，治愈 83 例，其中 52 例单用中药控制感染。湖北中医学院（现湖北中医药大学）采用中西医结合控制感染，用含有大黄、芒硝的清胆注射液静脉推注和滴注，并用生脉针治疗 37 例脓性胆管炎伴中毒性休克病人，治愈 24 例，有效率 64.87%。张云鹏亦用大承气汤加清热解毒之品治愈 1 例急性胆囊炎伴中毒性休克的病人。

（6）活血化瘀法：天津一中心医院对休克伴有急性血管内弥漫性凝血（相当于中医的瘀血证）的病人，在固脱的基础上，选用血府逐瘀汤口服和其针药静脉滴注，并辨证施治：热盛瘀血型加清瘟败毒饮，气虚瘀血型加独参汤或升压汤，血虚瘀血型加当归补血汤，治疗 36 例，治愈 26 例，好转 1 例，死亡 9 例。山西医学院（现山西医科大学）以活血化瘀法为主治疗 93 例宫外孕致休克病人，有一定疗效，轻型休克用活血化瘀药即纠正。

（7）强心升压法：休克时常伴有心功能不全、心肌收缩力减弱、心泵输出量降低、组织器官的灌注量不足而导致休克或心力衰竭。应用一般中药升压药无效时，加用强心药常能使休克很快好转。综合报道：中医研究院的抗休克合剂、强心散，辽宁中医学院（现辽宁中医药大学）的抗休克 I 号，及其他单位的福寿草总苷、黄花夹竹桃苷、万年青苷、铃兰毒苷（冰凉花提取物）、北五加皮粗苷等，都有较好的疗效。

（8）针灸升压法：兰州医学院第二附院用针刺素髎，耳针皮质下、肾上腺区，治愈1例中西药无效的重度休克病人，针后10分钟血压自0逐渐上升，20小时复常，神志清醒。山东医学院（现山东中医药大学）以针刺人中、足三里治愈1例胃穿孔伴出血性休克的病人，又报道针刺素髎、内关穴治疗各种休克160例，显效122例、有效18例，总有效率为87.5%，多数病人半小时内升压，1~2小时稳压。李锦祥以针刺人中穴、指压合谷穴治愈1例过敏性休克的小儿。熊新安用七星针配合针灸治疗体质性低血压症，快刺素髎穴，反复叩击大杼至白环俞5~7遍，艾灸百会，针刺气海、关元、足三里、肾俞，并分别灸5壮，治疗17例均愈，13例随访3年未复发。蔡景高用电针素髎配左内关、后改为左耳皮质下配左内外关，或用左耳肾上腺配左内关，电针时间最短8小时，最长48小时稳压。抢救11例"感休"均获得成功。山东昌潍地区人民医院内科电针合谷、耳穴、足三里、涌泉等穴治疗"感休"33例，血压升至正常者25例，明显上升者6例，无变化2例。邓世发以自拟针灸复苏基础方手十二井穴、百会、水沟、涌泉、承浆、神阙、关元、四神聪等，治愈2例感染性休克。

（三）药理研究

1. 益气养阴法，生脉散类

实验研究表明：生脉散的药理效应是多面性的，大致有以下几点：①增强心肌的收缩力，增加心血输出量，有强心效应。并能使停搏的心脏重新起搏。②增强冠脉血流量，改善心肌供血。促使缺氧的心肌细胞恢复和再生，使实验性心肌梗死的心电图正常化。③调整心肌代谢，降低心肌耗氧量，能使缺氧心肌糖原升高，乳酸明显降低，ATP酶增高，使心肌细胞中的核糖核酸（RNA）及脱氧核糖核酸含量增加，并能促进心肌细胞的肌动蛋白的合成。④双向性调节血压，能使全血黏度比、血球压积明显降低，凝血酶原时间、红细胞电泳时间明显缩短，血小板、纤维蛋白原含量明显升高，有解聚血小板的作用，故能对血管内弥漫性凝血有保护作用黏度。有抑制毛细血管的通透性的非特异性抗炎作用，对IgE抗介导的体液免疫有一定的抑制作用，对细胞免疫有促进作用。⑤人参对大脑皮层及延脑中枢有兴奋作用，能兴奋呼吸中枢，增加呼吸的频率和速度。有报告生脉散又有镇静作用。⑥能显著提高动物、健康人内源性皮质激素水平，能降低实验动物血浆中的 PGE 水平。

邓氏等实验发现，参麦液有：①对革兰阴性杆菌、内毒素及钩端螺旋体败血症菌株所致的休克动物的死亡时间明显延长。提示有一定的保护作用。②对内毒素所致实验动物的体温过高、过低，外周白细胞的急剧升高与过低有调整作用，对所致的腹泻有抑制作用。③对正常及荷瘤动物的网状内皮系统（RES）均有明显激活作用。能对抗内毒素对 RES 功能的抑制。④能激发肾上腺的皮质功能。⑤能降低血浆中环磷核苷酸（cAMP）的水平，调整 cAMP/cGMP 的平衡。⑥能对抗免疫抑制剂所引起的白细胞下降，动物实验对急性失血性休克、内毒素休克、心源性休克、过敏性休克等均有作用。

2. 回阳救逆法，参附、四逆汤类

人参四逆汤能推迟大白鼠失血性休克发展至不可逆性休克的时间，延长存活时间，提高不可逆休克动物存活的百分率。对缺氧性休克兔、血管栓塞性休克猫、心源性休克兔等均有不同程度提高其平均动脉压，加强呼吸运动，稳定中心静脉压和延缓缺氧引起的异常心电图波形，提高其耐缺氧能力。四逆汤能对抗实验性兔的原发性小肠缺血损伤肠系膜上动脉闭塞性休克和继发性小肠缺血损伤晚期失血性休克，主要能作用于小肠，保护休克小肠，阻断致休克不可逆发展的肠道因素的形成。参附注射液能显著提高离体兔的冠脉血流量，改善垂体后叶素引起的心肌缺血，有强心作用，可防止大肠杆菌内毒素所导致的犬急性心肌收缩性抑制，同时又能产生一个使外周压力逐步回升的缓慢效应，对大肠杆菌内毒素所致的中毒性休克有一定的治疗效应。心脉灵注射液（人参总皂苷、猪胆汁、附子总碱、干姜挥发油、甘草次酸）动物实验，有升压作用，对内毒素休克有明显的保护作用，能增加红细胞的静电斥力，减轻红细胞的聚集，改变血液的黏稠度，改善血流，增加组织的血流灌注量。化症注射液（红参三帖皂苷、川芎挥发油、附子生物碱、大黄蒽醌），除有类似上述作用外，有调整代谢、兴奋垂体 - 肾上腺系统，具有皮质激素样作用。

3. 理气活血法，枳实、青皮、升压灵、中麻药

枳实的有效成分为昔奈福林及 N- 甲基酪胺。动物实验表明，它具有降低冠脉及肾血管的阻力，降低心肌的耗氧量，增强心力，改善心脏的泵血功能，

增加心、脑、肾血流灌注，改善微循环，升高血压，其升压效应与兴奋 α 受体及 β 受体有关。与去甲肾上腺素相比，具有升压作用快，排泄快，无耐受和蓄积现象，不良反应少等作用，对加压胺无效的病例，枳实的疗效较好。若与人参制成参枳注射液，或与生脉注射液并用，效果更好。动物实验青皮素主要作用于肾上腺素能 α 受体，而对 β 受体的 M 胆碱受体均无兴奋和阻滞作用。青皮素升压作用快，对犬、猫、兔和大白鼠多种动物造成的失血性、创伤性、输血性、内毒素、中药肌松剂、麻醉意外和催眠药中毒等所致的休克均有显著的疗效。对急性过敏性及组织胺所致休克，也有一定的保护和预防作用。升压灵药物组成主要为陈皮，含有 8 种成分，其效应与上两药类同。

中麻药物的药理作用，主要是通过解除血管的痉挛而起活血化瘀通脉作用，从而保持了血压的稳定，在出血性休克的动物实验中，证明洋金花总碱能显著纠正休克的低排高阻的血流动力学紊乱，解除小血管的痉挛，改善微循环，使尿量增加，该药还能改善组织器官的血流灌注，显著降低外周血管的阻力，增加心搏量。东莨菪碱能使肺循环的阻力减少，保证组织氧的灌注良好，扩张支气管，减少分泌物，改善通气功能，还能对抗哌替啶、吗啡对呼吸的抑制，有利于休克的恢复。家兔试验还表明，静脉注射去甲肾上腺素所致的肠系膜微循环停滞，该药对其有明显的对抗作用，并使之重新活跃，血液重新流动。

4. 清下并用法

（1）清下药能缓解肠道平滑肌的痉挛，增加肠道的蠕动、容积和推进功能，消除梗阻，促进肠道腐败内容物的排除。

（2）改善肠血流量及肠道缺血，降低毛细血管的通透性，减少炎性渗出，减轻内毒素对网状内皮系统功能的抑制，预防术后腹腔内的粘连。

（3）缓解奥迪括约肌的痉挛，增强胆汁的分泌排泄，利胆作用明显。

（4）有解热作用。

（5）有抗病原微生物的作用，其中大黄最强，对链球菌、志贺痢疾杆菌有杀灭作用，主要是抑制细菌糖代谢中间产物的氧化脱氢，抑制其核酸和蛋白质的合成。

（6）大黄能明显提高人体外周白细胞吞噬金黄色葡萄球菌，促进脾脏网状内皮系统的增生，促进小鼠腹腔巨噬细胞的再生等功能。

（7）动物实验还表明用25%生大黄浸液喂饲豚鼠和小白鼠，可使皮毛润泽，体力增强。还从其中分离出蒽醌衍生物等20多种成分及人体必需的多种金属元素，有补益作用。

（8）大黄酚能促进骨髓制造血小板，促进血液凝固，缩短凝血时间，有止血作用。

（9）大黄中的大黄酸、大黄素均有利尿作用，并有激素样作用。

5. 活血化瘀药

活血化瘀药可改善微循环，促进组织的血流灌注，加强重要脏器的血液循环，保护心脏，改善心肌的缺氧。降低休克动物血浆中游离血红蛋白和溶酶体酶的含量，增强单核和巨噬细胞的吞噬功能，因而有利于休克的纠正。

6. 强心升压药

强心药物多具有增加心肌的收缩力，增加心血搏出量，改善微循环，增加心、脑、肾等主要脏器的血流灌注，改善组织缺氧，改善心功能不全，从而达到升压稳定、纠正休克。

7. 针灸升压原理

针刺失血性休克家兔的"内关"穴，可使家兔的血压轻度升高，保持平稳，对切断两侧颈部迷走神经后再放血的动物模型，仍有上述升压作用，并能使休克晚期动物的心率恢复，心功能改善，血压平稳上升，存活时间显著延长，但预先阻断星状神经节或切断颈迷走神经，再针"内关"则无效。说明这两组神经的存在与针刺"内关"升压有关。电针大鼠的"人中"穴，在一定条件下，能加强大鼠在失血性低血压的代偿能力，与对照组比较恢复心率、血压、动物死亡数都有显著差异，针"人中""内关"，有加速血中胶体磷的消除，改善网状内皮系统的功能。针刺小鼠上、下唇及"背俞"穴，对实验过敏性休克有对抗作用，其机制可能是由于唇针是一种强烈的刺激，通这种经系统发挥调整作用，产生应激反应，从而改善呼吸功能、降低肺循环阻力，减轻血循环障碍。艾灸"关元"穴，能增加失血性休克实验家犬的机体代偿能力，改善其血流动力学紊乱，防止缺氧加重，延缓休克的发展。切断迷走神经后放血，电针两侧"内关"穴10分钟，使血压平均上升14.62mmHg，针刺前后有显著性差异，但切除臂丛神经，则失去升压效应。

8.其他抗休克的方药

（1）归脾丸以抗烫伤休克的动物实验筛选了九个温补方法，结果认为归脾丸（人参、黄芪、当归、白术、木香、酸枣仁等）有较好的抗休克作用，其存活率较对照组有显著性差异。

（2）保元汤及金线吊白米（保元方Ⅰ号：人参、黄芪、甘草酸；Ⅱ号：人参、黄芪等份；Ⅲ号为Ⅰ号加肉桂）以大肠埃希菌内毒素休克小鼠观察其效应，结果用药组动物的生存率与生存时间均明显较空白对照组为高，差异显著，与西药组相似，切除肾上腺则作用消失，说明其保护作用，是通过增强肾上腺皮质功能而实现的。

（3）益气活血方（当归、黄芪、丹参、益母草、川芎）动物实验结果表明：该药对小鼠内毒素中毒有明显的保护作用，能使血糖纤维蛋白原含量明显降低，优球蛋白溶解时间明显缩短，提示纤溶活力明显增强。还能延长复钙及凝血酶时间，明显减弱内毒素所致的血压下降，并能使血压在一段时间内维持高水平，因此对内毒素休克及急性血管内弥漫性凝血有一定的预防作用。

［郑新，中医温病卫气营血理论研究资料汇编.1980,（2）104-107.］

二、参麦针抗休克的临床和实验研究

我们根据1977年7月~1980年6月订出休克的统一诊断标准，用药方法和疗效评订标准，选用四川省雅安制药厂提供的参麦针（每ml含红参和麦冬生药各0.1g），对48例各型休克病人作了系统的住院观察治疗，在临床取得一定效果后，同时开展了相应的药理实验。为了比较其疗效，我们还将近年内采用其他中医或西医疗法治疗的各型休克65例作对照，现将113例的临床和实验结果，分析报告如下。

（一）临床资料

本组113例中住院观察的110例，门诊观察的3例。参麦针治疗组48例。对照的人参针治疗组27例，常规西药治疗组38例。全部病例收缩压均＞

薪火相传

80mmHg，脉压＜20mmHg，尿量明显减少。平均每小时＞30ml，具有不同程度的神志、皮肤温度和色泽的改变，年龄最小 14 岁，最大 88 岁，大于 60 岁的 31 例。

休克分类：感染性休克 95 例（其中休克型肺炎 47 例，中毒性菌痢及肠炎 23 例，慢支炎肺气肿伴感染 17 例，其他感染性休克 8 例），心源性休克 7 例，出血性休克 6 例，其他 5 例。参麦针组及中西药对照各型休克分布比较，基本相近。

病情分类：冷型 81 例，暖型 32 例，轻型 74 例，中型 18 例，重型 21 例。休克分期：微循环收缩期 92 例，扩张期 5 例，衰竭期 16 例，阴脱型 94 例，阳脱型 5 例，阴阳俱脱型 14 例。参麦针组及中、西药对照组病情分布亦基本相近。

（二）治疗方法

（1）参麦针组：以 10% 参麦针 10~20ml 加入 50% 糖水 20~30ml 静脉推注，每隔 15~30 分钟 1 次，连续 3~5 次待血压回升或稳定，再以其 30~50ml 加入 10% 葡萄糖水或 5% 葡萄糖盐水 250~500ml 静脉滴注，或新型的养阴针，增液针 250~500ml 中静脉滴注，直至休克纠正。

（2）人参针组：以 10% 的人参针（红参）2ml 肌内注射，日 3~4 次，或 4~8ml 加入 10% 葡萄糖水或 5% 葡萄糖盐水 100~250ml 中静脉滴注，日 2~3 次。

（3）西医组，按一般常规用法用药（从略）。

（4）其他用药：根据休克的不同类型，选解毒清热的口服或静脉滴注中药控制感染，或用抗生素控制感染，按需要采用常规纠正酸中毒，补充电介质等支持疗法。

（三）治疗结果

1.疗效判断标准

（1）优：用药后血压回升，24 小时内血压稳定正常，症状体征消失。

（2）良：用药后血压回升，48 小时稳定正常，症状体征消失。

（3）差：用药后血压回升，大于 48 小时血压稳定，症状体征消失或血压不稳定，症状体征改善不大或死亡者。

2. 治疗结果

（1）三组疗效的比较结果（见表1）。

表1　三组疗效的比较

疗效　　组别	优			良			差			P值
	轻	中	重	轻	中	重	轻	中	重	
西药组（38）	7	4	3	3	1	1	12	2	5	参麦与西药
人参针组（27）	6	0	0	4	0	2	11	3	1	$P < 0.05$
参麦针组（48）	18	3	6	9	1	0	5	2	4	参麦与人参
合计（113）	31	7	9	16	2	3	28	7	10	$P < 0.01$

参麦针组较西药组有显著差异，与人参针组比较有非常显著差异。

（2）三组平均升压与稳压时间的比较如果（见表2）。

表2　三组平均升压与稳压时间的比较

疗效　　组别	平均升压时间	P值	平均稳压时间	P值
西药组（38）	223.16 分 ± 6.59	参麦与西药 $P > 0.05$ 参麦与人参 $P < 0.01$	32.61 小时 ± 13.31	参麦与西药 $P > 0.05$ 参麦与人参 $P > 0.05$
人参针组（27）	498.52 分 ± 69.17		64.15 小时 ± 13.85	
参安针组（44）	225.56 分 ± 28.18		30.06 小时	

参麦针与西药组升压与稳压的疗效无差别。

（3）三组的疗效与病情、休克分类的关系：轻型，参麦针组与西药组与人参针比较，冷型中的参麦针组与人参针组比较，微循环收缩期中参麦针组与人参针组比较，P 均 < 0.05，阴脱型中参麦针组与人参针组比较 $P < 0.01$，有非常显著差异，提示参麦针较西药组的疗效为好，比人参针组的疗效更好些。休克分类三组疗效未见明显差异。

（4）治疗前后三组休克指数的变化比较（见表3），休克指数为估计血容通不足与补液多少的参考指标，指数为 0.5 表示血容最正常，指数为 1 表示血容量丧失 20%~30%，指数＞1，表示血容量丧失 30%~50%。

表3　治疗前后三组休克指数变化的比较

组别 \ 疗效		0.5	0.51-1.0	1.0	P 值
西药组	治前	0	3	28	参麦与西药 P＜0.01 参麦与人参 P＜0.01
西药组	治后	3	6	22	
人参针组	治前	0	3	21	
人参针组	治后	1	7	16	
参麦针组	治前	0	6	41	
参麦针组	治后	1	34	12	

治后休克指数的变化亦显示参麦针较西药和人参针组为优。

（5）参麦针和人参针抗休克有效病例的用药量比较结果（见表4）。

表4　参麦针和人参针抗休克有效病例的用药量比较

分组与疗效 \ 用药量		第一日平均用药量（ml）	全程平均用药量（ml）
参麦针组	优（27）	52	92
参麦针组	良（10）	50	142
参麦针组	差（11）	50	180
人参针组	优（6）	10	16
人参针组	良（6）	12	20
人参针组	差（15）	8	28

从上表可见：①参麦针第一日平均用药摄 50ml，全程平均用药量为138ml，人参针第一日平均用药量 10ml，全程用药量进平均21.3ml。②用药量大小与疗效有一定关系。

（四）参麦注射液的药物实验结果

为了弄清参麦针抗休克的药理作用，四川省中药研究所药理室多次重复对如下实验进行了比较。

（1）参麦液对痢疾杆菌内毒素所致大白鼠休克死亡有明显的保护作用。对加大剂量的痢疾杆菌内毒素参麦液也可明显延缓大白鼠的死亡时间，一次给药有一定效果，多次给药作用增强。

（2）参麦液对内毒素所致小白鼠休克死亡也有明显的保护作用。多次给药作用增强。连续多次给药后停药 24 小时再攻毒仍有与停药 1 小时攻毒时间相同的保护作用。但参麦液与内毒素体外孵育并不能使内毒素减弱。

（3）参麦液对痢疾杆菌内毒素所致小白鼠腹泻的严重程度可明显减轻。

（4）一次给药略能抑制伤寒杆菌内毒素所致之发热，多次给药能明显抑制内毒素的发热。

（5）静脉注射伤寒杆菌内毒素后，大白鼠体温明显下降，多次给药可明显抑制内毒素所致大白鼠的体温过低。

（6）攻毒后对照组动物外周白细胞数很快下降，持续一段时间又急剧上升，并超过正常值，参麦液对白细胞下降有一定抑制作用，多次给药治疗后，对白细胞的急剧增高也有明显的对抗作用。

（7）参麦液对 RES 的吞噬功能有明显激活作用，一次给药即有一定效果，多次给药作用增强。

（8）参麦液能明显的对抗内毒素对 RES 的毒害作用，并可显著提高碳粒封闭 RES 小白鼠对内毒素的耐受力，降低死亡率。

（9）参麦液对动物预先处理，可延缓钩体败血症动物的死亡时间，对肺出血严重程度参麦液组也比对照组为轻。

（五）讨论

1. 关于参麦液抗休克的效果问题

参麦液的抗休克和对照组一样，是在控制感染、常规纠酸、补充电介质、强心等基础上进行。从表 1 三组病情相近而取得优效的病例比较，参麦组与西药组相比 $P < 0.05$，有显著差异，参麦组与人参针组比较 $P < 0.01$，有非常显著差异。提示参麦针抗休克的疗效似不低于常规的西药组，且较人参针组为好。再从三组升压与稳压的平均升压时间评定其疗效，参麦与西药组疗效相当，与人参针组比较，从开始升压参麦较人参针组效果为好，$P < 0.01$，有非常显著差异，从稳压的平均时间看，参麦组与西药组的疗效相比亦无逊色，与人参针组比较亦无显著差异；第三，从用药后休克指数的变化比较，参麦组与西药组比较、与人参针组比较，P 值均 < 0.01，均有非常显著的差异，从而可说明参麦液用于以感染性为主的休克的疗效较西药组及人参组为好。

从上述结果初步看来，参麦液抗休克的良好疗效，特别是对感染性休克的疗效，似非偶然。

2. 关于参麦液抗休克的用药方法和有效剂量的问题

休克的诊断一经确立，应力争在 1~4 小时内使患者脱离休克状态。控制感染、补充电介质、强心，使用激素等综合措施，固属重要，但正确使用血管活性药物，选择给药途径，掌握有效用药量也很紧要。从本组参麦针的优良疗效较有力的说明：①采用参麦针静脉注射的抗休克疗效是稳定而可靠的。②参麦针的有效用药量从本组 44 例有效病例统计，第一天平均用药量 50ml 即可，全程有效用药量 90~180ml 已足，个别病例可适当增减。特别值得注意的是本组有少数病例未采用抗生素抗感染（用中药解毒清热的静脉注射液），未采用西医的补液办法（而采用新研制的中药大型输液的养阴针），加用参麦针抗休克而收到较满意的效果。这提示中药改剂型抗休克是有广阔前途的。

3. 关于参麦液作用对感染性休克原理的探讨

参麦液的药理作用，经初步的实验结果表明：参麦液对革兰阴性杆菌内毒素和钩端螺旋体释放的毒素所致动物的发热反应，体温过低，外周白细胞的急剧变化，腹泻的严重程度，以及休克动物的死亡时间长短等，说明参麦针，可能是与减轻、抑制、延缓、调整对抗内毒素的作用有关，即参麦针有解除内毒素的毒性反应。另一方面实验结果也表明，参麦液能够激活被内毒素抑制损害的 RES 的吞噬功能，使其活跃，加强 RES 吞噬内毒素的作用，从而有利于机体清除毒素。

综合上述结果，我们初步认为，参麦液抗感染性休克的机制，可能是对抗内毒素和解除内毒素的作用。

（4）参麦针静脉治疗非感染性休克的原理的探讨。《难经·八难》指出："气者人之根本也。"气虚则防御功能低下，易为病邪入侵，成为疾病之因，气虚脏腑功能气化障碍，精津液血化生减少，或输布代谢失常；气虚固摄无权，易致脱液、脱汗、脱血；气虚、温煦之力减弱，原动力不足，自然循行障碍，因而产生气脱、血脱。参麦针以较好的红参、麦冬制成。人参大补元气，能振奋一身及脾胃之气，生津止渴、益气固脱，麦冬有养阴生津之功，因此，对气脱阴衰之休克效果较好。结合西医学研究人参有改善中枢神经、心血管、内分泌及物质代谢等系统的多种效应；麦冬富含糖质，强心利尿，动物实验有提高其耐缺氧的能力。因此，参麦针治疗心源与出血休克效果较好，是有其理论根据的。

（重庆市中医研究所郑新、田令群等）

三、清热解毒针剂为主治疗感染性高热的探讨

感染性高热是临床常见的温热病急症。1977 年 6 月至 1984 年 4 月，我所内科根据中医"异病同治"的理论，以清热解毒针为主静脉滴注治疗多种感染性高热疾病，取得了较好的疗效，同时并相应地做了药理实验。现报道如下。

（一）一般资料

248 例中男 133 例，女 115 例；儿童 48 例；成人 164 例；研究组 158 例，对照组 90 例；体温：38~39℃ 108 例，＞ 39℃ 140 例；白细胞＜ 4×10^9/L 5 例，＞ 10×10^9/L 147 例，4~10×10^9/L 76 例；病种：急性肺炎 186 例，急性肾盂肾炎 24 例，急性化脓性扁桃体炎 25 例，急性胆道感染及急性水肿型胰腺炎 13 例。中医辨证：卫气同病 39 例，气分证 196 例，营血分证 13 例。

（二）观察及治疗方法

（1）观察方法：选择体温＞ 38℃，病程 3 天以内，未接受过正规中西药物治疗、诊断明确属于急性感染疾病的内儿科住院患者，采取分组治疗，全部病例重点观察体温、异常化验项目、主要症状体征的恢复时间，部分病例观察用药前后心肝肾和造血功能的变化，少数病例还作了治疗前后免疫指标的比较。

（2）治疗方法：研究组：一律选用自制的清热解毒针静脉滴注，成人 400~600ml/ 日，儿童按 10ml/kg·日，7~14 天为一疗程，中重型病人加用本针药随症加减的口服中药日 1~2 剂，每味 30g 煎服。针剂由虎杖、肿节风、败酱草、鱼腥草按 1：1.5 的浓度制成 100ml 或 400ml 规格的药液，瓶装备用。对照组：选用常规剂量的青、链霉素治疗，遇有过敏反应者，改用庆大霉素，疗程同。

（三）治疗结果

（1）疗效标准：有效：症状体征消失，体温及异常化验项目复常，X 线阴影消失或大部吸收。无效：上述指征改善不明显，或加重者。

（2）治疗结果及疗效分析：研究组 158 例中有肺炎 111 例，除 11 例无效外，其余病例均治愈。对照组 90 例中有肺炎 75 例，除 4 例无效外，其余病例也均获痊愈。两组疗效比较，$P > 0.05$，无显著性差异。

①降温时间比较：研究组 158 例中 3 天内体温降至正常 102 例，占 64.56%；对照组 90 例中 3 天内体温降至正常 56 例，占 62.22%。两组比较 $P > 0.05$，未见明显的差异。分析比较呼吸、消化和泌尿道感染疾病，3 天内降温，也未见显著差异。

②中医辨证疗效比较：按卫气营血辨证分组，分组比较疗效，$P > 0.05$。亦无明显差异。

③肺炎疗效分组比较：186 例肺炎中大叶性肺炎 58 例：研究组 29 例、治愈 24 例，对照组 29 例全治愈。两组比较对照组优于研究组。除大叶性肺炎外，其他各型肺炎如节段性、支气管性、间质性的疗效比较，均无显著性差异。

此外，肺炎的降温、白细胞恢复、X 线吸收时间比较：肺炎病例经治疗后体温复常平均天数研究组为 3.23 ± 1.83 天，对照组为 4.03 ± 2.96，两组比较 $P < 0.05$。其余白细胞恢复、X 线吸收平均天数，以及止咳、止喘、肺部啰音消失天数等均未见明显差异。

④对血中电解质的影响：中药针剂中含有一定量的无机元素如钾、钠、钙、氯等，其注入血液中是否会影响正常值的变化，进一步影响人的正常生理功能，我们测验了两组 40~90 例，结果治疗前后四种电解质的绝对值和平均值，均无明显变化。

⑤对心、肝、肾和造血功能的影响：应用该针 7~14 天前后，对研究组 40 例、对照组 26 例，观察了上述脏器的功能变化，结果均未见明显的变化。

⑥对免疫功能的影响：部分病例治疗前后作了体液和细胞免疫指标的检测，两组比较：IgA、IgG、C3、Tc、Bc、溶菌酶等均无明显差异；但研究组 IgM 治疗前后有非常显著的差异，$P < 0.01$。

（四）讨论

（1）感染性高热疾病，多具有壮热、口渴、不恶寒等共同症状，属于温热病范畴。故可采取异病同治的原则。其致病之因，多由温热邪毒或外感六淫化火成毒侵入机体，正不胜邪，蓄而蕴结所发。故治疗的关键在于清热解毒。根据我所多年的临床实践，治疗感染性高热疾病中的有效复方蚤休汤、单方肿节风，并参考遵义医学院治疗大叶性肺炎经验方中，选出虎杖、肿节风、败酱草、鱼腥草，制成清热解毒针，治疗急性肺炎、急性化脓性扁桃体炎、急性胆道感染、急性胰腺炎、急性泌尿道感染等病，64.56%病例于3天内体温复常，1~2周内93.04%病例获痊愈。从降温、白细胞复常、X线阴影吸收等指标比较，均不低于西药对照组，临床治疗观察7~14天，对心、肝、肾及造血功能无影响，从而可认为本品是安全的，疗效是肯定的。

（2）清热解毒针治疗感染性高热的机制：通过免疫指标的检测发现，该针有非常显著的提高IgM的作用。IgM具有凝集素、调理素、溶解素、补体、促早出现抗体等特性，因而它可能有中和毒素、增强吞噬细胞的活性、促进抗感染等效应。这是其治疗感染性高热疾病有效的作用之一。另据药理实验表明：该针剂具有明显的抗炎性渗出，兴奋垂体－肾上腺皮质功能，解热、降低血清淀粉酶，改变血液的黏滞度，降低血浆中纤维蛋白的含量，疏通瘀滞等，也是该针剂能够治疗多种感染性疾病高热的机制之一。

（3）从本针剂的研究表明：立足于临床疗效及药理实验筛选有效复方进行剂型改革的途径是可取的，特别是静脉注射剂，应放在剂型改革研究的首位，因为它能使药物直接进入血液，生物利用度高，很快直达病所，起效快，不受胃肠吸收不良的影响，对危重昏迷病人尤宜。

（郑新，上海中医药杂志．）

四、清解针静脉滴注治疗急性水肿型胰腺炎的临床观察与实验研究

胰腺炎为临床常见的急腹症之一。中医治疗多采取辨证分型论治。或一方为主的清胰汤剂、冲剂、片剂，或单味药大黄、番泻叶等口服或灌肠治疗。运用改剂的中药针剂静脉滴注治疗本病则少见。我所自1979年8月至1988年11月止，在运用该针静脉滴注治疗多种感染性高热疾病的基础上，扩大对急性胰腺炎的治疗，并与同期其他诸法的药物治疗本病作对照，取得了较好的效果，相应地做了药理实验，现报道于后。

（一）临床资料

病例选择凡符合下列条件者，即作为本组的观察对象：发病前有高脂、

高蛋白、高糖的饮食史，或有胆石症和蛔虫病诱发史。有突发性上腹剧烈疼痛，明显压痛伴有恶心、呕吐，发热或不发热、血白细胞升高或基本正常。血、尿淀粉酶单项升高，或两项同时升高。

1. 一般资料

男 15 例、女 35 例。男女之比为 1：2.3；年龄：20 岁以下 3 例、21~60 岁 40 例、大于 60 岁 7 例；职业：工人 26 例，干部 18 例，学生及家庭妇女各 2 例，教师、农民各 1 例。

发病诱因：有记载的 19 例，16 例为吃油荤肉蛋引起占 84.2%，蛔虫诱发 2 例，甜食、受凉各 1 例。

发病情况：最轻半小时，1~3 天内发病的 35 例，＞3 天的 15 例；属急性首次发作 32 例、慢性反复发作 18 例；

病情分度：50 例均属轻、中度。

主要症状与体征：50 例皆有上腹剧痛及压痛；恶心、呕吐各 43 例。大便结燥 25 例，常便 18 例，溏便 7 例。发热 26 例，平均 38℃，最高温度 39.5℃，白细胞升高 33 例、最高 20.4×10^9/L，中性粒细胞比率升高 38 例，最高 93%；血淀粉酶（苏氏改良法）最低 285U，最高 1600U，平均 518.6U，尿淀粉酶最低 750U，最高 3568U，平均 1093.7U。

舌苔：黄 32 例，其中黄厚腻 9 例、白厚 7 例、薄白 11 例；舌质红 42 例、紫红 1 例、淡红 7 例；脉象：弦 38 例，其中兼数 17 例、兼细数 8 例、兼细 13 例；濡数 2 例、缓弱 6 例，沉、滑各 1 例。

2. 治疗方法

（1）清解针组：清解针 200~400ml 加入养阴增液针或 5% 糖盐水 500ml 静脉滴注，日 1~2 次，疗程 4~7 天，个别用 13 天。剧痛难忍：针刺阿是穴（最痛点）、足三里，针麻手法，高频率提插捻转 100~150 次／分，痛减留针 15~30 分，每隔 2~5 分行针 1 次。疼痛迁延，血、尿淀粉酶反复不降，疼痛固定不移、灼热、刺痛，用本针的中药（虎杖、败酱、肿节风、鱼腥草）加丹参、赤芍、红花、桃仁、丹皮、延胡索口服，或用复方丹参注射液 20~30ml 加入 5% 糖盐水 250ml 中静脉滴注，日 1 次。

（2）清开灵静脉滴注组：北京中医学院（现北京中医药大学）研制的清

开灵注射液 40ml 加入 5% 糖盐水 500ml 中静脉滴注日 1~2 次，疗程 5~6 天，同时予以大柴胡汤或四逆散合金铃子散加黄芩、郁金、虎杖、肿节风、法夏等日 1 剂。

（3）清胰冲剂及汤剂组：清胰冲剂（上海曙光医院提供）1 包日 3~4 次（药：生大黄、芒硝、枳实、生山楂、红花、败酱草），或以天津南开医院的清胰汤加减日 1 剂煎服（柴胡、黄芩、黄连、木香、厚朴、枳实、大黄、杭芍、红花、延胡、败酱草、甘草）。

（4）辨证论治组在补液、肌内注射罗通定的基础上进行：①肝郁气滞；用柴胡疏肝汤加青皮、茯苓、法夏、连翘、楂肉、莱菔子、郁金等。②肝郁脾虚：逍遥散加减：柴胡、白芍、白术、茯苓、当归、枳壳、甘草、生姜、半夏、延胡、川楝等。③肝脾蕴热：大柴胡汤加减：柴胡、黄芩、白芍、枳实、大黄、茵陈、甘草、败酱草、红花、虎杖、肿节风等，日 1 剂。

（5）抗生素组：庆大霉素 16 万单位加入 5% 糖盐水 500~1000ml 中静脉滴注日 1 次。或者以其 8 万单位、肌内注射日 2 次，疗程 3~13 天。疼痛用阿托品 0.5mg 肌内注射，或罗通定 60mg 肌内注射日 1~3 次。

3.疗效标准

（1）痊愈：症状体征消失，化验正常。
（2）有效：症状体征消失，血或尿淀粉酶未降至正常。
（3）无效：症状体征化验无改变。

4.治疗结果（见表 5）

表 5　总疗效各组比较表

组	痊愈	有效	无效	有效率
清解组（20）	19（95%）	1（5%）		100%
清开灵组（6）	5（83.33%）	1（16.67%）		100%
清胰冲剂汤剂组（8）	7（87.5%）	1（12.5%）		100%
辨证论治组（10）	9（90%）	1（10%）		100%
抗生素组（6）	4（66.67%）	1（16.66%）	1（16.67%）	83.33%

从上表可见清解针组的痊愈率较其他各组有一定的优越性。

国医大师 郑新

表 6　症状体征化验复常与治愈天数各组比较表

疗效	体温 M±SD	体温 P	恶心 M±SD	恶心 P	呕吐总数 M±SD	呕吐总数 P	腹痛中性 M±SD	腹痛中性 P	血白分 血 M±SD	血白分 血 P	血白分 尿 M±SD	血白分 尿 P	淀粉酶 血 M±SD	淀粉酶 血 P	淀粉酶 尿 M±SD	淀粉酶 尿 P	治愈天数 M±SD	治愈天数 P
清解针组(20)	2.25±1.18		1.42±0.61		1.32±0.61		3.40±1.64		3.13±1.75		3.36±1.82		3.92±2.93		4.38±2.93		4.25±3.40	
清开灵组(6)	5.33±5.77	> 0.05	1.80±0.44	> 0.05	2.00±0.61	> 0.05	8.33±6.31	< 0.05	7.33±4.15	< 0.05	7.33±4.13	< 0.05	5.50±1.73	> 0.05	8.17±5.56	> 0.05	9.83±5.64	< 0.05
清胰组(8)	3.00±2.24	> 0.05	5.75±7.40	< 0.05	3.76±1.30	< 0.05	8.00±7.80	< 0.05	7.25±7.25	> 0.05	7.50±7.14	> 0.05	6.00±6.89	> 0.05	5.83±6.24	> 0.05	6.57±5.22	> 0.05
辨证论治组(10)	1.50±1.00	> 0.05	2.71±1.70	< 0.05	2.71±1.38	< 0.05	8.10±8.05	< 0.05	8.25±8.96	> 0.05	5.57±1.63	> 0.05	8.14±7.38	> 0.05	10.67±9.77	> 0.05	8.30±6.11	< 0.05
抗生素组(6)	2.30±2.30	> 0.05	2.75±1.71	< 0.05	3.00±1.83	< 0.05	4.67±4.27	> 0.05	7.00±7.07	> 0.05	7.50±6.36	> 0.05	11.50±10.61	> 0.05	2.50±0.71	> 0.05	7.50±6.89	> 0.05

从表 6 可看见对照各组的病例较少，可比性欠强，但清解针组与其他各组的疗效相比，有二至四项有显著性差异 $P < 0.05$，似可以看出清解针组有一定的优越性倾向。

（二）实验研究

1. 抗炎实验

（1）采取 0.5% 伊文思蓝生理盐水液小白鼠尾静脉注射法，结果该针对二甲苯所致小鼠皮肤毛细血管通透性增高有明显的抑制作用。

（2）采取 SeLye 氏巴豆油肉芽肿实验法，结果该针对急性炎症的渗出有明显抑制作用，能明显减少渗液量。

（3）采取蛋清大白鼠足跖后皮下注射造成足肿试验法，用该针治疗结果发现其能明显对抗大鼠足跖急性炎症的发展。

（4）采取修改的"石川法"进行实验，结果该针对 GMC 所致白细胞向炎灶聚集有明显抑制作用。

（5）采取 ACTH 生物活性检定法试验，结果可见该针能使幼小白鼠的胸腺有非常明显的萎缩。

（6）采 Roe 及 Kuethec 氏法测各鼠肾上腺 Vitc 的含量，用该针 20ml/kg 剂量给大白鼠用药，结果，可见其肾上腺中 Vitc 的含量明显下降。

2. 抗菌及解热试验

（1）抗菌试验：采圆形滤纸片法：选志贺氏及大肠埃希菌、金葡、溶血性链球菌等做抑菌试验，结果该针对上述菌种均不敏感。

（2）解热试验采用大肠埃希菌内毒素 4ug/kg 给家兔耳静脉注射造成发热，后给该针药并与生理盐水作对照，结果，发现该针药有明显的解热作用。

3. 对急性胰腺炎的影响

采取大肠杆菌诱发实验性胰腺炎，并以生理盐水作对照，单用该针或加入养阴增液针中静脉给药，结果均具有减轻胰腺病变、降低嗜中性白细胞、降低血清淀粉酶，降低血液黏滞度，影响血凝时分析提示"清解针"与其他"清解剂"一比较，该针降酶作用最好。方差分析血浆纤维蛋白的含量，且单用该药降酶作用更显，从正交实验极差值的直观析表明："清解针"与"增液剂"有明显交互作用，提示这些药物以不混合使用为宜。（表 7）

表 7　清解剂对血清淀粉酶的影响

组别		第一组		第二组					
测定时间		术后第一天		术后第二天		术后第三天		术后第五天	
指标值		均值	极差值	均值	极差值	均值	极差值	均值	极差值
清解剂	用	+98.5	−167.3	+169.3	+84.3	+46.5	−42.3	+72	+13
	不用	+265.8		+85.3		+88.8		+59	

此实验为遵义医学院裴德恺教授设计完成。

（三）讨论

1. 急性胰腺炎的中医病名、病因、病机治则与疗效问题

急性胰腺炎的主症是突发的上腹剧痛为主，多伴有恶心、呕吐、发热等症，中医学将其归入"腹痛""胁痛""胃脘痛"等病中是符合实际的。从本文的资料看由煎炒肉蛋饮食诱发占84.21％，其余为甜食、虫积、感染诱发，与文献报道基本一致。病机为诱发因素导致肝胆脾胃脏腑气机郁滞，疏泄不利，升降失常，聚生湿热，郁而化火，阻而成瘀，蕴结中焦所致的湿热急症。根据郁、湿热、瘀蕴结上述脏腑的轻重之异，相应采取疏肝理气，通里泻下，清热解毒，活血化瘀等主要治则及其方药治疗，均有较好疗效。国内报道辨证分型论治，或一方为主的清胰汤剂、片剂，或单味药大黄、番泻叶等治疗的有效率在90~95％之间，清胰冲剂为100％。我们的病例主要以郁、热、瘀为特点，故采取清热解毒活血化瘀的清解针静脉滴注治疗，治愈率为95％，有效率为100％，与本文其他各组比较，症状消失，化验复常，治愈天数，其中至少有2~4项有显著差异 $P < 0.05$。治愈率亦较其他组为高。说明组方合理，有一定的优越性。

2. 清解针治疗急性胰腺炎的机制

清解针由虎杖、败酱草、肿节风、鱼腥草四味药各30g改剂而成。四药皆有微寒味苦，清热解毒作用，前三味还有活血化瘀之效，败酱、鱼腥草又能消肿散痛，合之热清、毒解、血活，即能疏利脏腑气机，畅通血脉，改善升降功能，解除结聚之病变，故能治愈以郁热瘀结为主要病变的急性胰腺炎

症。西医学研究表明，急性胰腺炎的病理主要是胰腺组织的充血、水肿、出血、坏死，梗阻反复发作性胰腺炎可有胰组织的纤维化病变。从本针的药理实验表明，它有明显的抗炎、解热、降低嗜中性粒细胞，降低血液的黏滞度和血浆中纤维蛋白的含量，影响血凝时间、降低血清淀粉酶，减轻胰腺的病变等作用。加服丹参、赤芍、桃仁、红花等活血化瘀药，更能改善胰腺的血液循环，消除炎症，阻止其纤维化病变的形成。故能治疗胰腺炎。

3. 体会

止痛：剧烈腹痛是急性胰腺炎患者最痛苦的症状，故有效的止痛是医者的首要任务，阿托品、吗啡、盐酸哌替啶等虽有较好效果，但都有一定的不良反应，我们采取前述穴位，以针麻手法高频提插捻转，每分钟在 150 次以上，多能立即止痛，且频率愈高，效果愈好。其次以复方丹参注射液 20~30ml 加入 5% 糖盐水 250ml 中静脉滴注，对于瘀血为主的疼痛，亦能使之缓解。

降酶：慢性胰腺炎反复性发作，痛处固定不够，或伴灼热刺痛，血、尿淀粉酶不降，迁延时间较长，多属瘀血较重，清解针对这种病例化瘀力量不足，须加口服化瘀活血药，原方丹参、赤芍、桃仁、红花、丹皮、川芎等效果显著。曾有一杨姓病例，血淀粉酶在 370~760U 间，尿淀粉酶 1440~3568U 之间，持续 13 天不降，当加入上述药物口服 3 天即降至正常水平。

改革剂型、静脉给药：这的确是一条开展急症治疗有效的途径，清解针治疗本病优于其他诸组，主要与此有关，因为它不受胃肠道吸收好环的影响，药物直达病所，生物利用度高，故而起效快，效果好。

本药治疗过程中未见任何不良反应，血常规、心电图、肝、肾功能动态观察均未见影响。

（郑新，中医急症通讯．）

五、卫气营血在内科热病的辨证论治规律探讨

温病的卫气营血，是以急性传染病为主的临床病证和生理病理的理论概括，是明清医家从实践中总结出来的丰富经验和独特的学术见解。加强卫气营血的临床研究和理论探讨，用现代科学方法阐明其规律性，有助于在中医内科领域内加快中西结合的步伐。

回顾过去有关卫气营血的研究报告，多限于对某些急性传染病较少病种的临床观察，或属于某些方药和剂型改进的治疗验证等，虽有探讨其辨证规律的，但也缺乏较多病种与大组病例的综合分析。有鉴于此，我们将1964~1978年重庆市中医研究所内科15年住院病例中，体温在37.5℃以上，属于中医"热病"范畴的感染性疾病，共93个病种，2391例。其中病毒性感染的有8个病种，365例，属细菌性感染的有50个病种，1685例，只有伤寒、痢疾、疟疾等极少数病例属于传染病；属于一般内科疾病并发感染而发烧的341例。本文试图通过本组较多的病种和大样本的病例，对内科热病卫气营血辨证论治规律进行初步探讨。本组资料说明，内科热病的临床表现，不仅大多具有温病卫气营血诸证的脉症特点；而且按此辨证论治，专用中药治疗，多能收到较好疗效。现将观察结果，作如下分析讨论。

（一）辨证分析

本组2391例的西医诊断，均按《实用内科学》（人民卫生出版社，1973年，第6版）的病名归类；中医辨证则综合临床脉症特点，归纳为温病卫气营血辨证、伤寒三阳证辨证、杂病脏腑辨证三类。凡此三类在治疗观察过程中，同时出现谵语、昏迷、抽搐、厥脱等变证，则分别归入痉、厥、闭、脱等"逆传"的变证，进行分析。

1. 一般资料

年龄最小15岁，最大92岁，男性1212例，女性1179例。体温在37.5℃~39℃的875例，39℃以上的987例。病毒性感染性疾病（以下简称"毒感"）365例，细菌性感染性疾病（以下简称"菌感"）1685例，他病之后继发性感染的疾病（以下简称"继感"）341例。呼吸道疾病1285例，消化道疾病323例，泌尿道疾病348例，其他疾病435例。

2. 病与证的关系

本组2391例中医辨证，其临床表现以温病卫气营血诸证为最多见，其1896例（72.29%）；其次以杂病脏腑证候为特点的325例（13.60%）；以伤寒"三阳证"为特点的最少，170例（7.11%），详见表8。

表 8　病与证的关系

感染	例数	温病辨证				伤寒辨证			脏腑辨证
		卫分	气分	营分	血分	太阳	少阳	阳明	
毒感	365	219	86	14	17	4	28	–	2
菌感	1685	418	851	56	154	28	96	13	69
继感	341	15	55	5	5	1	4	1	254
合计	2391	652	992	75	177	33	123	14	325
%	100%	（1896）79.29%				（170）7.11%			（13.60%）

　　本组"毒感""菌感""继感"，其临床既可表现为温病卫气营血诸证，也可表现为伤寒的三阳证，还可以表现为一段内科杂病的脉症特点。"毒感"365例中，有 336 例（92.32%）表现为卫气营血诸证；"菌感"1685例中，有 1479 例（87.77%）表现为卫气营血诸证；"继感"341 例中，表现为卫气营血诸证的只有 81 例（23.75%），与前二者比较差异非常显著（$P < 0.01$）。

　　属于卫气营血辨证的 1896 例中，以卫气及气分的病例最多，共 1644 例（86.70%）。其中"毒感"365 例中卫分有 219 例（60.00%），"菌感"1685 例中气分有 851 例（50.50%），"继感"如表现为卫气营血诸证者，仍以气分为多，81 例中有气分证 55 例（67.90%）。

　　本组属于太阳、少阳、阳明辨证的 170 例，以少阳多见（72.35%）。"毒感"属于"三阳"辨证的 27 例中，未见 1 例阳明证。

3. 证与传变的关系

　　本组 2391 例，治疗观察期中病情未传变的称"单纯型"，共 2050 例（85.73%），出现变证"逆传"的共 341 例（14.27%）。在逆传的变证中，惊 9 例，厥 28 例，闭 19 例，脱 285 例。

　　本组三类辨证均有逆传变证发生。属于温病气分 992 例中，逆传的 53 例（5.34%），营血分 252 例中，逆传的 154 例（91.12%），两者比较，差异非常显著（$P < 0.01$）。属脏腑辨证的 325 例中，逆传的 132 例（40.62%）。卫分和太阳病均未见有逆传病例，少阳和阳明也只有个别病例逆传，详见表 9。

表 9　证与传变的关系

传变	例数	温病辨证				伤寒辨证			脏腑辨证
		卫分	气分	营分	血分	太阳	少阳	阳明	
未传	2050	652	939	10	88	33	122	13	193
逆传	341	–	53	65	89	–	1	1	132
合计	2391	652	992	75	177	33	123	14	325

属于卫气营血诸证的 1896 例，其逆传变证，始于气分，而营分和血分出现逆传变证者又远较气分多见。

（4）脉象与证的关系

本组脉象以数脉最多见，卫分多见浮数，气分多见洪数，入营入血则为细数脉，因本组脉象多兼他脉，因此未便分类统计。

（5）舌象分析

本组有舌苔记录的 2233 例，正常薄白苔 594 例（26.64%），病理舌苔 1939 例（73.36%），其中以黄腻苔最多，共 951 例，占 2233 例的 42.59%。

有舌质记录的 1614 例，正常淡红质的 322 例（19.95%），病理舌质的 1292 例（80.04%），其中红绛质最多，有 1067 例，占 1064 例的 66.10%。

舌象与证的关系：本组所见，不同的证（即"温病""伤寒""脏腑"三类的不同证候）与舌苔的类型看不出明显的差异，但与舌质变化则有一定关系，如表 10。

表 10　舌象与辨证的关系

证别 例数			舌苔					舌质			
			正常	白腻	黄腻	其他	例数	正常	红降	淡胖	其他
温病辨证	卫分	603	190	155	251	7	432	93	297	31	11
	%		31.51	25.70	44.63	1.16		21.53	68.76	7.12	2.55
	气分	922	216	265	418	23	669	135	470	33	31
	%		23.43	22.23	45.34	2.50		20.18	70.26	4.93	4.63
	营血分	238	50	63	116	9	180	28	117	19	16
	%		21.01	26.47	46.74	3.78		15.56	65.00	10.56	8.88
	小计	1763	456	483	785	39	1281	256	884	83	58
	%		25.87	23.37	44.53	2.21		19.98	69.10	4.48	4.53

证别例数	舌苔					舌质				
	正常	白腻	黄腻	其他	例数	正常	红降	淡胖	其他	
伤寒辨证 %	160	32 20.00	60 37.50	65 40.62	3 1.88	114	25 21.93	74 64.91	12 10.53	3 2.63
脏腑辨证 %	310	106 34.20	99 31.93	101 32.58	4 1.29	219	41 18.72	109 49.77	54 24.66	15 6.85
合计 %	2233	594 26.61	642 28.75	951 42.58	46 2.09	1614	322 19.92	1067 66.10	149 9.24	67 4.71

温病辨证组的1281，舌质红降的884例（69.01%），卫气营血诸证之间舌质红绛的未见明显差异（$P < 0.05$）。但脏腑辨证的219例中，舌质红绛的为109例（49.77%），与温病辨证组比较有非常显著性差异（$P < 0.01$）。相反脏腑证组舌质淡一胖的有54例（24.66%），而温病辨证组为83例（6.48%），两者比较，也有非常明显差异（$P < 0.01$）。

舌象与体温的关系：体温的高低，本组分析结果，与舌苔和舌质均有一定关系。

舌苔：体温在38℃以下的523例，正常苔为196例（36.48%），而体温在38℃以上的1710例，正常苔为348例（20.34%）；两者比较差异非常显著（$P < 0.01$）；黄腻苔则相反，体温在38℃以下的523例中有136例（26.00%），体温高于38℃的1690例中有315例（48.22%），两者比较，差异也非常显著（$P < 0.01$）。

舌质：体温在38℃以下的377例，舌红绛的216例（57.29%），38℃以上的1237例，舌质红绛的851例（68.79%），两者比较，差异也非常显著（$P < 0.01$）。

舌象与血红蛋白（血红蛋白）的关系：本组测定血红蛋白者628例，其中血红蛋白低于10g的319例中，红绛舌质为161例（50.47%），淡胖舌质为78例（24.45%），血红蛋白高于10g的309例中，红绛舌质为203例（65.69%），淡胖舌质为20例（6.47%），两者比较，差异均非常显著（$P < 0.01$）。血红蛋白的高低与舌苔改变，未见明显关系。

舌象与血中电解质的关系：血钾：本组血钾当量低于3.5mg为低血钾。

初步看来，低血钾和正常血钾与舌苔改变看不出明显关系，但与某些舌质改变有一定关系。据 260 例统计，低血钾的 87 例中，红绛质为 39 例（44.83%），正常血钾的 173 例中，红绛质为 99 例（57.23%），两者比较未见明显差异（$P < 0.05$）。但 87 例低血钾中，淡胖质有 31 例，正常血钾的 173 例中，淡胖舌质只有 27 例，两者比较差异非常显著（$P < 0.01$）。

血钠：本组血钠当量低于 134mg 为低血钠。初步看出：低血钠和正常血钠与舌苔改变关系不明显，但与舌质红绛改变有一定关系，据 181 例统计，正常血钠者 130 例，舌质红绛的 76 例（58.46%）；低血钠者 51 例，舌质红绛的 41 例（80.39），两者比较，差异非常显著（$P < 0.01$）。

舌象与血中非蛋白氮（NPN）的关系：本组血中 NPN 以高于 40mg 为异常，据 155 例观察分析，NPN 高低与舌质的改变未见明显关系；而与舌质红绛和淡胖有一定关系。正常值的 93 例中，红绛舌质为 58 例（62.37%），淡胖舌质为 12 例（12.90%），增高的 62 例中，红绛质 21 例（33.87%），淡胖质为 30 例（48.39%）。两者比较，差异显著（$P < 0.05$）。

此外，舌象与血中白细胞、CO_2 结合力、血氯、PSP 试验、肝功等正常与否，未见显著差异。

（二）疗效分析

1. 治疗方法

本组 2391 例，按中医辨证专用中医药治疗的 1650 例（69.01%），加用西药（抗菌药物）治疗的 741 例（30.99%）。专用中医药治疗的病例中，使用水煎剂的 1268 例，使用合剂和冲剂及针剂的 382 例。

2. 疗效标准

治愈：体温降至正常，症状消除，化验检查恢复正常。有效：体温降至正常，症状减轻，化验检查正常或近于正常。无效：体温未降至正常，症状未减轻，化验检查未恢复正常。

3. 疗效分析

（1）治疗结果：本组 2391 例，治愈 1560 例，有效 515 例，总有效率为 86.78%。无效 316 例（13.22%），其中死亡 200 例。

（2）疗效与证的关系：温病卫气营血诸证 1896 例中，治愈 1423 例，有效 336 例，有效率为 92.77%。其中卫分 652 例中，治愈 430 例，有效 122 例，全部有效；气分 992 例中，治愈 844 例，有效 137 例，有效率为 98.39%，营分 75 例中，39 例治愈，18 例有效，有效率为 76.00%；血分 177 例中，治愈 10 例，有效 59 例，有效率为 38.98%。此结果表明，卫分和气分的有效率与营分血分的有效率比较，有非常显著的差异（$P < 0.01$）。详见表 11。

表 11　疗效与辨证的关系

	例数	温病辨证				伤寒辨证			脏腑辨证
		卫分	气分	营分	血分	太阳	少阳	阳明	
治愈	1560	530	844	39	10	25	78	11	23
有效	515	122	137	18	59	8	43	3	125
无效	116	–	11	15	25	–	2	–	63
死亡	200	–	–	3	83	–	–	–	114
合计	2391	652	992	75	177	33	123	14	325

属伤寒三阳证的 170 例中，治愈 114 例，有效 54 例，有效率为 98.82%。其中太阳证 33 例，治愈 25 例，有效 8 例，全部有效；少阳证 123 例，治愈 78 例，有效 43 例，有效率为 98.37%；阳明证 14 例，治愈 11 例，有效 3 例，全部有效。三者疗效无明显差异。

属脏腑辨证的 325 例中，治愈 23 例，有效 125 例，有效率为 45.54%。

由此可见，本组上述温病辨证组、伤寒辨证组的疗效与脏腑辨证组比较，治愈率和有效率都有非常显著的差异（$P < 0.01$）。其原因可能是，脏腑辨证多数系患其他慢性病后继发感染者，故无效及死亡的病例也较多。

（3）疗效与病位的关系：呼吸道感染 1285 例中，927 例治愈，253 例有效，有效率为 91.33%；消化道感染 323 例中，263 例治愈，36 例有效，有效率为 92.57%；泌尿道感染 348 例中，260 例治愈，58 例有效，有效率为 91.38%，三者的治愈率，有效率比较均无明显差异（$P < 0.05$）。而其他部位感染的 435 例中，治愈 111 例，有效 168 例，有效率为 66.44%，较前述三者的疗效为低（$P < 0.01$）。

（4）疗效与感染的关系："毒感" 365 例中治愈 332 例，有效 17 例，有效率为 95.62%；"菌感" 1685 例中治愈 1185 例，有效 363 例，有效率 91.87%，两者有效率比较，差异显著（$P < 0.05$）。"继感" 341 例中，治愈 43 例，有效 135 例，有效率为 52.20%，"毒感" 及 "菌感" 的治愈率和有效率均非常明显地高于继感（$P < 0.01$）。

（5）疗效与传变的关系：未传的 2050 例，无效者 116 例（5.66%）；逆传的 341 例，无效者 200 例（58.65%），两者比较，差异非常显著（$P < 0.01$）。

（6）专用中药治疗的 1650 例中，无效的 237 例（14.36%）；加用抗生素的 741 例中，无效 120 例（16.19%）。两者比较看不出明显差异（$P > 0.05$）。

从中医治法分析，呼吸道感染以清热解毒法和清热宣透法收效最多；泌尿道感染则以清热利湿法和清热解毒法收效最多，消化道感染则以清热利湿、清热解毒、通里泄热法收效较多。

（7）逆传变证治疗分析：341 例逆传变证中，9 例痉证，28 例厥证，19 例闭证均有效，而 285 例脱证，有效者仅 85 例（29.82%）。从收效的 141 例治疗分析，有 72 例系加用西药抢救好转的，另有 69 例系专用中医药治疗收效的。中医药治疗是在清热解毒与凉血活血的基础上，随证配合平肝息风、芳香开窍、益气固脱等治法。其中清热解毒法适用于痉、厥、闭、脱，而益气固脱法则用于厥脱。

（8）疗效与舌象：本组观察结果，舌苔、舌质与疗效高低无明显关系。

（三）讨论

温病学的发展和形成，系以《内经》《伤寒论》为基础，在漫长的历史过程中，经过历代医家的不断认识和总结提高，至清才臻于完善，形成独立的理论体系。特别是叶天士的《外感温热篇》，不但系统地阐明了温病的发生发展规律及其与伤寒的区别，发展了温病的诊断方法，而且创立卫气营血作为温病辨证的理论依据和纲领，制订了温病发展过程中各阶段的治则，大大提高了治疗效果，至今还有效地指导临床实践。叶天士创立的温病卫气营血学说，对中医学术的发展，做出了伟大的贡献。

用温病卫气营血的理论来指导临床治疗急性传染病的效果，已为中西医所公认。但温病卫气营血诸证是否也可见于内科热病？它的治疗法则是否也适用于内科热病？这是我们今天探讨温病理论和临床治疗研究的一个重要课题。从文中分析不难看出，温病卫气营血的四个阶段，在本组不属于急性传染病的一般内科感染性疾病中，绝大多数病例是能够反映出来的，而且按温病治测论治，确能收效。因此，探讨温病所包括的疾病范围时，应将这类具有卫气营血证诸证的，又不属于急性传染性疾病，一并列入温热病进行深入研究。换句话说，温病的卫气营血学说，不但适用于传染病，而且也适用于内科热病的非传染性的感染性疾病。

下面，根据前述有关资料，拟从内科热病卫气营血的临床特点，临床意义和证治要点等三个方面进行初步分析讨论。

1. 卫气营血在内科热病的临床表现特点

本组观察所见，内科热病卫气营血的临床表现特点有以下四项。

（1）发热一证，贯穿全程：本组病例，无论其在卫在气在营在血，皆以发热为主症。热之浅者为卫，热之盛者为气，入营则灼阴，入血则耗血动血。在卫气者轻，入营血者重。或正衰而热陷，或热盛而上扰，是为逆传。逆传与否，与病势深浅轻重有直接关系。

（2）病原不同，见证有异：本组表8所见，病毒之为病，卫分为病，卫分特多，气分在次，营血最少；"菌感"以气分为多，卫分次之；"继感"之为病，则以脏腑辨证之杂病为冠，次为气分，卫分又次之。此外无论"毒感""菌感""继感"，除多见卫气营血诸证外，尚有7.11%的病例表现为伤寒之三阳证，而三阳证中，又以少阳证属多见。

（3）病位不同，脏腑有别：本组病例虽以热为主症，但因病不同，则其病变脏腑兼证亦随之有别。若热犯呼吸道，则肺失宣肃，必见咳喘，咳吐痰液；热轻则痰稀薄，热重则痰稠浓。热侵消化道，则胃肠失和，出现恶心呕吐，腹痛泻泄；热蕴脏腑则腹痛时作，呕恶纳减；热滞大肠，则里急后重，便带脓血。若热袭肾与膀胱，则腰痛尿频，小便失利，或见浮肿，或见血尿，或见癃闭。

（4）逆传变证、始于气分：本组之卫气营血诸证，辨证属于热浅病轻之卫分者652例，无一例逆传；而热盛之气分，则开始出现逆传，热入营血之后，逆传尤多（表9），这从内科热病的侧面，反映了卫气营血的某些传变规律。

2. 卫气营血辨证在内科热病的临床意义

从本组病例分析所见，卫气营血辨证运用于内科热病，其主要临床意义可概括为区别病程，辨别病位，辨舌审证，有助诊疗，概括证型，决定治则等三点。

（1）区别病程，辨别病位：由于卫气营血本身就是直接反映温病发生发展过程中，病之深浅，病势轻重的四个阶段，所以其对热病的临床意义要比内科脏腑辨证的实用价值重大得多，而审病情病势的深浅轻重，主要是细察发热主症之变化，弄清热在卫在气或入营入血，即可区别病程。在此基础上再辨脏腑兼证的特点，即可辨明病位。如主症为壮热烦渴、脉洪数、苔黄厚，兼证为咳喘咯脓血痰，即可辨明病位在肺，病程在气分。

（2）辨舌审证，有助诊疗：分辨舌象以审热之深浅，病之轻重，以供立方用药之参考，这是温病学家都一致强调的经验。本组舌象观察分析结果，病理舌苔占 73.36%，病理舌质占 80.04%，这些病理舌象既能间接反映病程、病位，又与血红蛋白之低下与否，血钾血钠是否不足等有一定内有联系。其中黄腻苔，红绛和淡胖舌质的比例高低，都有一定病理基础。如以红绛舌为例，从本组观察多见于温病卫气营血诸证，且热度越高，红绛质也越多见；而淡胖舌质则多见于脏腑辨证组，可能与正气虚弱或血钾、血钠低下有关。这就为我们中西医结合的辨证和治疗提供了有益的参考。

（3）概括证型，决定治则：卫气营血乃热病证型的客观概括，而发热则为其共有主症，因此必须根据发热的特点，结合其他四诊资料，辨其属卫属气属营属血。切忌不详细辨证，舍本逐末，弃病机于不顾，专以退热消炎为能事。在临床上，应按以下特点，抓住主症，辨别证型，决定治则。即卫分特点为发热恶风，治宜辛凉解表；气分特点为壮热烦渴，治宜清热生津；营分特点为发热夜盛，治宜清营透热；血分特点为高热出血，治宜清热凉血。

3. 卫气营血辨证运用于内科热病的证治要点

由于我科收治的病例，多属内科杂病，对温病卫气营血的证治探讨，近年才有所重视，着手吸取教益，探索规律，所以体会尚不深刻。我们觉得，以下两点比较重要。

（1）掌握时机，杜其逆传：从以上讨论可知，逆传变证始于气分。因此，能否杜其逆传，关键在于是否把住气分关。由于气分的特点为高热毒盛，故清热解毒法就应作为这个阶段的治疗要点。而不论其证在卫在气在营在血，热毒不除，病终不愈，故清热解毒法还须贯穿于卫气营血各阶段之始终，只是在法度上有所不同，卫分宜清宣，气分宜清解，营分宜清透，血分宜清滋。若气分失治或病邪太盛，邪热内陷，则可出现一系列逆传之痉、厥、闭、脱等变证。此时当遵急则治其标的原则，或清热镇惊，或回阳救逆，或益气固脱。此外，保持水电解质平衡，提高机体抗病功能等，对防止病情逆传都有重要作用。

观察病情是否逆传，除有躁扰不宁、谵语神昏、抽搐吐血、衄血等心营证候外，还必须警惕体温骤升骤降，大汗淋漓，面色苍白，呼吸迫促，唇面发绀，血压下降，脉微欲绝等，这些可能为热陷逆传的先兆，应密切观察，采取有效措施，积极进行抢救治疗。

（2）改进剂型，提高疗效：本组专用中药治疗的 1650 例，与加西药治疗的 741 例疗效比较，两者未见明显差异，说明中医药对卫气营血及其逆传变证绝大多数疗较效好。不过本组加西药治疗病例，部分是中药治疗后效果不显的病例，部分是来势凶猛，煎药不及，或不能口服药物的病例。因此，要进一步提高疗效，除了注意辨证外，改进剂型也是十分重要的。

我们的实践体会，对内科热病专用中医药治疗，只要把住气分关，是多能奏效的。但对重症营血分病例，则必须大力改进剂型，才有可能提高疗效和防止逆传。目前我们正着手研制一批供静脉滴注的清气解热针和生脉固脱针，有的已取得初步效果。例如抢救休克的生脉针，多在给药 15 分钟至 4 小时内收到升压稳压的良好反应，远较口服汤药为佳。因此，我们认为，对内科热病治疗，必须要有一整套退热、救逆、开闭、醒脑、镇痉、保津的针剂，这样必将能够大大提高卫气营血危急重症的抢救治疗效果。

小结

本文总结分析了重庆市中医研究所内科 1963~1978 年，体温在 37.5℃ 以上的感染性疾病共 93 个病种，2391 个病例。其中非传染性感染性疾病 1231 例。分析结果表明，这类病例的临床表现，多与温病卫气营血证候、病理变化一致，按此论治效果亦好。从大量临床资料比较提示，本组所见的卫气营血诸证确具有其独特的临床规律。

本文还对卫气营血辨证在内科热病的临床特点、临床意义、证治要点等三个问题，进行了初步分析讨论。

（郑新、田令群等，《中医温病卫气营血理论研究资料汇编》）

六、温热病厥脱的虚实病机与治疗改进的探讨

（一）辨明病机确定治则

本组 104 例病例的病因分析由热毒内侵致厥者 55 例，温热病邪致厥者 19 例，风寒化热 8 例，痰饮热化 22 例。这些热毒既是导致温热病的主要病因，也是导致厥脱的关键。由于毒邪过盛，或临证的误治、失治，使邪毒不解，化火生热，蕴结脏腑，阻碍气机运行，上郁心肺，耗伤肺气；损蚀肺络，迫血妄行；大量失血或逼心液外泄，可致大汗淋漓；邪毒蕴结中焦，干扰脾胃气机升降，上逆则暴吐，下攻则暴泻；津血化生之源不足，五脏失充，邪毒内陷，进一步发展，侵及肝肾，则元阴元阳受损，气机更加逆乱，致令气血精津亏耗，阴阳失调，或衰惫而致厥脱。总之，温热病厥脱是由毒热实邪所致，毒随邪入，热由毒生，毒不除，热不去，变必生。其变之生乃热毒耗伤精津气血阴阳。致使正气更虚，虚为气阴两脱、气脱为主之虚，《难经·八难》指出："气者人之根本也。"气虚，则机体防御功能低下，易为病邪入侵，成为疾病之因；气虚，脏腑功能气化障碍，精津液血化生减少，或输布代谢失常，气虚回摄无权，易致脱汗、脱液、脱血，气虚，温煦之力减弱，血液运行障碍而发生厥脱。厥脱虽有气阴两伤、阳气欲脱，真阴不固，阴竭阳绝等之异，但其临床急救处理应针对其属实、属虚，孰急孰缓，详审其病机。

在我们的 104 例中属于实证的 28 例，虚中挟实证 49 例，以虚为主的厥脱 27 例。

（二）审清标本权衡缓急

温热病虽也为内科急症，毒热或高热易化火伤阴耗气，易于内侵，易于转变，但未发生厥脱前是不致危及病人生命的，而厥脱则不然，正如张景岳

云："厥逆之证，危证也。"《类证治裁》："厥者尽也，危候也。"脱证虽不能与厥证严格区分，似乎脱证较厥证更重、更危、更急，厥脱证更易并发瘀血阻窍、尿闭、心阳虚衰等险证。因此，从发病的先后顺序辨标本，温热病在先为本为缓，厥脱证并发于后为标为急；从病因和症状而论，温热毒邪等病因为本，危急症状如喘气欲脱，大汗亡阳，脉微细欲绝，血压下降等为标。根据"急则治其标，缓则治其本"的原则，厥脱证为急，温热病为缓，因此应先治其标，治厥脱，后治温热病。但是温热病如治不得法，或毒邪盛，又是导致正虚的主因，是致变的因素。因而在厥脱已有缓解，或厥脱消失，应立即治原发病，或者标本同时进行治疗，有时还应照顾兼证如瘀血阻滞。因此我们的改进治疗方案是以养阴固脱的参麦针快速静脉推注急救其脱；以清气解毒的静脉针剂祛除温热毒邪，荡涤致病因子，毒热重者还应加口服的清热解毒药，以养阴增液保津的增液针救阴固脱，遇有瘀血兼证，加活血化瘀的复方丹参针疏通血脉，以救厥脱。

（三）改进治疗探讨机制

温热病厥脱的救治，过去多采用传统的口服煎剂进行急救治疗，见效缓慢，对于呕吐、昏迷的厥脱患者，更是束手无策。1977年以来，我们开展了此项研究工作，针对导致厥脱的温热邪毒及其伤阴耗气，或致瘀血阻滞的虚实病机，由实致虚的致急致危的特点，将传统有效的益气养阴固脱的生脉散，改为静脉注射的参麦针，将养阴保津增液的增液汤改为能够大量静脉给药的养阴针、增液针固阴救脱。此外，根据我们辨证施治治疗高热急症的经验，创制新方将具有清气解毒的败酱草、鱼腥草、肿节风、虎杖制成静脉滴注的清热解毒注射液（1∶1.5），引进活血化瘀的复方丹参针治疗温热病厥脱证（相当于西医学的感染性休克），并与治疗感染性休克的西药作对照，各观察52例，病情相当。

1. 治疗方法

研究组：①参麦针20~30ml加入50％葡萄糖水20~30ml，静脉推注，每隔15~30分钟1次，待厥脱好转（血压回升或稳定），再以参麦针50~100ml加入10％葡萄糖水250~500ml或养阴、增液针中静脉滴注。②视伤阴的情况用养阴、增液针，每日予1000~3000ml静脉滴注。③清热解毒针用400~600ml

静脉滴注，遇有毒热严重、病情危重者，加清热解毒中药汤剂及随证加药。④遇有瘀血阻滞、血流障碍者加复方丹参针每次8ml，加50%葡萄糖水20ml静脉注射，每日3~4次或20~40ml加入5%~10%葡萄糖水静脉滴注。⑤用西药纠正酸中毒或电解质紊乱。

对照组：按感染性休克进行抢救，常规使用补液，纠正酸碱平衡，使用抗生素激素，及扩、缩血管升压药物等。

2. 治疗结果（表12、表13）

表12　研究组、对照组抢救休克疗效比较

观察例数		脱离休克时间（小时）						P值
		24		48		> 48		
		例数	%	例数	%	例数	%	
研究组	52	33	63.46	10	19.23	9	17.30	< 0.05
对照组	52	22	42.31	10	19.23	20	38.46	

两组优良与差比较结果，经统计学处理，$P < 0.05$，有显著性差异，研究组较对照组疗效为优。

表13　研究组、对照组对血压回升与稳定时间（小时）比较（$\bar{X} \pm SD$）

	观察例数	回升时间	稳定时间	P值
研究组	52	3.09 ± 0.69	25.55 ± 5.82	> 0.05
对照组	52	4.74 ± 1.28	35.89 ± 6.48	

经统计学处理，$P > 0.05$，两组血压回升与血压稳定时间均无明显差异，提示中医药治疗感染性休克的疗效并不低于西药组的疗效。

研究组经治疗后血压回升、稳定，症状消失的43例中，参麦针的有效用药量为血压回升平均用药68ml，稳压平均为141ml，全程有效用药量平均为208ml。

3. 机制探讨

生脉散应用于温病救脱首见于《临证指南·脱门》陈案，又见于薛生白《温热病篇》39条，后见于《温病条辨》："暑月热伤元气，汗多脉散大，喘渴欲脱，生脉散主之。"张氏归纳生脉散的作用为："凡暑或热邪上蒸，汗泄太过，肺之化源欲绝，心气耗散而内虚，阳气不能留恋者，用生脉清热生津以救肺之化源，收敛耗散之心气，用之得法有起死回生之功。"西医学研究，参麦针有强心升压改善微循环的作用，有增加网状内皮系统的吞噬功能，有促进垂体－肾上腺分泌皮质激素的作用，降低血浆中 cAMP 的水平，从而通过强心、改善微循环、解毒，达到治疗感染性休克的目的。

清气解毒针：四味药包括败酱草、虎杖、肿节风、鱼腥草，有清热解毒作用，前三味还有活血化瘀的功能。现代药理研究，清热解毒针有抗炎、解热、减低毛细血管通透性，兴奋垂体—肾上腺皮质功能，调整免疫球蛋白 IgM 的作用，其降低血、尿淀粉酶作用效果显著，缺点是能抑制白细胞向炎灶聚积，因而年老、体弱、免疫功能低下者，应及早配合使用能增强免疫功能的药物如参麦针、黄芪等。

增液汤，由玄参、麦冬、生地组成，功能养阴润燥增液，主治阳明温热，津液不足，大便秘结，口渴舌红，脉细数无力。西医学研究，增液针具有安全、无不良反应、能与45种急救中西药配伍应用。有明显改善微循环的作用，含有果、蔗、半乳等多糖，还含有组织需要的微量元素，如钾、钠、钙、镁、铜、铁等，有抗炎、解热作用，还有调整免疫球蛋白 IgA 的作用。玄参、生地尚能对抗放射线所致的白细胞下降。

复方丹参针有活血化瘀、宁心安神的作用，现代药理研究有扩冠、减低心肌耗氧量，减慢心率，抑制血小板聚集及抗凝作用，对中枢神经具有镇静作用等。我们在急救厥脱的治疗中，虽然取得一定成绩，但仍存在不少问题，如祛除病因的针剂不多，扶阳固脱的针剂没有，今后还应根据厥脱不同的证型、辨证施治，增加有效的新剂型，把治疗温热病厥脱急症的技术提高到新水平。

（四）小结

温热病厥脱的病机：可概括为毒热实邪致虚致变致厥致脱，厥分虚实，脱为虚证。厥脱皆危急重症，应急救厥脱，或厥脱、毒热并治，用改进厥脱的益气养阴固脱的参麦针，养阴保津固脱的增液、养阴针，解毒清热、逐邪固脱的清热解毒针，活血化瘀、疏通血脉固脱的复方丹参针的中医综合快速急救治疗，效果显著，与西药组救治疗法相比无逊色，并有中医学和西医学的实验研究为根据。

（郑新、龚宗仅，铁道医学.）

七、中草药治疗肺炎 75 例的临床疗效观察

肺炎是呼吸系统的急性热病。起病急，变化速、易蔓延，发生严重的并发症并非偶见，死亡率在 2%~4% 之间。因此，进一步探讨本病的有效疗法，实属必要。现将我所 1946 年 7 月至 1977 年 10 月，单用中草药治疗的 75 例大叶性肺炎，（其中包括 3 例休克型肺炎）作一浅显的临床分析与讨论。

1. 病例选择

凡具有发热、咳嗽、咯痰、胸痛、肺部呼吸音变调、有湿性啰音或管型呼吸音，并经 X 线透视证实肺部病变符合肺炎影像者。

2. 资料分析

男 57 例，女 18 例；工人 48 例、干部 11 例、学生 4 例，其他 12 例。年龄：20 岁 11 例，20~30 岁 5 例、31~40 岁 15 例、41~50 岁 18 例、50 岁以上 11 例。主要症状与体征：发热 75 例、恶寒、口干渴各 60 例，咯痰 62 例、其中脓性痰占 45 例、铁锈色或血痰 15 例，胸痛 64 例，大便结 24 例、尿黄 58 例、舌苔薄黄 26 例，黄厚腻 15 例，薄白 27 例，白厚腻 7 例，舌质红 65 例，脉浮数 35 例，弦数 18 例，滑数 7 例，细数 6 例，其他 9 例。肺体征：干啰音 11 例、湿啰音 34 例，管型音 6 例。体温：37℃ 5 例，37~38℃ 13 例，38~39℃ 25 例，39~40℃ 25 例，40℃ 以上 7 例，白细胞总数：10×10^9/L 13 例，10×10^9/L~20×10^9/L 42 例，20×10^9/L 以上 20 例。肺部病变：右上 9 例，右中 10 例，右下 24 例；左侧下叶 32 例；病变范围：节段性 69 例，大叶性仅 6 例。卫气营血情况：入院前无卫分症状 9 例，卫气同病的 66 例，除鼻衄 2 例，痰血 15 例外，未见其他明显的营血症状。

3. 治疗方法

分定型方剂组与未定型辨证论治组进行治疗。定型方剂组药物：蚤休五钱、大青叶、败酱草、鱼腥草、黄芩、小蓟、葎草各一两的汤剂，或按 1：1

浓度制成的合剂，冲服剂进行治疗，高热时汤剂每日2剂，合剂每次40ml，或冲服剂每次1两，或加柴胡针，或穿心莲针，或鱼腥草针各4ml肌内注射，每四或六小时1次，至热退减半直至症状体征消失为止。

未定型辨证论治组：

（1）热毒炽盛型：酌选：①肺炎清介汤：连翘、玄参、黄芩、柴胡、瓜蒌各八钱，麦冬、山豆根各五钱，薄荷、浙贝各三钱。②五味消毒饮加大青叶、鱼腥草、车前草各一两，水黄连、桑白皮各五钱；③退热汤：银花藤、柴胡、黄芩、大青叶、贯众、苇茎、枇杷叶、水黄连各一两。④九节风三两。

（2）热毒兼喘型：酌选：①麻杏石甘汤加鱼腥草二两、连翘一两、瓜蒌八钱、浙贝四钱。②三黄石膏汤：麻黄、黄连、黄柏、栀子各三钱，黄芩八钱、生石膏一两，淡豆豉、杏仁各四钱。③柴陷汤加减：柴胡、黄芩、沙参、瓜蒌、冬瓜仁、苇茎各一两，枳实、京夏各四钱，黄连、甘草各三钱。

（3）痰热壅盛型：苇茎汤加瓜蒌、黄芩、连翘、银花藤各八钱，黄连、京夏各四钱。

（4）热毒耗伤气阴型：竹叶石膏汤合黄连解毒汤加减：太子参、生石膏、苇茎各一两，知母、京夏、麦冬、黄芩各四钱，黄连、黄柏、竹叶、甘草各三钱。

（5）热毒挟湿型：选甘露消毒丹加柴胡四钱、苇茎一两。

未定型辨证论治组给药法同前组，但两组病人遇有高热烦躁不安时，加服人工牛黄粉三分，或安宫牛黄丸一粒日二三次，低血压时予人参针2ml肌内注射，4或6小时1次，至血压稳定正常减量巩固数日。

4. 疗效标准及治疗结果

（1）疗效标准：症状体征消失，体温血常规正常，肺部病变完全吸收为痊愈。大部吸收为近愈。未吸收为无效。

（2）治疗结果（表14~ 表16）：

表14　两组疗效比较

组别	痊愈	近愈	无效
定型方剂组	29（76.3 %）	9（23.7 %）	0
未定型方剂组	26（70.3 %）	11（29.7 %）	0
合计	55（73.3 %）	20（26.7 %）	0

表15　主要症状体征平均消失天数比较

组别	咳嗽	咯痰	胸痛	湿啰音	体温	白细胞总数	肺病变吸收
定型方剂组	11.9 天	10.5	9.2	5.4	2.9	8.2	12.8
未定型方剂组	12.5 天	10.4	7.6	7.9	4.3	6.5	14.9

表16　两组退热天数比较

组别	1~4 天	3~5 天	总计
定型方剂组	29	9	38
未定型方剂组	25	12	37
合计	54	21	75

5.讨论与体会

（1）中医学对大叶性肺炎的认识：汉张仲景在《伤寒论》中说："发热而渴，不恶寒者为温病。"近人刘氏更指出："温病以发热为主症，表现以热象居多，不发热的便不称为温病。"据75例肺炎的资料分析，起病无卫分症状有9例，卫气同病的66例。从症状和卫气的病程看，虽有恶寒或恶风的卫分表证，及经治疗多在1~2天内消失，主要以气分热盛为特点，本组病例皆有发热，脉皆带数象，舌质红65例，舌苔黄41例，口干渴、咳黄稠痰（血痰，铁锈色痰）各60例，尿黄58例，一派热性症状，且有化燥、化热、伤阴的见证，因此多数医家将其归入温病的范畴，属于风温犯肺，或肺热喘咳病是比较恰当的。

（2）大叶性肺炎的治疗问题：大叶性肺炎系温热病毒侵袭肺卫而起病，临床以卫、气分证多见，其不同者多有咳嗽、咳吐脓痰、血痰等症状，临床一般按卫气营血辨证，归纳为风温、春温、冬温等范畴，而采用辛凉透表、清气泄热等法，治则也有主张清热解毒与养阴保津两法并用者，我们认为此病主要矛盾在于温热病毒为患，伤阴所致之变证不过是温热病毒未被控制所造成的后果，故辨证施治必须抓住气分热盛这一主要矛盾，把好气分关，予以清热解毒为主的定型方剂畚休汤及未定型方剂的清热解毒兼顾喘咳、湿热、气阴受伤等进行辨证论治，收到了较为满意的效果。两组痊愈率为73.3%、近愈率为26.7%。从退热天数而言：1~4天退热的例数定型方剂组与未定型方剂组比较，看不出明显差异，从症状体征平均消失天数看、两组效果也比较接近，但从平均退热天数看，定型方剂组平均为 2.9 天，未定型方剂组为 4.3 天，这结果提示，在急性感染疾病的卫分或气分阶段，定型的清热解毒方剂，是同样可以收到良好效果的，而且定型方剂具有节省人力物力，方便服用的优点，有利于抓革命促生产。定型方剂组不仅治疗大叶性肺炎效果满意，根据异病同治的原则，还治疗以发高热为主的急性上呼吸道炎、急性扁桃体炎、急性支气管炎、传染性单核细胞增多症及其他急性细菌感染共 45 例，多在 1~2 天内退热，说明定型方剂组的药物可能具有广泛的抗感染作用。另一方面清热解毒对于重症休克型肺炎也是可以坚持使用的，本组病例中有三例这样的病人，血压在 80~60mmHg（收缩压）之间，我们坚持服清热解毒的方药，配以人参针 2ml 肌内注射四或六小时 1 次抗休克，未予输液，更未使用升压的西药，血压在 2~3 天内恢复正常，体温也随之而退，从而更进一步说明，清热解毒法是治疗本病有效的基本法则，也是把好气分关的关键，退热是其标志，且符合内经"泻热存阴"之意，有化逆为常，具有防止变证的作用。

（3）关于剂型改革问题：在温热病的治疗中，为了抢时间，争速度，最快的解除病人的痛苦，进行剂型改革，改变给药途径，是非常必要的，可能是提高疗效的途径之一。传统的给药法是几千年来行之有效的方法，但有不少缺点如煎药的设备、燃料、时间的消耗，带有挥发性药品有效成分的保存，呕吐昏迷病人的给药困难，不方便群众等，更主要的是提高疗效问题，我们在运用蚤休汤治疗几种急性感染疾病有效的基础上，把汤剂改为合剂，又改为冲服剂，疗效反有提高，以治疗肺炎平均退热天数为例：汤剂为 3.5 天，合剂为 2.7 天，冲服剂为 2.5 天，说明剂型改革是值得探讨的。又如人参针治疗危重病人，益气固脱，过去多采取煎剂动则三钱口服，疗效未见得满意，现在我院将其制成针剂，用量小、每支 2ml 含生药 0.2g，肌内注射或静脉给药，疗效显著，上述 3 例休克型肺炎的升压作用，是剂型改革值得探讨的又一例证。

（4）关于使用止血药和清心开窍药的问题：本文病例中有铁锈色痰、咯血、鼻衄共 17 例，其出血之因，为热毒损伤肺络、迫血妄行所致，治病必求其本，清热解毒澄其伤络之源而血自止，可见对于出血的病人，并非都要使用止血药才能达到目的，针对病因治疗也是止血的有效办法之一。另一方面我们对壮热烦躁不安的病人，使用清心开窍的安宫牛黄丸，或人工牛黄粉、企图顿挫热势，但均未达到目的，然两药对烦躁不安病人的镇静方面，确有良好的效果。

（5）关于警惕变证的问题：温热病毒传入营血的见证是：斑疹显现，躁扰不眠，甚至谵语昏狂，或见吐血、鼻衄、尿血、舌质深绛、病深且重是危候，必须警惕，不能忽视，但就肺炎而论，只见吐血、衄血、尿血等并非邪入营血的主要见证，我们体会到：凡是体温骤升骤降、面色苍白、大汗淋漓、呼吸迫促、唇面发绀、烦躁不安，血压在 89mmHg 以下，脉搏细微而结代者，可能是热毒陷入营血的先兆，应密切观察病人，采取积极有效的措施，以免抢救不及，发生变证，应特别提高警惕。

（郑新，《中医温病卫气营血理论研究资料汇编》）

八、以补益心气法为主治疗心绞痛的探讨

我科从 1974 年以来先后以单一口服汤剂疗法，温通活血片剂口服法和以参麦液静脉注射为主的补益心气法治疗心绞痛，共收治了 329 例患者，取得了一定疗效，其中以参麦液为主的补益心气法组的疗效尤为显著，心绞痛缓解率达 90.63%，心电图改善率达 60%，现报告于后。

（一）诊断标准

（1）中医辨证标准，采用 1980 年"全国冠状动脉粥样硬化性心脏病心绞痛辨证论治研究座谈会"所制定之标准。

（2）西医诊断标准，采用 1974 年全国冠状动脉粥样硬化性心脏病会议修订的"冠状动脉粥样硬化性心脏病诊断标准"为依据。

（二）观察方法

1. 病例选择

（1）临床诊断为典型的心绞痛，每周发作次数在 3 次以上，并有休息心电图 ST—T 改变或运动试验阳性者。

（2）心绞痛症状虽不典型，但休息心电图改变符合 1984 年全国冠状动脉粥样硬化性心脏病会议制定之标准者。

（3）虽然符合诊断标准，但年龄在 40 岁以下（包括 40 岁）之男性病例，及年龄在 45 岁以下（包括 45 岁）之女性病例；不列为观察对象。

（4）对有心脏神经官能症，更年期综合征以及年龄虽然在 45 岁以上而未停经之女性患者，均加作普萘洛尔试验，以排除假阳性。

凡符合诊断标准之病例，均须住院观察，入院后停服任何与治疗冠状动脉粥样硬化性心脏病有关的中西药物，先观察 1 周，做各项检查(包括心电图、血脂、血糖、胸透、肾功、三大常规等)。第 2 周开始投药观察，于疗程结束后停药复查各项指标，以便前后对照。

2. 观察药物

Ⅰ组（单一口服汤剂组）：本组是以冠心Ⅰ号方为主方，临证加减，主方：党参 30g、川芎 12g、赤芍 15g、红花 12g、降香 12g。痰湿者，加瓜蒌 12g、薤白 15g；寒凝者，加桂枝 12g、细辛 3g；气滞者加郁金 15g、川楝子 15g，疗程为 1~2 个月，属对照组，每日 1 剂，分 3 次口服。

Ⅱ组：除用单一口服汤剂组的汤药以外，另加用参麦液每次 20~30ml+50% 葡萄糖 20~30ml 静脉注射，每日 2 次。严重心绞痛者，可连续静脉推 3~4 次，或以 100ml 参麦液 +5%~10% 葡萄糖 250ml 静脉滴注。用本药疗程为 2 周左右，其口服药物仍为 1~2 个月，本组列为研究组。

Ⅲ组（温通活血片剂口服组）：用我院自制之温通活血冠心片口服，每次 5~7 片，每日 3 次。(方药：补骨脂 60g，丹参 30g，三七 20g，山楂、川芎各 15g，降香 9g，冰片 3g，葛根、草决明各 30g 做成浸膏片，20 片为 1 日量) 疗程 1~2 个月，列为对照组。

Ⅳ组（温通活血片剂口服加参麦液组）：除用前法给予温通活血冠心片口服外，再加用参麦液静脉推注，用法同前。疗程 1~2 个月，列为研究组。

（三）病例情况

（1）性别年龄：329 例患者中，男性 143 例，女性 186 例，年龄最大 87 岁，最小 42 岁（其中年龄在 45 岁以上者 297 人，占 90.27%，绝大部分为中老年患者，脑力劳动者 264 人，占 80.24%，体力劳动者 65 人，占 19.76%）。

（2）合并症：合并高血压者 118 人，占 35.87%；合并心律失常者 88 人，占 5.22%；合并心肌梗死者 10 人；合并心肌炎者 12 人；合并肺心病者 17 人。

（3）发病诱因：情绪改变发病者 151 人，占 45.90%；因劳累发病者 39 人，占 11.85%；因受寒发病者 93 人，占 28.27%；因饱餐发病者 26 人，占 7.9%；无任何诱因发病者 20 人，占 6.68%。

（4）临床特点：①心绞痛情况：329 例中典型心绞痛 198 人，占 60.18%，不典型心绞痛 131 人，占 39.82%，典型心绞痛是指发作性的，位于胸骨后或左前胸，部位固定的缩窄性疼痛或明显压迫感，可放射至左肩等处，多发生在体力劳动、情绪激动、饱餐、受凉当时，偶可在安静时发生。类似的但不完全符合此种性质的胸骨后或心前区疼痛（或刺痛、闷痛、刀割样痛、烧灼样痛），而又无其他类型心脏病，或其他有关疾病可解释者，为不典型心绞痛，本组病例中多为中度和轻度心绞痛。②其他症状：本组病例除均有典型或不典型心绞痛外，还兼见不同程度的心悸、气短、吃力、神倦、失眠、头昏、眼花、耳鸣、肢麻、肢冷、便溏等症。凡有合并症者，皆有原发病之症状可见。③辨证分型：心气虚：症见气短、吃力、心悸、心慌、胸闷痛、憋气，舌质淡、舌体胖嫩或有齿印，脉弱或沉细结代。本型有 96 人，占 29.18%。心阳虚：症见胸痛、精神倦怠、自汗或冷汗、肿胀、面色白而无华、身寒肢冷、心悸，舌淡或胖，脉沉细。本型 63 人，占 19.15%。心阴虚：症见五心热、口干、盗汗、面潮红，心悸、胸痛，舌质红，脉细数或促。本型有 24 人，占 7.29%。气滞血瘀：症见胸痛，痛有定处、憋气、舌质暗或有瘀点瘀斑，脉细弦、涩促结代，苔薄白。本型计有 76 人，占 28.19%。痰湿阻闭型：症见胸脘痞满、恶心、心悸、心慌、苔白，脉沉滑或结代，本型有 20 人，占 6.05%。寒凝血脉：症见胸痛甚，遇寒即发，舌紫暗，脉沉弦或迟，计 35 人，占 10.64%。肝肾阴虚：除胸痛外，兼见五心烦热、口干、盗汗面潮红、目眩、耳鸣、腰酸肢麻，舌红，脉细数或促，计 15 人，占 4.5%。

（四）疗效分析

（1）疗效评定：采用 1974 年全国冠状动脉粥样硬化性心脏病会议修订的"冠状动脉粥样硬化性心脏病疗效标准"判断疗效。心绞痛的疗效评定以疗程结束时情况与投药前情况比较之结果。

（2）治疗结果：表 17 为单一口服汤剂与加用参麦液的口服汤剂组的临床疗效与心电图疗效的比较表。表 18 为温通活血片剂口服组与加用参麦液的温通活血片剂口服组的临床疗效与心电图疗效的比较表。

表 17　单一口服汤剂与加用参麦液的口服汤剂组的临床疗效与心电图疗效的比较表

组别	例数	心绞痛				心电图			
		显效	有效	无效	总有效率	显效	有效	无效	总有效率
单用口服汤剂组	50 例	5 例	30 例	15 例	35 例	3 例	14 例	33 例	17 例
		10.00%	60.00%	30.00%	70.00%	6.00%	28.00%	66.00%	34.00%
参麦液加单用口服汤剂组	175 例	13 例	52 例	10 例	65 例	9 例	36 例	30 例	45 例
		17.30%	69.30%	13.40%	96.60%	12.00%	48.00%	60.00%	60.00%
合计	125 例	18 例	82 列	25 例	100 例	12 例	50 例	63 例	62 例
		14.40%	65.60%	20.00%	80.00%	9.60%	40.06%	50.40%	69.60%
统计学处理		$P < 0.05$				$P < 0.00$			

表 18　温通活血片剂口服组与加用参麦液的温通活血
片剂口服组的临床疗效与心电图疗效的比较表

组别	例数	心绞痛				心电图			
		显效	有效	无效	总有效率	显效	有效	无效	总有效率
温通活血片剂口服组	129 例	21 例	72 例	36 例	93 例	19 例	25 例	76 例	44 例
		11.28%	55.81%	27.91%	72.09%	14.73%	19.38%	65.89%	34.11%
参麦液加温通活血片剂口服组	75 例	24 例	44 例	7 例	63 例	21 例	14 例	40 例	35 例
		32.90%	53.87%	9.33%	90.06%	20%	18.67%	57.33%	46.67%
合计	204 例	45 例	116 列	43 例	161 例	40 例	39 例	116 例	79 例
		22.06%	56.86%	21.08%	70.92%	19.61%	25.53%	58.86%	38.73%
统计学处理		$P < 0.01$				$P < 0.05$			

（五）讨论与体会

（1）从表 17 可知，以单一口服汤剂组，其心绞痛缓解率为 70%，而加用参麦液后，为87%，提高17%，$P < 0.05$。相差显著；再从心电图改善情况看，单一口服汤剂组总有效率34%，如用参麦液后，总有效率60%，提高了26%，$P < 0.01$相差非常显著，说明加用参麦液治疗后不论心绞痛症状的缓解情况，均有明显提高。又从表18可知，单用温通活血片剂口服治疗加强温通之力量后，心绞痛缓解率为72.09%，加用参麦液后为90.63%，增加18.54%，$P < 0.01$相差非常显著；其心电图改善率，单用温通活血片剂口服治疗时仅为34.11%，加用参麦液后，提高到46.63%，$P < 0.05$，相差显著，同样说明疗效显著提高。

（2）冠状动脉粥样硬化性心脏病的病理基础是本虚标实，本虚主要是指心气虚、心阳虚和心阴虚。以本组病例来分析，心气虚占29.18%，心阳虚占19.15%，心阴虚占7.29%，标实是指气滞、血瘀、寒凝、浊阻，本组病例中以气滞血瘀较多，寒凝次之，浊阻再次之。由于心气虚衰，心气不能充分运营血脉，则气血失和，心失所养，心脉瘀阻，甚者心脉不通，"不通则痛"，于是发生心肌缺血，缺氧的心绞痛症状，更有甚者发展成心阳虚衰；而气滞、血瘀、寒凝、浊阻等，则从不同程度上加重和加速了心绞痛的发生，针对这种病理基础，若只注意活血化瘀法而忽视心气的盛衰在心病发病中的重要作用，则疗效欠佳，而在加用参麦液后，大补了心之元气，故疗效得以显著提高，若只重视温通心阳和活血化瘀，疗效仍不满意，是因为单补心阳，补之太过，反而耗伤心阴，使阴阳不能顺接，心脉难以畅达，故疗效不佳，加用参麦液后，心气得以振奋，鼓动有力，心脉瘀阻得以缓解，"通则不痛"，故心绞痛症状得以解除。

（3）从现代实验研究证明，参麦液有提高心肌收缩力，扩张冠状动脉，增加冠脉血流量，改善心肌的缺血状态，增加心肌耐缺氧的能力，并改善微循环。因此，临床疗效的显著提高，说明了参麦液为主的补益心气法治疗心绞痛，是既治标又治本的方法，不贪恋于暂时缓解心绞痛，而是从改善心肌的生理功能着手，增加了心肌的有效循环量。因此，本法是有一定的病理基础和药理基础的，是今后值得探讨的一种有效的治疗方法。

（徐世莲、郑新，中医急症通讯．）

九、补肾胶囊和肾衰灵对慢性肾功能衰竭大鼠肾功能的影响

慢性肾功能衰竭是多病因引起渐进性肾功能减退而致的不可逆性肾脏损害，临床表现复杂。如何延缓慢性肾功能衰竭病人肾功能减退的速度，以保持病人较高的生活质量，是肾脏科医生的艰巨任务。我们将自制的中成药制剂补肾胶囊和补肾胶囊应用于慢性肾功能衰竭模型大鼠，观察其对肾脏功能的影响，现报道如下。

（一）材料与方法

（1）实验动物成年 Wistar 大鼠 39 只，雌雄兼用，体重 140~200g，由重庆医科大学实验动物中心提供。大鼠在重庆市中医研究所药理室分笼饲养于室温，12 小时日光照，45% 湿度的环境中，自由饮水，进食标准普通饲料。

（2）动物模型大鼠适应性喂养 1 周后，采用腺嘌呤 20mg/kg 皮下注射每天 1 次，连续 10 天，制作慢性肾功能衰竭模型。

（3）药物组成补肾胶囊由红参、人工虫草菌丝、淫羊藿、黄芪等药物组成，肾衰灵液由党参、黄芪、川芎、红花、大黄等药物组成。以补肾胶囊 3g 加入肾衰灵液 40ml 制成混悬液，简称肾药。以上药物由重庆市中医研究所中药制剂研究室提供。

（4）实验分组 A 对照组，未使用腺嘌呤，第 11 天起给予等量蒸馏水灌胃；B 模型组，第 11 天起给予等量蒸馏水灌胃；C 肾药 1 组，在皮下注射腺嘌呤的同时，给予肾药 40ml/kg 灌胃，每天 2 次，连续 10 天；D 肾药 2 组，造模后第 11 天起，给予肾药 20ml/kg 灌胃，每天 2 次，连续 13 天；E 肾药 3 组，造模后第 11 天起，给予肾药 40ml/kg 灌胃，每天 2 次，连续 13 天。以上各组，除 E 组大鼠 7 只外，其余均为 8 只。

（5）检测方法血清尿素氮、肌酐、总蛋白、白蛋白由生化自动仪测定。

（6）统计学方法数据用（$\bar{x} \pm s$）表示，采用 t 检验进行数据处理。

（二）结果

（1）在造模过程中肾药对肾脏功能的影响观察至第 10 天，测定血清尿素氮、肌酐、总蛋白和白蛋白，见表 19。

各项指标对比的 t 值：肌酐 $t=2.21$，尿素氮 $t=2.80$，白蛋白 $t=2.33$。

薪火相传

（2）肾药对慢性肾功能衰竭大鼠肾脏功能的影响观察至第 23 天时，剪尾取血检测大鼠的血清肌酐、尿素氮、总蛋白和白蛋白，见表 20。

表 19　用药前及用药后 10 天生化指标变化情况（$\bar{x} \pm s$）

组别	动物数	肌酐（mg/dl）	尿素氮（mg/dl）	总蛋白（g/dl）	白蛋白（g/dl）
A 组	8	1.10 ± 0.14	16.31 ± 2.61	6.81 ± 0.30	4.89 ± 0.28
B 组	8	2.14 ± 0.31	23.51 ± 2.21	6.21 ± 0.34	3.51 ± 0.42
C 组	8	1.39 ± 0.90	19.41 ± 3.50	6.49 ± 0.42	3.89 ± 0.19

C 组与 B 组比较，$*P < 0.05$。

表 20　用药前及用药后 23 天生化指标变化情况（$\bar{x} \pm s$）

组别	动物数	肌酐（mg/dl）	尿素氮（mg/dl）	总蛋白（g/dl）	白蛋白（g/dl）
A 组	8	1.20 ± 0.23	15.20 ± 3.34	7.10 ± 1.22	5.70 ± 0.32
B 组	8	2.12 ± 0.35	25.11 ± 3.61	5.92 ± 0.84	3.42 ± 0.55
D 组	8	1.67 ± 0.71	20.80 ± 4.95	6.43 ± 0.82	3.69 ± 0.41
E 组	7	1.64 ± 0.62	19.81 ± 5.72	6.23 ± 0.97	3.89 ± 0.48

D 组与 B 组比较，$*P < 0.05$，$t = 1.99$；E 组与 B 组比较，$*P < 0.05$，$t = 2.18$。

（三）讨论

慢性肾功能衰竭是多病因引起渐进性肾功能减退而致的不可逆性肾脏损害，中医将其归纳于关格、水肿、虚损等范畴。病机认为是正虚邪实。正虚指脾肾阴阳气血俱虚，邪盛指肾泌浊失职，湿浊毒邪壅盛。病起以肾精受损为主，渐及脾胃，旁及他脏，因而可见脾肾阳虚、肺肾气阴两虚、肝肾阴虚及阴阳两虚等证型，病程中常兼挟外感、湿浊、湿热、血瘀等标证。故正虚与浊毒、久病血瘀是本病的中心环节，因而扶正祛邪为本病的治疗大法。

针对上述特点，我所自制中成药制剂补肾胶囊以扶正为主，肾衰灵液扶正祛邪并重，应用于慢性肾功能衰竭大鼠，期能达到延缓肾功能衰竭进展的治疗目的。

方中主药如大黄、黄芪、川芎等是近年来药理研究较多的药物。已发现大黄能抑制蛋白质解，改善氨基酸代谢，促进氨合成蛋白质，使肝肾组织合成尿素减少；抑制残肾代偿性肥大，降低细胞高代谢状态，降低肾脏高滤过、高灌注状态；抑制血小板花生四烯酸代谢产物 xA2 生成，防止血小板凝集，防止肾功能衰竭进展。黄芪能增强机体免疫功能，可提高慢性肾功能衰竭患者 CD3、CD4、CD4/CD8 比值，提高血清免疫球蛋白。川芎可降低内皮素水平，改善肾血流及肾小球滤过率，延缓肾功能衰竭进展。

以上述药物配伍的补肾胶囊和肾衰灵应用于慢性肾功能衰竭大鼠，可见 C 组尿素氮、肌酐下降，D 组、E 组尿素氮降低，P 均 < 0.05。用药前后总蛋白、白蛋白无明显变化。说明该药物可使血尿素氮、肌酐一定程度下降，延缓肾功能损害进展，从而改善肾功能。但其确切作用机制，尚须进一步研究。

（陈原、张国英等，重庆医药）

十、火把花根片治疗慢性肾小球肾炎的临床和药理研究

慢性肾小球肾炎是临床上常见的多发病之一，本协作组观察的 191 例病人中，20~50 岁者有 167 例，占 87.45%。对青壮年的健康和社会的生产劳动影响较大。因此，对慢性肾小球肾炎的研究，仍为国内外医学界重视的课题之一。近年来全国各地运用昆明山海棠，或雷公藤煎剂、片剂治疗慢性肾小球肾炎消失尿蛋白的有效率在 46%~72.5% 左右。从 1980 年始，我们协作组运用四川省中药研究所提供的类似药物，火把花根片治疗慢性肾小球肾炎消失尿蛋白，并与激素、环磷酰胺随机分组对照，取得了不亚于后者的较好疗效，完全缓解率为 33.1%，基本以上缓解达 60.3%，总有效率为 87.5%，现汇报于后。

（一）临床资料

1. 病例选择

按 1978 年中华内科杂志第 17 卷第 2 期发表的原发性肾小球疾病的诊断标准收治病人，在 191 例中，188 例为住院患者，仅 3 例为门诊病人。

2. 一般资料

肾炎肾病型 128 例，普通型 39 例，肾病综合征 11 例，高血压型 9 例，隐匿型 2 例，紫癜及狼疮性肾炎各 1 例。

中医辨证分型：脾肾阳虚 122 例，肾阴亏损 36 例，阴阳两虚 19 例，下焦湿热 14 例。

病程：< 1 年 97 例，1~3 年 55 例，3.1~5 年 15 例，5.1~10 年 19 例，< 10

年 5 例，病程最长 23 年。

尿蛋白定量：最高日排 24.32g，参数在 3g/ 日以上，＜ 1g/ 日 2 例。

性别：男 128 例，女 63 例。

年龄：＜ 20 岁 20 例，21~30 岁 77 例，31~50 岁 70 例，51~60 岁 20 例，＜ 60 岁 4 岁，最小年龄 14 岁，最大 75 岁。

3. 观察及治疗方法

统一病历及病程记录观察表格，治前必须查尿、血常规，24 小时尿蛋白定量，酚红排泄试验，尿素氮，肌酐，血浆白、球蛋白，血脂等项，治疗开始后尿常规及尿蛋白定量 7~10 天复查次，外周血白细胞每 3 日复查 1 次。

其他各项规定每月复查 1 次。

治疗采取抽签随机分组对照观察，治疗组给火把花根片 9~15 片 / 日，分 3 次，饭后服，2 个月 1 个疗程，部分病人用 2 个疗程，较少病人用 3 个疗程，24 小时尿蛋白定量达完全缓解后采取逐渐减量门诊随访给药，逐渐停药。

对照组：单用泼尼松 30~60mg/ 日，分 3 次，或 1 次顿服，或泼尼松加环磷酰胺 200mg 静脉滴注间日 1 次，用泼尼松加噻替哌，吲哚美辛各 1 例，疗程相同。

4. 疗效评定及治疗结果

（1）疗效评定标准：按 1946 年中华内科杂志第 12 卷第 9 期规定的慢性肾小球肾炎疗效标准评定疗效。完全缓解：症状与体征消失，肾功正常，24 小时尿蛋白定量＜ 0.2g，尿沉渣计数正常。基本缓解：症状与体征消失，肾功正常，尿蛋白 24 小时定量＜ 1 克。部分缓解：临床表现与实验室检查中一项或多项有明显改善，但未达到基本缓解指标。无效：临床表现及化验指标与入院时比较均无改善。

（2）治疗结果（见表 21）：

表 21　近期疗效

组别	例数	疗效				总有效率	P 值
		完全缓解	基本缓解	部分缓解	无效		
治疗组	136	45（33.10）	37（27.2）	37（27.2）	17（12.5）	119（87.5）	＞ 0.05
对照组	55	22（40.0）	11（20.0）	12（21.81）	10（18.19）	46（81.81）	

两组比较无显著性差异。

（3）不良反应：

少数病例可有纳减、腹胀、恶心、腹泻等胃肠道反应，饭后服药不良反应可减轻或消失，无须停药，另有极少数人有外周白细胞下降，色素沉着，妇女偶见月经失调，个别人闭经，这些反应减量或停药可自行消失。出院后部分病例随访结果见表22。

表22　出院后部分病例随访结果

随访时间	例数	完全缓解	基本缓解	部分缓解	无效	复发
出院3个月后	20	11	6	3		
出院半年后	15	10	2			2
出院1年后	8	7	1	1		

（二）药理实验

1.抗炎作用及对垂体——肾上腺皮质系统功能的影响

实验方法及结果，采用小白鼠因蛋清、二甲苯、组织胺或醋酸可的松所致皮肤或腹腔毛细血管通透亢进，大白鼠的巴豆油性肉芽肿、蛋清、甲醛性脚肿，以及棉球肉芽肿等实验，证明火把花根片具有良好的抗炎作用，能抑制炎症时毛细血管通透性的增高，减少渗出，抑制增生，当与可的松合用时，并无相加或协同作用。切除双侧肾上腺，抗炎作用仍然存在，火把花根片不能延长去肾上腺幼年大白鼠的生存时间，对于切除单侧肾上腺大白鼠的对侧肾上腺代偿性肥大也无抑制作用。不能引起幼年小白鼠胸腺萎缩，也不能使大白鼠肾上腺中维生素C含量降低。上述结果表明火把花根片不具有糖皮质激素样作用。也不能兴奋垂体——肾上腺皮质系统的功能。

2.对免疫功能的影响

通过小鼠碳粒廓清及溶血素抗体生成，大鼠佐剂关节炎，对2，4-二硝基氯苯或卡介苗所致小鼠或豚鼠皮肤迟发型超敏反应等实验，证明火把花根片具有较强的免疫抑制效应。能抑制网状内皮系统的吞噬功能，抑制特异性抗体的生成，而以对迟发型超敏反应的抑制作用最强，对于佐剂性关节炎的原发和继发性损害也均有明显的抑制作用，当与环磷酰胺等免疫抑制剂合用时，免疫抑制作用未见相加或协同。火把花根片在具有明显免疫抑制效应剂量下，并不引起胸腺、脾脏等免疫器官的萎缩，甚至还有增重的趋势。

3.对小鼠实验性肾炎的影响

用小牛血清给分组小白鼠每只腹腔注射 1ml/日，连续 10 日，末次给药后将小鼠置入代谢笼中，收集 24 时尿液，实验结束时精密量取尿液量，并用磺基水杨酸法测尿蛋白量，直接以光密度（OD）值表示之，同时秤取小鼠胸腺、脾脏及肾重量，并将鼠肾用 10% 福尔马林固定切片，镜检结果可见，LCACA 鼠用小牛血清造成肾炎后，出现脾脏肿大，肾肿大，尿蛋白明显增多，每日经用 20g/Ka 之火把花根片治疗小鼠，能显著抗肾炎鼠尿之增加，两组相比有非常显著的差异，对肾脏水肿也有明显的抑制作用，对脾肿大之抑制作用尤强。结果见表 23。

4.火把花根片的毒性实验

（1）慢性毒性实验，将 54 只同窝幼年大鼠分为四组，第一组对照，治疗组分为 5g，15g，45g/kg·日火把花根片混悬液灌服，自 1984 年 3 月 12 日至 10 月 5 日止，每周 1~6 服药，星期日停 1 天，连续 6 个月余。于末次给药后次日，将约一半动物断头处死，分别取血测定血常规，肝功，肾功，并剖取各脏器观察变化，剩余动物停药 1 个月后宰杀，同法处理，结果，各剂量均对大鼠血常规及主要脏器心、肝、肾、胸腺、肾上腺、垂体前叶等功能均无影响，但对睾丸重量随剂量加之而萎缩，5g/kg 组无明显影响，15g/kg 组有一定影响，而 45g/kg 组则呈显著之抑制作用。

（2）对妊娠及胎儿的影响，实验结果；火把花根片 5g/kg、15g/kg 两组对妊娠及胎儿无影响，但 45g/kg 组动物无一只妊娠，提示大剂量之火把花根片有抗生育作用。

（3）致突变实验，用鼠伤寒沙门菌/哺乳动物肝微粒体酶致突变实验结果显示，火把花根片无致突变作用。

（4）火把花根片及醇法片的毒性比较

急性毒性比较：以同窝小鼠雌雄各半每组 6 只，灌服不同浓度之火把花根片及醇法片，观察小鼠 1 周内的死亡情况，计算 LD50，实验结果可见醇法片较水法片的毒性大得多。水法片对不同年龄动物的急性毒性差别不大，见表 24。

表 23 火把花根片对 LACA 小鼠实验性血清性肾炎的影响

| 组别 | 体重变化（g）$\bar{X} \pm SE$ | 脏器重量（mg/g）$\bar{X} \pm SE$ | | | 尿 | |
		胸腺	脾脏	肾脏	尿量（mi/24h）$\bar{X} \pm SE$	尿蛋白（OD）$\bar{X} \pm SE$
正常对照	−0.18 ± 0.80	1.10 ± 0.14	4.37 ± 0.37	12.9 ± 1.05	2.10 ± 0.18	0.10 ± 0.26
肾炎对照	0.08 ± 0.52	1.13 ± 0.13	11.04 ± 1.30	15.2 ± 0.44	3.96 ± 0.40	0.328 ± 0.027
肾炎治疗△	−0.59 ± 0.62	1.09 ± .018	6.08 ± 0.95	14.7 ± 0.79	3.08 ± 0.12	0.132 ± 0.016
正常对照	0.48 ± 0.49	1.62 ± .008	5.13 ± 0.35	14.11 ± 0.18	2.26 ± 0.32	————
肾炎对照	−2.79 ± 0.63	1.30 ± 0.12	13.38 ± 1.07	15.22 ± 0.48	4.66 ± 0.46	0.538 ± 0.062
肾炎治疗△	−2.13 ± 0.38	154 ± 0.24	908 ± 1.01	18.93 ± 0.36	4.87 ± 0.24	0.352 ± 0.024

△火把花根片 20g/kg · 日连续 10 日。与肾炎对照相比 $P < 0.05$。与肾炎治疗对照相比 $P < 0.01$。

表 24　火把花根片对不同年龄动物的急性毒性差别

制剂	小白鼠	LD50 值（g/kg）
火把花根片（火中Ⅲ批）	三月龄	59
火把花根片（火中Ⅲ批）	八月龄	68
火把花根片（830914）	三月龄	56.3
火把花根片（试制品）	三月龄	7
火把花根片（8001）	三月龄	14.9

亚急性毒试验比较：采取大白鼠雌雄各半分组后，用火把花根片40g/kg·日，连续灌服1个月，实验结束时取血测白细胞及肝、肾功能，并取其各脏器进行观察，对白细胞，肝、肾功，心肝脾肺肾，肾上腺，胸腺，肠等均未见明显的毒性及影响。

但另批大白鼠用同法观察火把花根片的实验结果，镜检可见4g/kg组出现肝细胞疏松，8g/kg组出现肝细胞颗粒凝集，少数动物肾小管上皮细胞散在性坏死；20g/kg组出现肝细胞弥漫性细胞肿胀，核分裂增加，肝细胞坏死；大部分动物肾小管上皮细胞散在性坏死，40g/kg组动物虽然仅给药四天，也引起多数动物肝细胞弥漫性细胞肿胀，核分裂增加，半数动物肾小管上皮细胞坏死，并可见心肌变性。重者出现灶性心肌坏死。由上可见火把花根片的毒性较大。

（三）讨论与体会

（1）火把花又名掉毛草，系卫茅科雷公藤属植物昆明山海棠。以去皮根入药，产于我省西昌、德昌、凉山等地。《全国中草药汇编》下册记载，其味苦，辛凉，有大毒，功能祛风、杀虫解毒，主外用禁内服。四川省中药研究所为了继承、发掘、发扬中医学遗产，根据报道，昆明山海棠醇浸膏片毒性较大，副反应多，水煎法毒性较低，而疗效较好的情况，将其改为水浸膏片治疗类风湿关节炎、纤维织炎、红斑性狼疮、麻风反应、血管炎等多种胶原性和自身免疫性疾病有较好的疗效，慢性肾小球肾炎属于自身免疫性疾病之一。因此，我们将其用于治疗慢性肾小球肾炎，消失尿蛋白取得了较好满意的疗效，治疗组136例中有82例达基本缓解（完全缓解45例占60.3%，总有效率 87.5%），对照组 55 例中达基本缓解 33 例占 60.0%，总有效率为 81.81%，两组比较虽无明显差异，但从总体上看似稍优越，较全国各地报道的同类药物的疗效 46%~75% 为高。从而说明火把花根片的疗效是肯定的，较好的。再结合火把花根片的毒性实验表明，本品与醇浸膏片相比毒性大大降低，且对白细胞，肝、肾功能无影响，对主要脏器心、肝、脾、肺、肾、肾上腺、胸腺、肠等均未见明显病理改变，不致突变，不引起免疫器官的萎缩等特点，证明本品是一个安全，低廉，高效的药物，值得推广应用。

（2）火把花根片的用药量问题。药物治疗疾病，客观上存在着量效关系，这是大家都熟知的问题，如果有效用药量选择恰当，及早用之，就可能缩短疗程，提高疗效。实践中我们有此体会，火把花根片治疗本病的有效用药量，有一个摸索过程，我们用过 6 片 / 日、9 片 / 日、15 片 / 日，少数 18 片 / 日，分 3 次，饭后服都有效果，但以 9~15 片 / 日效果较好，15 片 / 日效果最好，少数病人要达到 18 片 / 日才有效，显效时间最快 8 天，最长 85 天，平均 26.57 天即能达到完全缓解，而对照组最快 8 天，最长 140 天，平均 66.06 天才能达到完全缓解。因此，应用本药，如果一开始即给 15 片 / 日，还可能提高疗效。同时，本药的显著特点是，无激素样的不良反应，亦少免疫抑制剂的不良反应。激素、环磷酰胺无效的病例，用本片有效。如果用本片缓解后复发再用仍然有效。长期减量用药，渐至停药，疗效比较巩固，从随访观察的结果，亦可说明这个问题。

从鉴别上看，以肾病型、普通型的疗效为好。肾功能轻度受损的病人，少数人有效，肾功亦复常，但个别人无效，肾功有加重趋向，故遇这类病例应用本片，应动态观察肾功，对肾功中度损害的病例慎用，重度损害不用，孕妇禁用，对青年男女患者，用本片时以 9~12 片 / 日为宜，以免引起睾丸萎缩或不育症。

（3）对火把花根片不良反应的处理：本片的不良反应是一般的胃肠道反应，饭后服药，少有发生。少数反应较重者，可用黄连片，香砂六君丸，或辨证论治应用中药煎剂缓解之，或减量用药，但对年龄较大 55 岁以上，血浆蛋白过低，中度以上贫血，高度浮肿者应警惕外周白细胞的下降，故应功态观察它的变化，一般 3 日复查 1 次，若有下降达 3.5×10^9/L，应及早应用人参针，参麦针，生脉针 4ml 肌内注射日 2 次，或口服人参皂苷片，参芪合剂，或其他升白细胞药物，多能对抗之，极少年轻妇女可有月经不调，或闭经，减量用药，或服调经中药可使之消失，能使疗程满意结束。

（4）火把花根片消失尿蛋白的机制：复习文献和我们的实验研究归纳如下：黎磊石报道：雷公藤具有抗炎与免疫抑制的效应，其抗炎的效果可与类固醇激素相比拟。且不出现免疫球蛋白的降低。陈梅芳认为：昆山海棠有活血化瘀作用，能有效地消除肾小球基底膜上的免疫复合物，从而改善微循环增加肾血流，减少尿蛋白的漏出。邓文龙等应用本片所做的多种药理实验表明：①它能显著的抑制炎症时毛细血管通透性的增高，减少炎性渗出和水肿，抑制组织增生，切除试验动物双侧的肾上腺后，抗炎作用仍然存在，且不引起小白鼠肾上腺中的VitC含量下降，与泼尼松合作无协同及相加作用，证明它是一种非糖皮质激素样的良好抗炎剂。②通过小鼠对碳粒廓清，溶血素抗体生成，大鼠佐剂关节炎，DNCB及卡介苗所致小鼠，或豚鼠皮肤迟发超敏反应等实验证明本片具有较强免疫抑制剂的效应，但与环磷酰胺等免疫抑制剂同用，亦无相加或协同，或拮抗等作用。它是一种新的免疫抑制剂。③应用本片确能较快的减少或清除类似慢性肾小球肾炎的动物的尿蛋白，并使之恢复正常，这个结果提示：本片可能有陈梅芳所说的"能有效地清除肾小球基底膜上的复合物，改善肾血循环而实现的"。从邓氏的病理实验说明本片是通过良好的抗炎、免疫抑制和不降低机体抵抗力的环节下，消失和减少慢性肾小球肾炎的蛋白尿的。

（郑新、余楠等，中国中西医结合研究会
重庆分会第二届学术年会，《论文选编》）

年　谱

1925 年 5 月 25 日　出生在河南郏县。

1947 年 ~1949 年　在河南郑州河南大学医学院学习，肄业。

1949 年 6 月 ~10 月　参加解放军，在第二野战军医疗服务队工作。

1950 年 ~1952 年　在重庆市西南财政部卫生科工作。

1952 年 7 月 ~1954 年　在西南卫生部西南行政委员会卫生局工作。

1954 年 ~1957 年　在四川省成都市四川医学院医疗系学习，毕业。

1957 年 ~1958 年　分配至重庆市第九人民医院、重庆市第一护理学校工作。

1958 年 9 月 ~1961 年　参加重庆市第二届西医学习中医班学习。

1961 年 10 月　调至重庆市第一中医院工作。

1985 年 2 月　张仲景国医大学名誉教授。

1985 年 4 月　河南洛阳市中医院技术顾问。

1986 年 4 月　河南焦作市中医院技术顾问。

1988 年　中国中西医结合学会四川分会第二届理事会理事。

1988 年　《中医研究》杂志首届编辑委员会委员。

1989 年 9 月　重庆市中西医结合学会理事。

2002 年 9 月　重庆市渝中区医学会医疗事故技术鉴定专家库成员。

2002 年 11 月　国家中医药管理局第三批老中医药专家学术经验继承指导老师。

2004 年 3 月　任重庆市中医药学会顾问委员会顾问。

2014 年 8 月　获国医大师称号。

2014 年 11 月　获中国中医药学会终身成就奖。

2017 年 3 月　被评为首届重庆市首席医学专家。